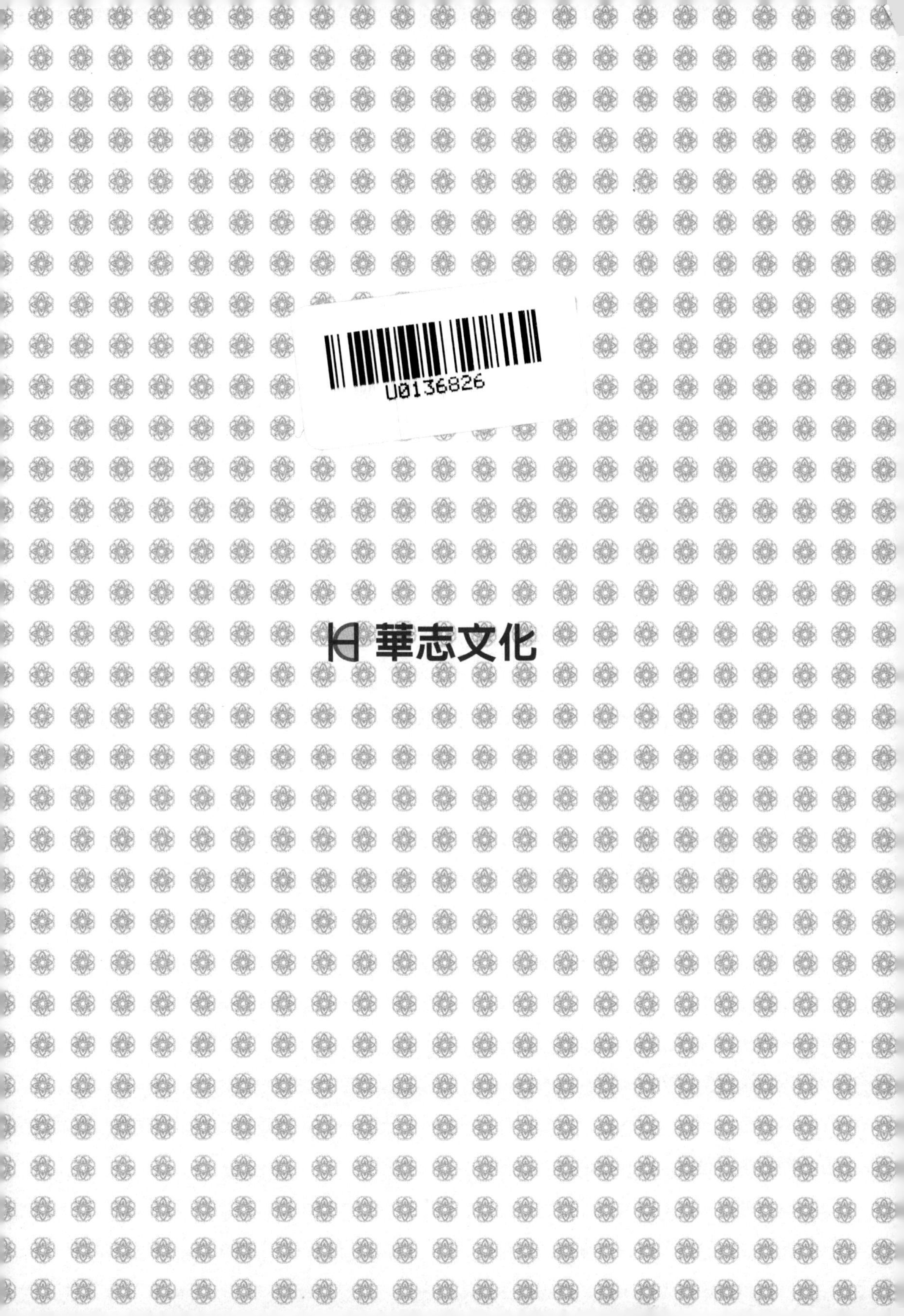
華志文化

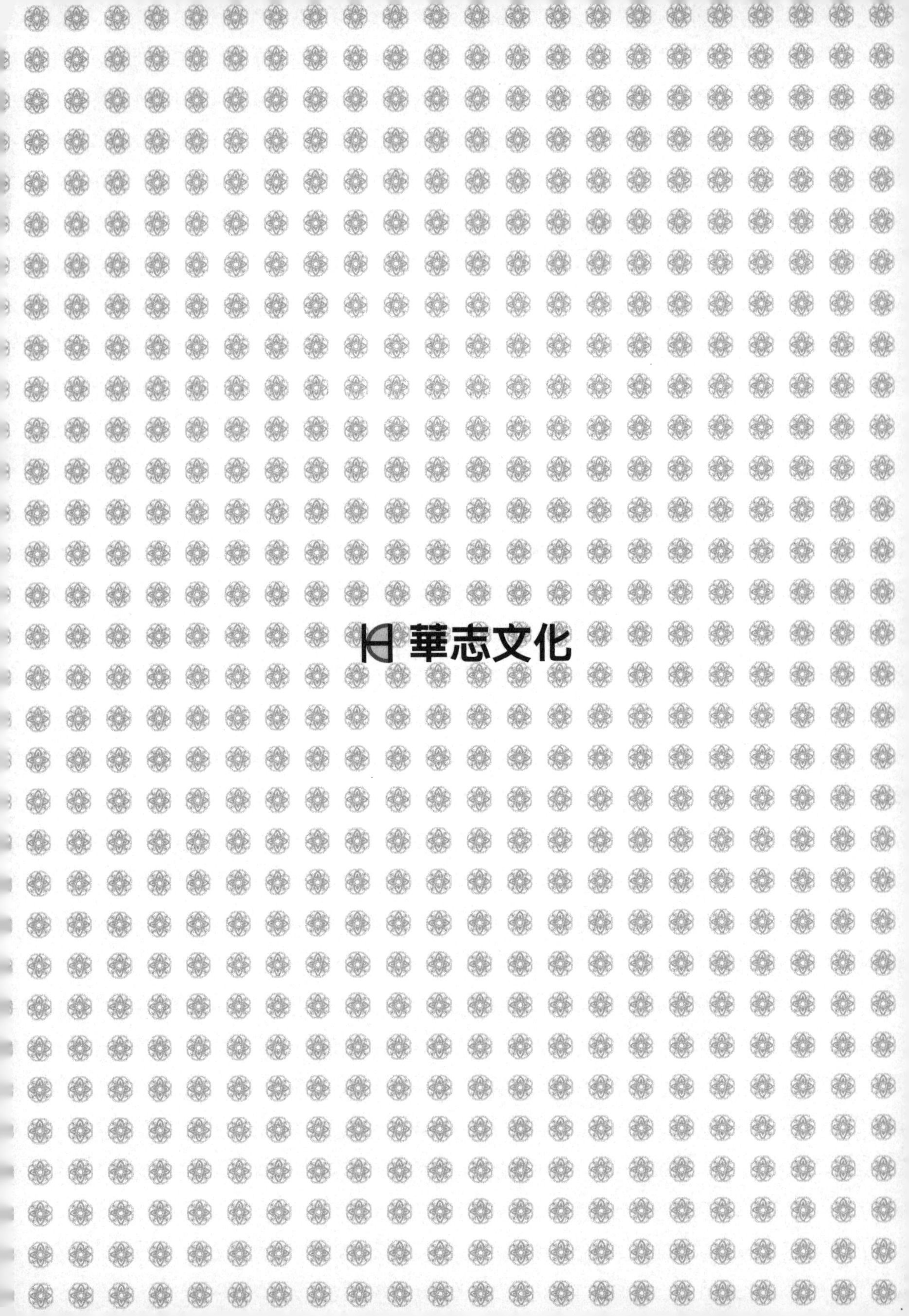
華志文化

中醫醋療寶典

用醋也能快速治百病

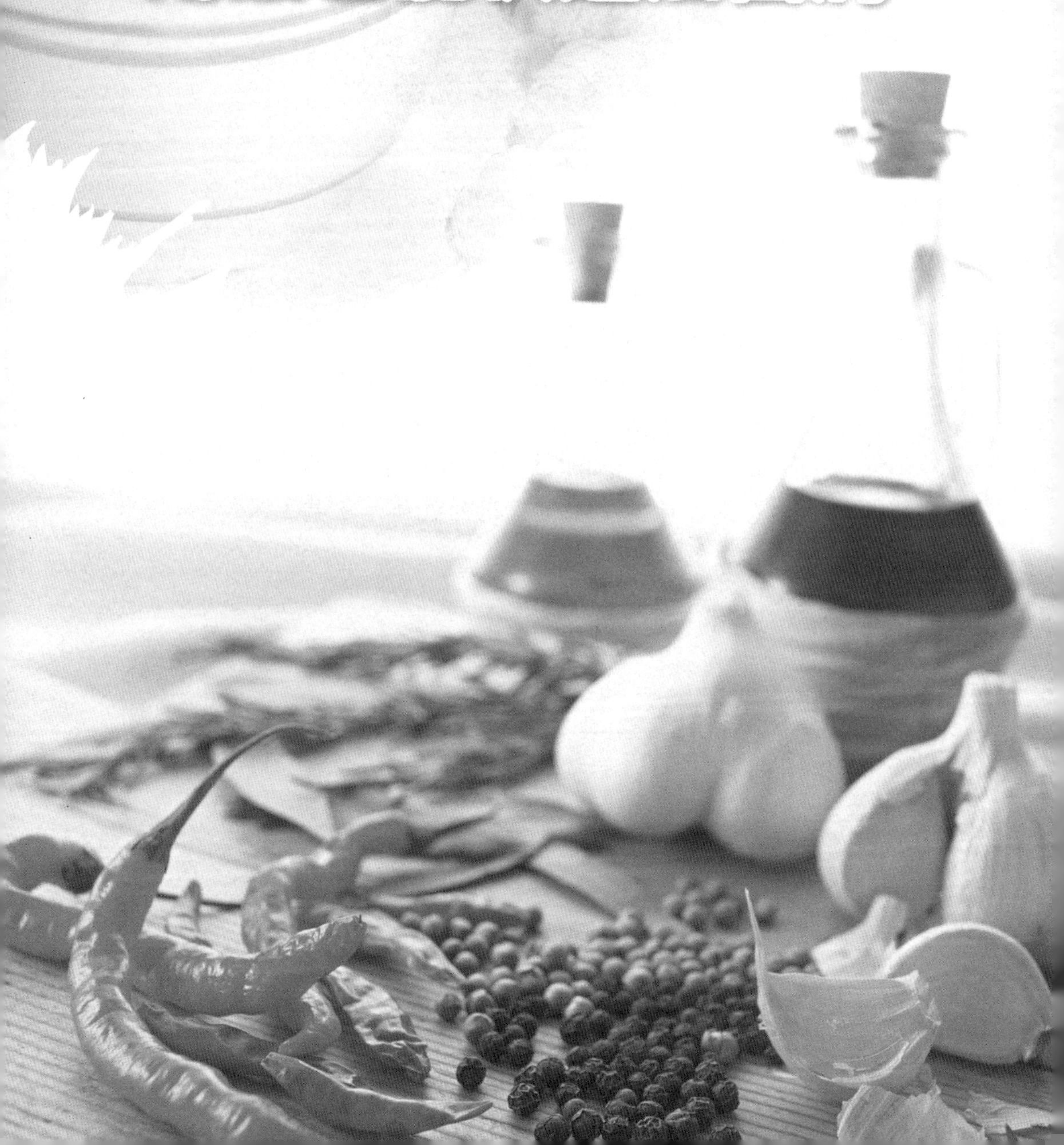

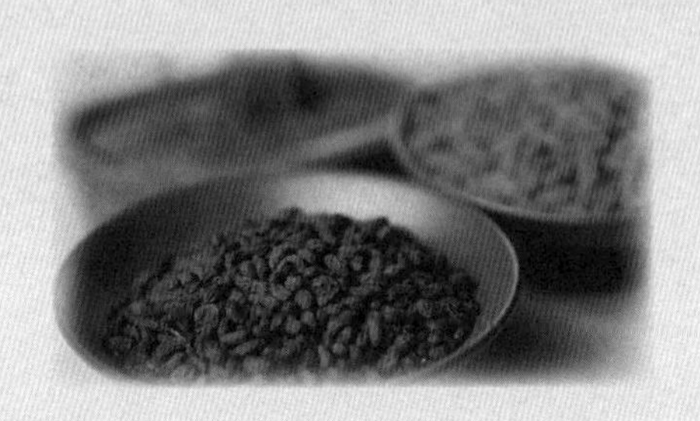

康永政、康旭東醫師編著之醋療驗方1000例，因字數過多編輯部擔心讀者不易閱讀，特別分成二書出版。第1本《醋療驗方：中國歷代日常生活常見病療法》已出版並深受讀者歡迎，本社再將第2本《中醫醋療驗方大公開：用醋也能治百病》。後續編輯出版。

前言

食醋是一般百姓喜愛的調味品之一，其生產技巧在世界上獨具一格，千古流芳的不同釀醋技術，生產出了風味各異的食醋，行銷國內外市場，頗受歡迎。然而，食醋僅僅是一種餐桌上的調味品嗎？非也。它的保健功效與藥用價值，早在西元前三世紀，就已被我們的祖先廣泛用於臨床各種病症的治療。

三國時期，名醫華佗就已用蒜泥加醋治癒嚴重的蛔蟲病感染患者，開創了食醋治療急腹症的先例。從秦、漢到現在，歷經數千年的歷史長河，我國「醫聖」張仲景、「藥王」孫思邈，以及歷代著名醫學家葛洪、朱震亨、李時珍、葉天士等，無不對食醋的藥用功效有著獨特的見解。在中醫文獻中，以「醋」為主藥或輔藥治療各種疾病的方劑，比比皆是，舉不勝舉。藥醋療法，早已成為傳統醫學中的一個重要組成部分。因此，「弘揚醋療養生文化，造福人類健康事業」。乃吾多年夢寐以求之夙願。

筆者早年曾從事藝術嗓音醫學研究，在 70 年代初，就效法我國醫聖張仲景《傷寒雜病論》中「少陰病，咽中傷生瘡，不能語言，聲不出者，苦酒（醋）湯主之」的用藥宗旨，針對歌唱（戲曲）演員特殊的發病規律，將獨具「消癰腫、除癥積、斂咽瘡」與「補肺、發聲音」之山西老陳醋作為溶劑，研製而成「苦酒開音湯」，不僅對頑固的慢性咽炎及聲音嘶啞症有特殊療效，尤以「藥物替代手術」治療聲帶小結、息肉等增生性病變，竟然能使其奇蹟般地消失。從此，便對山西老陳醋的藥用價值與保健功效，產生了濃厚的興趣。

所以在臨床中，運用中醫理論結合現代醫學觀點，將山西老陳醋與天然中藥材相結合，廣泛用於婦女痛經、小兒厭食、手足癬、糖尿病、脂肪肝等多種疾病的治療，不僅令人滿意；而且研製出卅餘種醋療保健產品，同樣卓有殊效。因此，在這數十年的從醫生涯中，翻閱大量的古今中醫藥文獻，蒐集並整理出古今藥醋一書，以展示我國古老的醋文化對人類健康所做出的巨大貢獻。

本書就是在此基礎上，精選「簡、便、驗、廉」，且療效確切的單方、偏方、祕方、驗方敬獻於廣大讀者。由於這些資料散見於浩如煙海的醫籍之中，或流傳於民間，有些祕方驗方甚至瀕於失傳，而且書中一些處方來源年代跨度較大，加之作者水準所限，誤差與不妥之處在所難免。敬祈諸位同仁志士不吝賜教。為了「弘揚醋療養生文化，造福人類健康事業」，本書在蒐集與編寫過程中，同時也彙集了同仁佳著紛梓中的諸多奇方妙法，在此一併致以衷心的感謝！

【注①】方寸匕：古代量取藥末的器具名。其形狀如刀匕，大小為古代一寸正方，故名。

【注②】㕮咀：咬嚼之意。古代把藥物咬成粗粒入煎劑，後世雖改用刀切碎，仍通稱㕮咀。

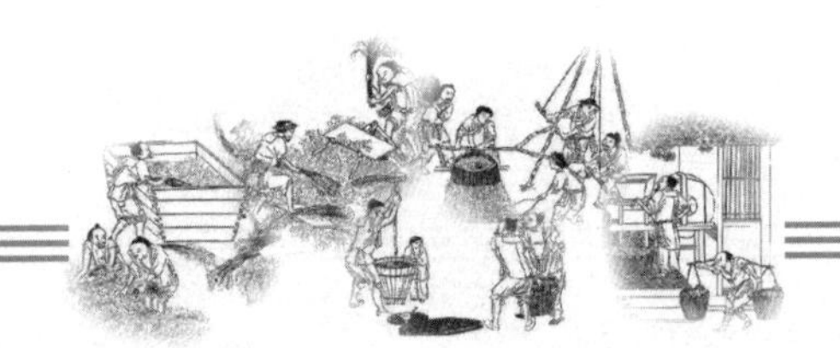

目錄

第一章　中醫五官科疾病

第一節中醫眼科病症

第二節 中醫耳科病症

第三節 中醫鼻科病症

第四節 中醫咽喉科病症

第五節 中醫口腔科病症

第二章　中醫皮膚科疾病

第一節病毒性皮膚病

第二節 球菌性皮膚病

第三節 真菌性皮膚病

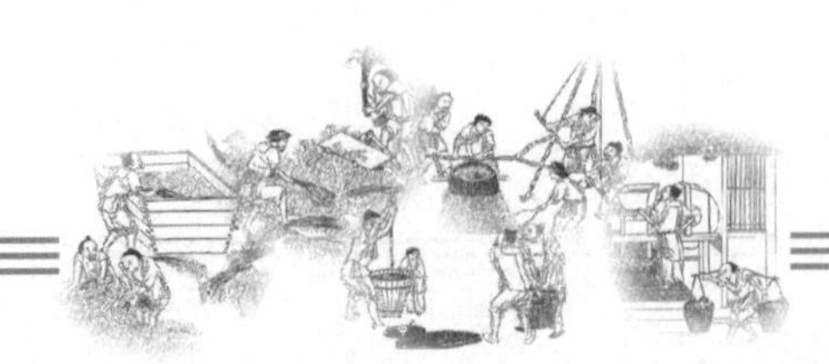

第三章　中醫美容科疾病

第一節　養髮生髮美容法

第二節　袪斑潔面美容法

第三節　潔身美體美容法

第四節　除瘢袪疣美容法

第五節　嫩膚亮甲美容法

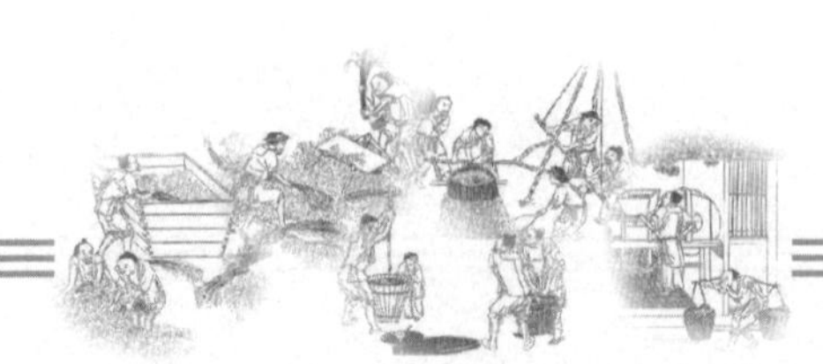

第三節 產後病症

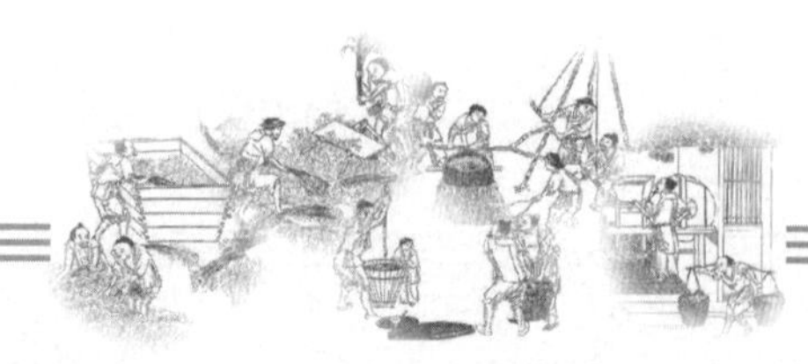

第四節 乳房病

第五節 婦科雜病

第五章 中醫兒科疾病

第一節 小兒常見病

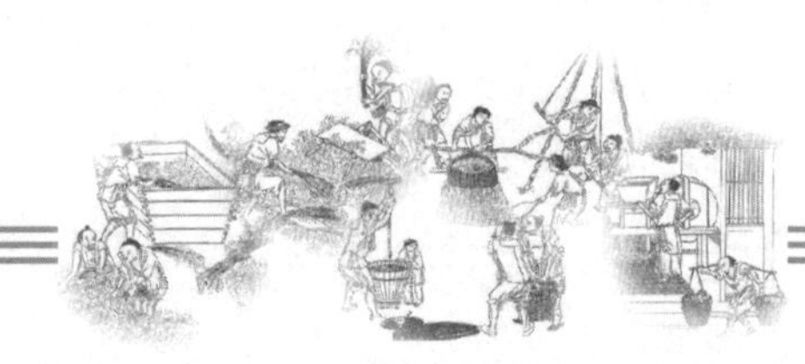

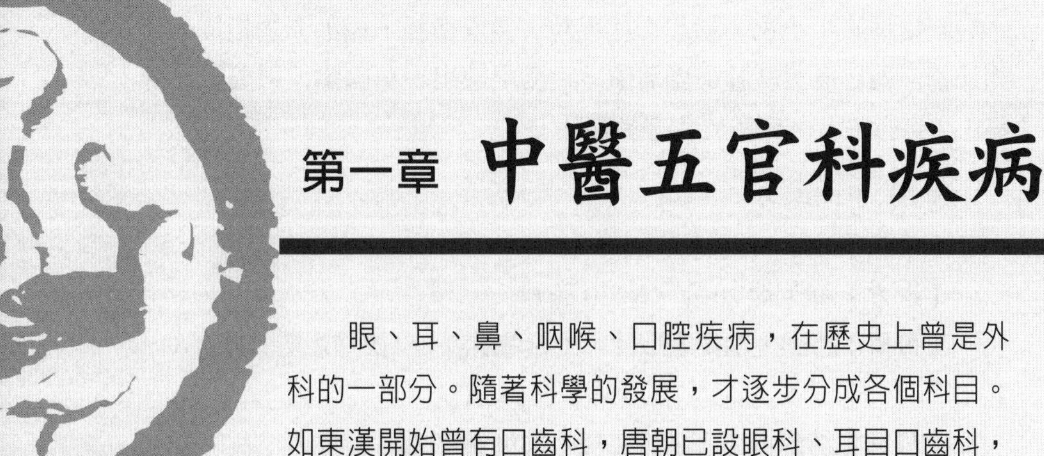

第一章 中醫五官科疾病

眼、耳、鼻、咽喉、口腔疾病，在歷史上曾是外科的一部分。隨著科學的發展，才逐步分成各個科目。如東漢開始曾有口齒科，唐朝已設眼科、耳目口齒科，宋把口齒咽喉合一科，元又分為口齒科與咽喉科。從明朝以後，才分為眼科、口齒科、咽喉科，直至如今的眼科、口腔科和耳鼻咽喉科。由於眼、耳、鼻、咽喉、口腔竅竅相通，一處生病，互相影響。而以內臟來分，儘管中醫有目為肝竅，耳為腎竅，鼻為肺竅，咽喉為脾胃兩經，舌為心之苗，齒屬腎餘，口唇屬脾胃的說法，但都與脾胃有關。《素問・玉機真臟論》說：「脾不及，則九竅不通」。《脾胃論》中亦說：「胃氣一虛，耳目口鼻俱為之病」。因此，本篇故以「五官科」命名，以眼、耳、鼻、咽喉、口腔疾病為序，分別論之。

第一節中醫眼科病症

一、針眼（麥粒腫）

針眼，是麥粒腫的中醫病名，它是眼瞼睫毛毛囊皮脂或瞼板腺的一種急性化膿性炎症，所以又名瞼邊癤，多由風熱或脾胃熱毒所致。本病胞瞼邊緣生小癤，初起形如麥粒，微癢微腫，繼則赤痛拒按，疼痛加劇。數日後，紅腫最顯著處，毛囊根部出現黃膿點。只要膿汁排盡，可自行癒合。相當於今之麥粒腫。

（1）生地醋方

【來源】出自《民間驗方》。

【處方】鮮生地 20 克，醋 20 毫升。

【用法】將鮮生地搗爛取汁，與等量醋調勻，擦塗患處。每日 3～4 次。

【功能】清熱涼血，消腫止痛。治療麥粒腫。

【附注】本法對眼瞼紅腫較甚者，效果尤為顯著。

（2）桃樹青皮醋敷方

【來源】出自《民間驗方》。

【處方】桃樹青皮、醋各適量。

【用法】將桃樹青皮研末，醋和敷之。

【功能】清熱除濕，散瘀消腫。治療眼腫。

【附注】本方在《中藥大辭典》、《嶺南采藥錄》中，均有收錄。

（3）玉樞丹醋方

【來源】出自《民間驗方》。

【處方】玉樞丹 10 粒，醋適量。

【用法】將玉樞丹研為細末，與醋調勻，塗於患處。

【功能】清熱解毒，散瘀止痛。治療麥粒腫。

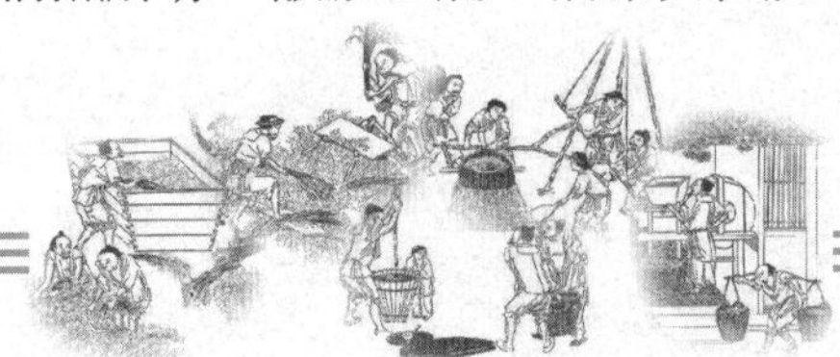

【附注】玉樞丹（中成藥，市有售）。出自《痳科活人全書》卷四，為《丹溪心法附餘》卷二十四「太乙神丹」之異名，亦名「追毒丹」。有解毒辟穢，化痰開竅之功。

二、眼弦赤爛（瞼緣炎）

眼弦赤爛，又名風弦赤眼、風弦赤爛、瞼弦赤爛、爛弦風瞼，俗稱爛眼皮。多由脾胃蘊結濕熱，又受風邪，風與濕熱相搏，結於瞼緣而發。症見胞瞼邊緣紅赤潰爛，癢痛並作，或見睫毛脫落，甚至瞼緣變形，相當於現代醫學之瞼緣炎。

（1）桑葉蠶砂醋方

【來源】出自《民間驗方》。

【處方】桑葉、蠶砂各 15 克，醋 30 毫升。

【用法】先將桑葉、蠶砂研為細末，用醋調成糊狀，敷於患處，每日 1 ～ 2 次。

【功能】疏風散熱，清肝明目，散瘀消腫。治療瞼緣炎。

（2）鹽醋方

【來源】唐・孫思邈《備急千金要方・卷第六上》。

【處方】鹽、醋漿水各適量。

【用法】以醋漿水作鹽湯洗之，日 4 ～ 5 次。

【功能】清火涼血，散瘀解毒。治療目卒腫。

（3）治赤眼腫痛方

【來源】北宋・王懷隱等奉敕編撰《太平聖惠方》。

【處方】青鹽、硇砂、石膽各 0.5 克，醋漿水一小盞。

【用法】上藥用醋漿水於瓷器中浸，日中曝之，候其藥著於瓷器四畔，乾刮取如粟米大，夜臥時著眼兩眥，不過 3 ～ 4 度。

【功能】清熱散風，涼血明目。治療遠年風赤腫眼痛。

三、倒睫拳毛

倒睫拳毛，又名倒睫、拳毛倒睫、拳毛倒插等。本證是種因眼弦赤爛（瞼緣炎）或「椒瘡」（砂眼）治療失當，經久不癒所引起的睫毛捲曲病症。清・吳謙《醫宗金鑒・眼科心法要訣》曰：「倒睫拳毛之證……此乃脾熱肝風，合邪上壅所致。」外治，古代尚用夾瞼法。現對睫毛倒入少者，可電解倒睫；若倒睫多或瞼翻者，應用手術矯正。

（1）治睫毛倒插方

【來源】出自《民間驗方》。

【處方】五倍子 30 克，蜂蜜、米醋各適量。

【用法】將五倍子研為細末，加入蜂蜜、米醋適量調勻，拌成糊狀，貯瓶備用。用時，先洗淨眼瞼皮膚，然後再將適量的糊劑塗於距瞼緣 2 公釐處，每日 1 次，一般連塗 3 ～ 10 次，可望倒睫矯正。

【功能】解毒生津，散瘀消腫。治療睫毛倒插。

【附注】本方在《中藥大辭典》中，亦有收載。

（2）治拳毛倒睫方

【來源】出自《摘元方》，撰人撰年不詳。

【處方】石鹼 3 克，石灰 3 克，醋適量。

【用法】石鹼、石灰二藥研極細末，醋調塗之。

【功能】化痰去翳，散瘀消腫。治療拳毛倒睫，用刀微劃動，以藥泥眼胞上，睫自起也。

【附注】本方中石灰有毒，使用時宜慎，切勿入眼內。

四、內障（視物昏花）

內障，係指發生於瞳神及眼內各組織的疾病。多因臟腑內損，氣血兩虧，目失濡養所致，尤以肝腎不足為常見。此外，陰虛火旺或情志失調，氣滯血瘀，風火痰濕上擾清竅，以及外傷等病因，亦不少見。

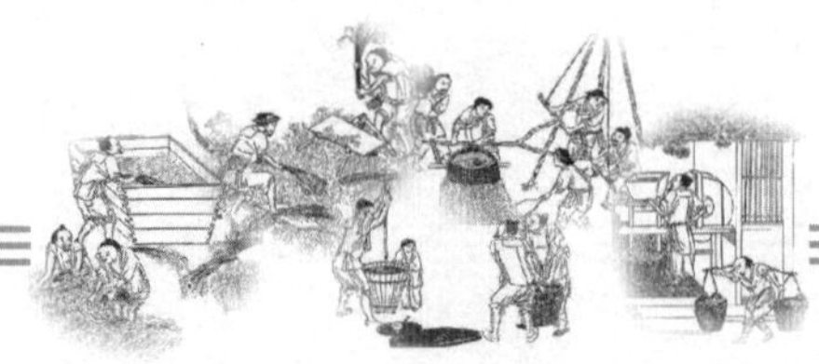

患者可感覺眼前蚊蠅飛舞，黑花飄盪，觀燈火如彩虹環繞，視物昏蒙，夜盲，甚至暴盲等。本病包括西醫的瞳孔以及玻璃體、眼底等部位和眼內組織的多種疾患。

（1）治目赤熱痛方

【來源】漢末・輯者佚名《名醫別錄》。

【處方】雞子白、酢（醋）各適量。

【用法】雞子白，酢漬之一宿，攪調食之。

【功能】清熱解毒，除煩明目。治療目熱赤痛。

（2）治目暗方

【來源】隋僧・梅師（文梅）《梅師集驗方》。

【處方】羊肝 1 具，食醋適量。

【用法】將羊肝嫩煮，切，淡醋食之。

【功能】滋補肝腎，益血明目。治療目暗，黃昏不見物。

【附注】羊肝含有豐富的維生素 A，能改善視力。本方經歷代驗證，療效顯著，現代有人用其治療夜盲症，殊獲顯效。

（3）常服明目方

【來源】唐・孫思邈《備急千金要方》。

【處方】蕪菁子 3000 克，苦酒 3000 毫升。

【用法】蕪菁子，以苦酒煮熟，日乾，研篩末，以井華水服方寸匕，日三服，無所忌。

【功能】清熱利濕，散瘀明目。本方常服明目，可使人洞視、充肥。抱朴子云：「服盡一斗，能夜視有所見物。」

【附注】抱朴子，是葛洪之自號。葛洪，東晉著名醫藥學家、道家。字稚川，自號抱朴子，丹陽句容（今江蘇句容）人。他長期從事煉丹術……在煉丹化學史上有一定的地位。由於曾經較長時間隱居民間，接觸流傳於民間的醫藥知識和經驗，其所著《肘後備急方》，取材於民間，是一部簡、便、廉、驗的方書。本方明・李時珍在《本草綱目・菜部第二十六卷》中，亦有收載。

（5）蒼朮椒目丸

【來源】宋・許叔微（可知）《續本事方》。

【處方】蒼朮（炒）60 克，椒目（炒）30 克，醋適量。

【用法】前兩味，共研細末，醋糊為丸，如梧桐子大，每服 20 丸，醋湯送下。

【功能】健脾解鬱，明目除翳。治久年眼生黑花不見者。

【附注】本方明・李時珍《本草綱目・果部第三十二卷》中，亦有收載。因其用量有差異，特將原方附錄如下：「眼生黑花，年久不治者。椒目（炒）、蒼朮（炒）各一兩（30 克），為末，醋糊丸梧子大。每服 20 丸，醋湯下。」

（6）蒼朮醋丸方

【來源】明・皇子朱橚、滕碩、劉醇等編撰《普濟方》。

【處方】蒼朮（泔浸）120 克，熟地黃（焙）60 克，酒、醋各適量。

【用法】將前兩味共研細末，醋糊丸梧子大，每溫酒下 30 ～ 50 丸，日 3 服。

【功能】補虛明目，燥濕健脾。治療視物昏花。

第二節　中醫耳科病症

一、百蟲入耳

百蟲入耳，亦稱蟲入耳。係指昆蟲誤入耳道。《外科正宗・卷四》曰：「百蟲入耳，乃偶然誤入之。」中醫對百蟲入耳異物，歷來無一定名稱，大多以某種東西所造成的後果而命名的。例如《雜病源流》的飛蟲入耳、蚤虱入耳等。對於百蟲入耳，早在3～4世紀時已有記載，

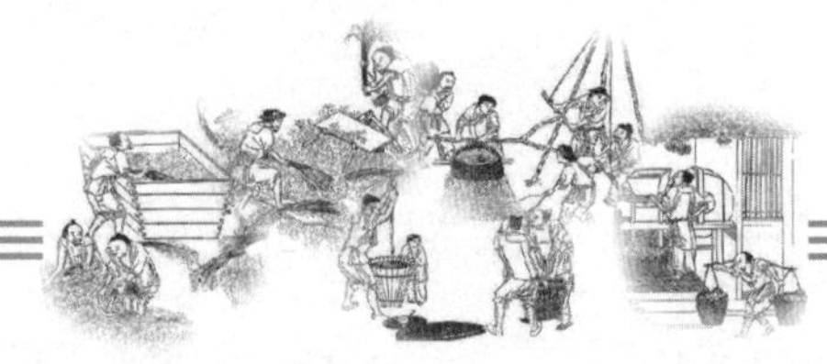

但異物的內容，僅局限於蟲類。

(1) 治百蟲入耳方

【來源】 北宋・錢惟演（希聖）撰《錢氏篋中方》。

【處方】 苦酒，不拘多少。

【用法】 以苦酒注入耳內。

【功能】 殺蟲解毒，酸澀驅蟲。治療百節、蚰蜒、蟻入耳，起行即出。

【附注】 本方源自唐・孫思邈《備急千金要方・卷六方下》。並曰：「濃醋三年者最良，綿塞之半日許，必出。」明・李時珍《本草綱目・穀部第二十五卷》亦有收載。

(2) 蜀椒醋灌耳方

【來源】 北宋・趙佶敕撰《聖濟總錄》。

【處方】 蜀椒 15 克，米醋半盅。

【用法】 上兩味，蜀椒研細末，投醋中，攪勻，少少滴入耳內，行 10 ～ 20 步，蟲即出。

【功能】 驅蟲解毒，散瘀止痛。治療百蟲入耳。

【附注】 本方源自《備急千金要方》，唐・孫思邈撰。其曰：「治蟲入耳，末蜀椒一撮，納半升酢（醋）中灌之，行二十步，蟲出瘥。」元・危亦林撰《世醫得效方》、明・李時珍《本草綱目・果部第三十二卷》中，均有收載。

(3) 治百蟲入耳方

【來源】 明・李時珍（東璧）《本草綱目・石部第十卷》。

【處方】 膽礬 1 克，食醋 30 ～ 40 毫升。

【用法】 將膽礬研細末，和醋中溶解之，每取少許滴耳，即出。

【功能】 祛腐，解毒，驅蟲。治療百蟲入耳。

二、耳聾

耳為腎的外竅，膽及三焦等經脈均會聚於耳中，所以一般耳聾耳鳴等疾，與此三者關係最為密切。耳聾有虛實之分。虛證耳聾，發病較緩慢，初起多先有聽力減退，稱為「重耳」，其病多為下元虧損，腎精不足所致；實證耳聾，發病驟然，稱為「暴聾」，多因外傷、外感風火、或肝火上沖所致。

(1) 治耳卒聾閉方

【來源】明·李時珍（東壁）《本草綱目·草部第十四卷》。

【處方】崑崙真青木香 30 克，胡麻油一合，苦酒（醋）適量。

【用法】青木香，切，以苦酒浸一夜，入胡麻油，微火煎，三上三下，以綿濾去渣，日滴三四次，以癒為準。

【功能】疏肝理氣，散瘀通竅。治療耳卒聾閉。

【附注】本方源自《外台祕要》，唐·王燾撰。

(2) 醋附方

【來源】明·董宿輯《奇效良方·卷五十八方》。

【處方】附子 1 枚，醇醋 250 毫升。

【用法】前 1 味，用醇醋微火煮一宿，削如棗核，以棉裹塞耳中。

【功能】回陽補火，散寒除濕。治療耳聾。

【附注】本方唐·孫思邈撰《備急千金要方·卷第六下》、唐·陳藏器《本草拾遺》、北宋·趙佶敕撰《聖濟總錄》中，均有收載。同時，明·李時珍《本草綱目·草部第十七卷》曰：治「耳卒聾閉，附子醋浸，削尖插之，或更於上灸二七壯。」

(3) 治耳聾卒閉方

【來源】北宋·王懷隱等奉敕編撰《太平聖惠方》。

【處方】石榴 1 枚，預知子（研末）3 克，黑李子（研末）1 克，

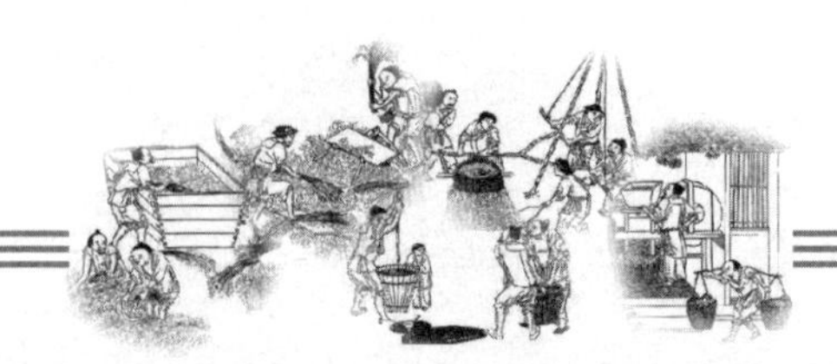

米醋適量。

【用法】八、九月間，取石榴開一孔，留蓋，入米醋滿中，蓋定，麵裹，煻火中煨熱，取出，入少許預知子、黑李子末，取液汁滴耳中。腦痛勿驚，如此二夜，又滴一耳。

【功能】疏肝理氣，清肝降火。治療耳卒聾閉（肝火上沖所致）。

【附注】本方明・李時珍《本草綱目・草部第十八卷、果部第三十卷》中，亦有收載，與上方同。

三、聤耳

凡耳內紅腫焮熱，鼓膜潰破，耳道出膿的稱為膿耳，膿耳呈黃色者叫「聤耳」，白色者叫「纏耳」。多由肝經火熱引起。患者有耳竅突發疼痛，聽力減退，並伴有周身寒熱等症狀。本病多發生於小兒，相當於急性中耳炎。

（1）釅醋方

【來源】唐・孫思邈《備急千金要方・卷第六下》。

【處方】釅醋（三年者最良）適量。

【用法】上1味，灌耳，棉塞之半日許，必有物出。

【功能】散瘀通竅。治療耳聾，乾耵耳不可出。

【附注】本方北宋・趙佶敕撰《聖濟總錄・卷一一四方》「釅醋方」中，亦有收藏

（2）魚醋膏

【來源】北宋・趙佶敕撰《聖濟總錄・卷一一四方》。

【處方】鯉魚腸1具（切），醋三合。

【用法】上兩味，和搗，帛裹納耳中。兩食頃當悶痛，有白蟲著藥，去之，更入新者，蟲盡乃止，藥擇去蟲還可用。

【功能】散瘀通竅，殺蟲消腫。治療耳聾有膿，不瘥有蟲。

【附注】本方源自《備急千金要方·卷第六下》，唐·孫思邈撰。明·李時珍《本草綱目·鱗部第四十四卷》均有收錄，其曰：「聤耳有蟲，鯉魚腸同酢搗爛，帛裹塞之，以蟲盡為準。」

（3）荔枝殼醋方

【來源】出自《民間驗方》。

【處方】醋、荔枝殼各適量。

【用法】將醋置於荔枝殼內，殼下用小火加熱，使醋煮沸，待冷後滴耳，每日3次，膿多者先洗耳再滴耳。

【功能】化毒消膿，行氣收斂。治療中耳炎。

四、耳郭漿液性軟骨炎

漿液性軟骨膜炎（或稱耳郭假性囊腫），是種軟骨膜的無菌性炎性反應。據報告，漿液性軟骨膜炎可為自發性者。所見之病例，有時也難發現確切病因。這可能是因耳郭受到未被注意的機械性刺激（如觸摸、壓迫）後，局部循環發生障礙，組織間出現反應性滲出液積聚所致。漿液性軟骨膜炎預後良好，但因局部血液循環欠佳，故病程較長，處理不當，可轉變為化膿性。

（1）黃硝散

【來源】出自《民間驗方》。

【處方】芒硝50克，生大黃15克，乳香5克，沒藥5克，食醋適量。

【用法】前4味，共研細末，用醋調勻外敷，並用無毒塑膠薄膜覆蓋，膠布固定，每日換藥1次。

【功能】瀉熱軟堅，行水解毒。治療耳郭漿液性軟骨炎。

【附注】本方經江蘇錫山市中醫院宋小花臨床驗證，療效顯著。如男患者71歲，左耳郭前方中央有2公釐×2公釐的囊腫，質軟有波

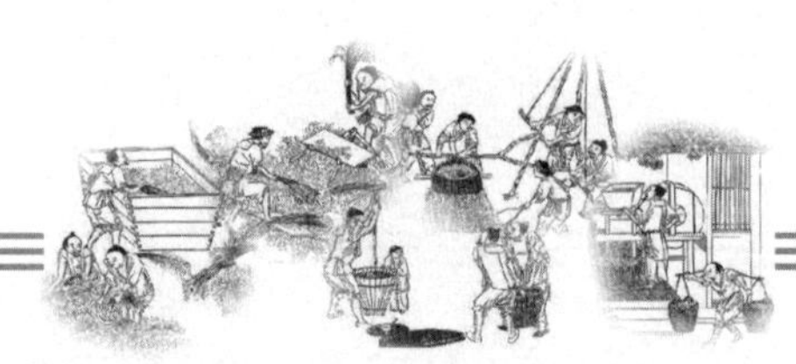

動感，抽出淡黃色液體約10毫升，此後每日或隔日抽出淡黃色液體3～6毫升，歷時20餘日不癒。遂用黃硝散1次，囊腫已全部消失，局部皮膚起皺，再用藥1次告癒，隨訪1年無復發。

（2）塑敷方

【來源】出自《民間驗方》。

【處方】丁香、肉桂、生南星、白芥子、芒硝、澱粉各等份，冰片少許，食醋適量。

【用法】前6味共碾細末，過100目篩，以食醋調成糊狀，視患耳病變之範圍，塑敷於相應部位的正反兩面，其厚度約0.3公釐，並以單層紗布包裹固定。敷藥隨所敷部位的形態漸趨乾燥，硬化成形，每日更換1次。

【功能】燥濕化痰，散瘀通竅。治療耳郭漿液性軟骨炎。

【附注】雲南中醫學院華清健用本方臨床治療15例，均於15日內治癒。以上兩方，均摘自楊氏《食醋療法》。

第三節 中醫鼻科病症

一、鼻淵（鼻竇炎）

鼻淵，因涕下不止如淌水，故名。《素問·氣厥論》曰：「鼻淵者，濁涕不止也。」又名腦漏、腦崩。多因外感風寒，寒邪化熱所致。《外科大成》又說：「腦漏者，又名鼻淵。總由風寒凝於腦戶與太陽濕熱交蒸乃成。其患鼻流濁涕，或流黃水，點點滴滴，長濕無乾，久則頭眩虛暈不已。」本病相當於現代醫學的鼻竇炎。

（1）杏仁膏

【來源】原題華佗撰·孫思邈編集《華佗神醫祕傳》。

【處方】杏仁15克，蜀椒、細辛各6克，附子3克，食醋、豬脂各適量。

【用法】將前4味藥用食醋浸一宿，再用豬脂煎熬令附子色黃，再行熬膏去渣，貯存備用。每取本膏少許，用藥棉裹藥塞入鼻中，雙鼻則交替塞之，每日各3次，同時再用藥膏摩頭。

【功能】疏風祛寒，宣肺通竅。主治小兒鼻塞。

（2）香膏方

【來源】唐・孫思邈《備急千金要方・卷第六上》。

【處方】白芷、川芎、通草各十八銖，當歸、細辛、熏草、辛荑各30銖，豬脂、苦酒各一升。

【用法】將前7味研粗末，用苦酒浸一夜，再用豬脂煎沸，三上三下，去渣取汁。用時取棉如棗核大，蘸藥汁塞內鼻中，每日3次。

【功能】活血通絡，芳香開竅。治療鼻塞，嗅覺失靈，香臭難辨。

【附注】本方唐・孫思邈《千金翼方・卷第十一方》亦有收載。與上方略有差異，故附錄如下：白芷、川芎各半兩，通草一分，當歸、細辛、熏草各三分，辛荑仁五分。上7味，切，以苦酒（醋）漬一夜，以不中水豬肪一升，煎三上三下，以白芷色黃膏成，去渣，錦囊取棗核大，納鼻中，日三。

（3）辛荑細辛醋浸方

【來源】清・吳尚先撰《理瀹駢文》。

【處方】辛荑（去毛）、川椒、乾薑、川芎、吳茱萸各24克，皂角屑15克，桂心30克，豬脂1斤，釅醋1斤。

【用法】前8味藥，先用釅醋浸泡12小時，再以豬油熬至色黃為準，去渣取汁。每用少許，紗布包裹塞鼻。

【功能】祛風溫肺，散寒通竅。治療急、慢性鼻炎和過敏性鼻炎。

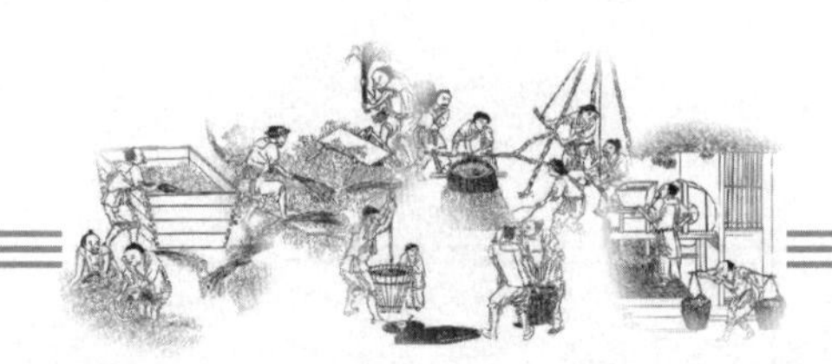

二、鼻衄（鼻出血）

鼻衄，是指血從清道出於鼻，是常見的一種病症。又名衄血、鼻瀝血。主要由於肺、胃、肝火熱偏盛，迫血妄行，以致血溢清道，從鼻孔流出而成鼻衄，亦有少數由腎精虧虛或氣虛不攝所致者。鼻衄量多時，又稱為鼻洪或鼻大衄。鼻衄原因很多，它是許多疾病的一個很重要的症狀，如出血過多，就會產生貧血、休克甚至導致死亡。

（1）黃土淳醋方

【來源】唐・孫思邈《備急千金要方・卷第六上》。

【處方】土、淳醋各適量。

【用法】上件，調糊狀，塗陰囊上，乾易之。

【功能】和中解毒，引血下行，治療鼻衄。

【附注】本方明・李時珍《本草綱目・穀部第二十五卷》亦有收載。其曰：「鼻中出血，用醋和土，塗陰囊，乾即易之。」

（2）鮮韭菜米醋方

【來源】出自《壯族民間驗方》。

【處方】鮮韭菜 250 克，米醋 60 克。

【用法】先將鮮韭菜搗爛擠汁，拌米醋調勻，隔水蒸熟，溫服。不能用隔夜韭菜，否則無效。

【功能】溫中解毒，行血散血。治療鼻衄（鼻出血）。

【附注】《民族醫藥報》報導：「黃某，男，46 歲。1984 年秋，鼻孔流血如注（無外傷史），在當地醫院打止血針及服止血藥，治療 3 天無效，後用此方 1 劑痊癒，至今未見復發。」

（3）治鼻衄不止方

【來源】明・李時珍（東壁）《本草綱目・金石部第八卷》。

【處方】粉錫（胡粉）、醋各適量。

【用法】上兩味，用醋炒粉錫，每服3克，即見效。

【功能】和中解毒，引血下行，治療鼻衄不止。

【附注】本方明·李時珍《本草綱目·穀部第二十五卷》亦有收載，其曰：「鼻中出血，酢和胡粉半棗許服。」另：方中粉錫有毒，內服時宜慎，切勿過量，非醫者不可妄投。

三、鼻疳瘡

鼻疳瘡，又名鼻疳、鼻疳蝕、鼻瘡、鼻、疳鼻等。小兒多患。多因肺胃積熱，或由風濕之氣壅成內熱所致。本症以鼻下兩旁生瘡，赤癢，或連唇生瘡，滲液浸淫、糜爛為主，甚而波及鼻孔；間或伴有消瘦、潮熱，或咳逆，或下痢等症。

(1) 疳蟲蝕鼻生瘡方

【來源】北宋·趙佶敕撰《聖濟總錄》。

【處方】銅箸1副（或銅板1枚），醋適量。

【用法】將銅箸燒赤投醋中，以醋汁少少塗之。

【功能】散瘀化濕，殺蟲解毒。治療疳蟲蝕鼻生瘡。

【附注】本方源自唐·孫思邈《備急千金要方·卷第六》，其曰：「疳蟲蝕鼻生瘡，燒銅箸頭，以醋淬之數過，取醋敷之。」

(2) 兒茶醋塗方

【來源】出自《民間驗方》。

【處方】兒茶15克，輕粉、雄黃各3克，冰片0.3克，醋適量。

【用法】將前4味，共研細末，每取適量，用醋少許調成糊狀，塗於患處。

【功能】清熱燥濕，殺蟲斂瘡。治療鼻疳瘡。

【附注】方中輕粉、雄黃有毒，使用時宜慎，切忌入口。

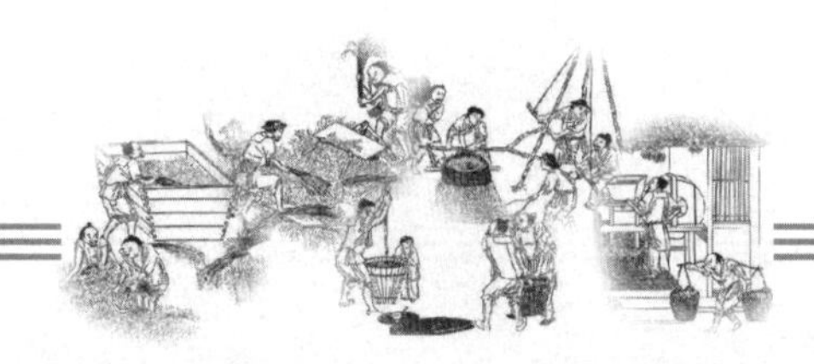

第四節 中醫咽喉科病症

一、風熱喉痹（急性咽炎、喉炎）

風熱喉痹，係指喉痹之因於風熱者。本病多因邪熱積聚，復感風邪，風邪化熱，客於肺系乃致病，初起咽乾微紅腫，灼痛面赤，繼之邪熱壅盛於裡，則腫痛加劇，梗塞咽喉，致飲食吞嚥障礙，或聲嘶、或發寒熱。相當於現代醫學所指的急性單純性咽炎、急性喉炎。

（1）治喉卒腫方

【來源】唐・孫思邈《備急千金要方・卷第六下》。

【處方】上好醋適量。

【用法】含上好醋，口舌有瘡亦佳。

【功能】消癰腫，散水氣，散瘀解毒，治療喉卒腫不下食，亦治口舌有瘡。

（2）治喉痹口緊方

【來源】出自《孫一松試效方》，撰人撰年不詳。

【處方】地白根不拘多少，米醋適量。

【用法】用地白根，或葉搗汁，入米醋少許，滴鼻孔中，或灌入喉中，取痰自開。

【功能】清熱解毒，消腫止痛。治療喉痹口緊。

【附注】喉痹，病名。《雜病源流犀燭・卷二十四》：「喉痹，痹者閉也，必腫甚，咽喉閉塞。」故凡症見咽喉腫痛、聲音嘶啞，吞嚥困難等，統稱為喉痹。本病發病急驟，併發全身症狀。本方在《本草綱目・草部第十四卷》、《中藥大辭典》中，均有收載。

（3）土牛膝米醋方

【來源】明・倪朱漠（純宇）《本草匯言》。

【處方】土牛膝搗汁半碗，真米醋半碗。

【用法】上兩味相和，以鵝毛翎尖挑少許入喉中，隨吐涎痰，連挑十餘次，吐痰碗許，即通。

【功能】清熱解毒，活血散瘀。治療鎖喉風，脹悶不通。

【附注】鎖喉風，病名。指急喉風兼有牙關不開，口噤如鎖者，故名。多由風熱之邪外侵，引動肺胃積熱上升，風火相搏，熱毒鬱結不散而成。《景嶽全書・卷二十八》曰：「咽喉腫痛，飲食難入，或痰氣壅塞不通者，皆稱為鎖喉風」。

（4）白麵和醋方

【來源】明・李時珍（東璧）《本草綱目・穀部第二十二卷》。

【處方】白麵、醋各適量。

【用法】上兩味，以白麵和醋，為糊狀，塗喉外腫處。

【功能】清熱散瘀，消腫止痛。治療咽喉腫痛，卒不下食。

【附注】本方源自《普濟方》，明・朱橚（周定王）、滕碩、劉醇等編撰。

（5）皂莢礬米醋方

【來源】唐・劉禹錫（夢得）《傳信方》。

【處方】皂莢礬，好米醋各適量。

【用法】皂莢礬，入好米醋同研，含之，咽汁立瘥。

【功能】解毒斂瘡，散瘀通痹。治療喉痹。

【附注】本方明・李時珍《本草綱目・石部第十一卷》中，亦有收載。並曰：「此方出於李謨，甚奇妙。皂莢礬，即綠礬也。」

（6）射干釅醋方

【來源】元・孫允賢《醫方大成論》。

【處方】射干，旋取新者，不拘多少，釅醋適量。

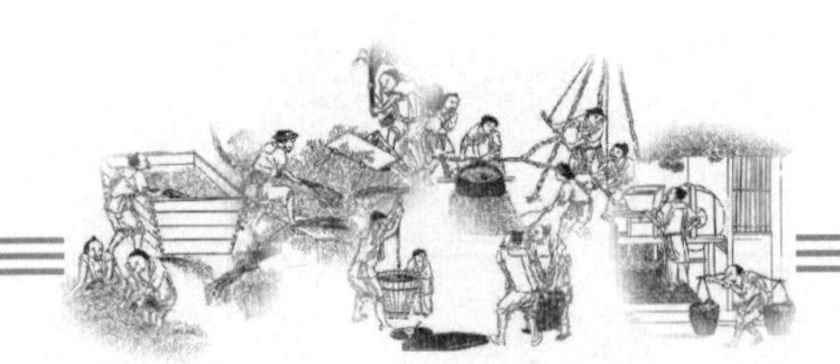

【用法】或搗爛取汁吞下，動大腑即解；或用釅醋同研取汁噙，引涎出更妙。

【功能】降火解毒，散血消痰。治療喉痹咽痛。

【附注】本方中射干有毒，用時宜慎，切勿過量。本方在明·李時珍《本草綱目·草部第十七卷》、《中藥大辭典》中，均有收載。

二、陰虛喉痹（慢性咽炎、喉炎）

陰虛喉痹，係指喉痹之因於陰虛者。若因腎陰虧損者，症見咽乾少津，咽喉微痛而渴欲飲水不解，至夜尤甚，或耳鳴盜汗，腰膝痠軟，牙齦出血，尺脈無力等；若為肺胃陰傷者，咽喉失於濡養，症見咽乾不適，渴欲飲水不解，唇燥，乾咳無痰等。本病與現代醫學的慢性咽炎、慢性喉炎一類病症相類似。

（1）苦酒方

【來源】清·焦氏（佚名）原撰，金德鑒（保三）編校《焦氏喉科枕祕·卷二》。

【處方】黃耆三兩，白芍二兩，桂枝一兩六錢，苦酒三合。

【用法】前3味，為末。每取三錢（9克），苦酒煎，頻服。

【功能】益氣養陰，散瘀解毒。治療陰毒喉風，脈沉細，自汗咽疼，屬少陰症者。

【附注】本方在《中醫大辭典》、《中藥大辭典》中，均有收載。

（2）苦酒湯

【來源】東漢·張機（仲景）《傷寒雜病論》。

【處方】半夏（洗，破如棗核）14枚，雞蛋（去黃）1枚，苦酒適量（入於雞蛋殼中）。

【用法】將半夏入於苦酒中，再將雞蛋殼置刀環中，安火上，令三沸，去半夏，趁熱下雞蛋清，攪勻，少少含咽之。未癒，更作3劑。

【功能】養陰潤肺，燥濕化痰。治療少陰病，咽中傷生瘡，不能語言，聲不出者。

【方解】本方以苦酒為主，半夏、蛋清為輔。苦酒苦酸，能消腫斂瘡；半夏辛滑，能祛痰散結；蛋清甘寒入肺，能潤燥利竅，所以本方有祛痰散結，消腫利竅的功能。

【附注】雲南思茅地區中醫院馬建國用本方臨床驗證 34 例，均於 72 小時內治癒（症狀消失，喉鏡檢查局部黏膜無異常）。本方在《本草綱目・草部第十七卷》、《中醫大辭典》等醫書中，均有收載。

（3）蜂蜜苦酒湯

【來源】出自《民間驗方》。

【處方】蜂蜜 10 克，苦酒（醋）10 毫升，雞蛋 1 顆。

【用法】將上 3 味，調勻後服，飲用時，儘量使藥液在咽喉部多停留一些時間。

【功能】養陰潤肺，燥濕化痰。治療慢性咽炎。

【方解】方中蜂蜜潤肺止咳；食醋、蜂蜜同用，可酸甘化陰，祛痰化結；雞蛋清甘寒潤燥，養陰清熱。三藥共奏養陰，利咽，止咳，化痰，清熱之功。

【附注】本方經雲南華寧縣中醫院張建才臨床驗證 258 例，治癒 215 例（83.3%），有效 40 例（15.6%），無效 3 例（1.2%），總有效率為 98.8%。

（4）咽痛含液

【來源】出自《民間驗方》。

【處方】石菖蒲 10 克，甲珠 10 克，紅花 10 克，昆布 10 克，僵蠶 10 克，威靈仙 10 克，細辛 10 克，食醋 1000 毫升。

【用法】將前 7 味藥用食醋泡 30 分鐘後，煮沸 20 分鐘，去渣取汁，每日頻頻飲數次，應使藥液儘量含於咽喉部，含後可吐出。如果胃無

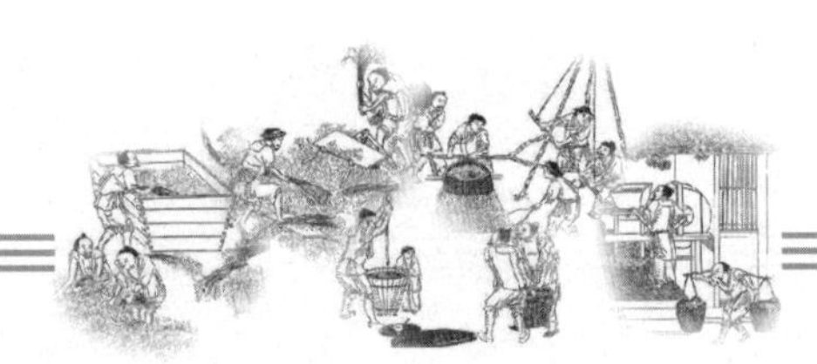

疾病，也可徐徐嚥下。

【功能】理氣固腑，消瘀利痰。治療慢性咽炎。

【附注】本方經昆明醫學院一附院劉楓林臨床驗證 28 例，痊癒 23 例（82.1%），有效 4 例（14.3%），無效 1 例（3.6%），總有效率為 96.4%。

（5）苦酒解毒湯

【來源】出自《民間驗方》。

【處方】半夏 10 克，桔梗 10 克，貝母 10 克，玄參 15 克，板藍根 15 克，白花蛇舌草 15 克，甘草 10 克，雞蛋 1 顆，苦酒（醋）30 毫升。

【用法】先將前 7 味藥，加水 500 毫升，煎取 300 毫升，去渣納醋令沸，離火兌入雞清，攪勻即得。每日 1 劑，早、晚分 2 次徐徐嚥下。忌煙、酒、辛辣、油膩食品。

【功能】養陰潤肺，燥濕化痰，散瘀解毒。治療慢性咽炎。

【附注】本方經河南新野縣衛生學校王廣見臨床驗證 120 例，痊癒（症狀消失，咽部檢查正常）98 例（81.7%），好轉（症狀部分消失，咽部檢查改善）22 例（18.3%），總有效率為 100%。療程最短 7 日，最長 30 天。

（6）甘桔醋蛋方

【來源】出自《民間驗方》。

【處方】薑半夏、生甘草、桔梗各 30 克，雞蛋 4 枚，苦酒 1 公升。

【用法】將前 3 味共研細末，放入苦酒中浸泡 1 日，兌入雞蛋清攪勻服用。日服 3 次，每次 30 毫升，噙嚥之，10 日為 1 療程。

【功能】養陰潤肺，燥濕化痰，利咽開音。治療慢性咽炎。

【附注】甘肅中醫學院甄紹光運用本法臨床驗證 180 例，治癒（用藥 1 療程症狀消失，1 年內未復發）170 例，顯效（用藥 1 療程以上，症狀明顯改善）8 例，無效（用藥 1 療程以上無明顯改善）2 例，總有效率為 98.8%。

三、喉癰（咽喉腫痛）

喉癰，是發生於扁桃腺內結締組織和咽縮肌之間的一種局部化膿性感染。多因六腑不和，氣血不調，肺胃熱蘊，風熱痰火邪毒之氣上沖咽喉，或過食辛辣醇酒炙煿厚味所致。症見咽喉腫起，疼痛甚劇，焮紅漫腫，吞嚥呼吸均受累。全身可有寒熱大作，發病迅速，痰涎壅盛，呼吸困難等症。本病包括咽喉各部位所發之癰瘍。

（1）急喉一匙金

【來源】清・孫偉（望林）《良朋彙集經驗神方・卷三》。

【處方】山豆根皮不拘多少，醋適量。

【用法】將山豆根皮用醋浸。每服 10 毫升。

【功能】瀉火解毒，消腫止痛。主治咽喉腫痛。

（2）山豆根磨醋方

【來源】元・李仲南《永類鈐方》。

【處方】山豆根、醋各適量。

【用法】用山豆根磨醋汁，噙口中，病重不能言語者，不斷地用雞毛蘸藥汁入喉，引出涎水即可言語。

【功能】清熱解毒，消腫止痛。治療喉中發癰。

【附注】本方在明・李時珍《本草綱目・草部第十八卷》中，亦有收載。其曰：「喉中發癰，山豆根磨醋噙之，追涎即癒。勢重不能言語者，頻以雞翎掃入喉中，引涎出，就能言語。」

（3）麵粉醋敷方

【來源】北宋・趙佶敕撰《聖濟總錄》。

【處方】小麥麵不拘多少，醋適量。

【用法】上件，以米醋調和，外用塗敷咽喉腫處。

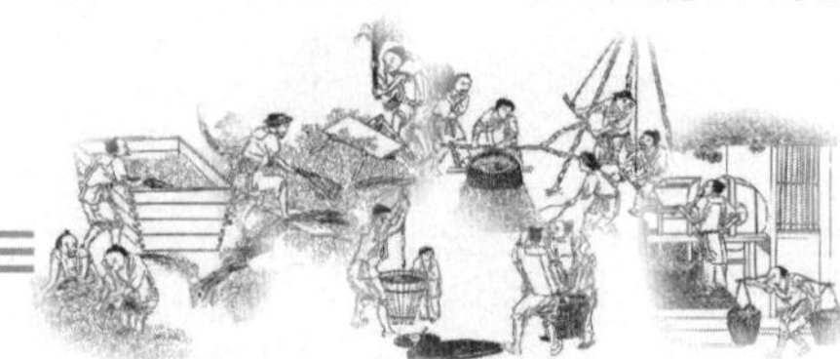

【功能】養心益腎，散瘀除熱。治療咽喉卒腫痛，不下食。

【附注】本方在明・李時珍《本草綱目・穀部第二十二卷》中，亦有收載。其曰：「咽喉腫痛，卒不下食。白麵和醋，塗喉外腫處。」

（4）薤白敷方

【來源】北宋・王懷隱等奉敕編撰《太平聖惠方》。

【處方】鮮薤白 50 ～ 100 克，米醋 60 毫升。

【用法】取鮮薤白頭鱗莖，洗，切，入缽中，搗爛，與米醋調成糊狀，敷腫處，冷即易之。

【功能】散瘀寬胸，消腫止痛。治療咽喉腫痛。

【附注】本方北宋・趙佶敕撰《聖濟總錄》、明・李時珍《本草綱目・菜部第二十六卷》中，均有收載。李時珍曰：「咽喉腫痛，薤根醋搗敷腫處，冷即易之。」

（5）雪裡青米醋方

【來源】清・趙學敏（恕軒）《本草綱目拾遺》。

【處方】雪裡青根葉、木蓮藤各等分，米醋適量。

【用法】將雪裡青根葉、木蓮藤搗汁，米醋滾過，沖入前汁，含少許咽之，吐出痰。

【功能】清熱解毒，化瘀止血。治療咽喉腫痛。

【附注】雪裡青，又名白毛夏枯草、土犀角等。為唇形科植物筋骨草的全株。性味苦甘，寒，無毒。有「止咳化痰，清熱，涼血，消腫，解毒」之功。木蓮藤，又名薜荔、爬牆虎、追骨風。為桑科植物薜荔的莖葉。性味酸，平，無毒。有「祛風，利濕，活血，解毒」之功。

（6）粉團花根醋磨汁

【來源】唐・劉禹錫（夢得）《傳信方》。

【處方】粉團花根 12 克，醋 1 杯。

【用法】上件，醋磨取汁，以雞毛（蘸汁）塗患處，涎出癒。

【功能】清熱解毒，利咽消腫。治療爛喉風。

【附注】爛喉風，病名。係指患喉風而咽喉腐潰者。多由肺胃熱毒熾盛，熏灼咽喉，熱甚肉腐，或過食膏粱厚味所致。症見咽喉腫痛腐潰，色灰白或灰黃，邊緣不齊，口出臭穢之氣。蒂丁腫脹下垂，飲食吞嚥疼痛，或唇赤如塗朱，身發寒熱，二便祕結，舌苔黃，或厚膩。本方在《現代實用中藥》、《中藥大辭典》中，均有收載。

四、乳蛾（急、慢性扁桃腺炎）

乳蛾，以其形如蛾腹而得名。發於一側者名單蛾，發於兩側者名雙蛾。主要由於肺胃蘊熱，復感風邪，風熱相搏，循經上乘於咽喉所致。本病起病急驟，全身伴有惡寒發熱，四肢關節痠痛，咽乾口渴，湯水難下，咳嗽等症者曰急乳蛾，相當於急性扁桃腺炎。若蛾如乳頭，不甚疼痛，感寒易發，病難速癒者曰石蛾，相當於慢性扁桃腺炎。

（1）土蜂窠醋方

【來源】元·沙圖穆蘇（謙齋，或作沙理彌實）《瑞竹堂經驗方》。

【處方】土蜂窠一個，楮葉、醋各適量。

【用法】土蜂窠，為末。先用楮葉擦破病人舌，令血出。以醋和土蜂窠末，用雞毛蘸取點在患處，令痰涎流出為效。

【功能】祛風涼血，散瘀止痛。治療咽喉乳蛾（急性扁桃腺炎）。

【附注】本方明·李時珍在《本草綱目·土部第七卷》中，亦有收載。

（2）牛膝根醋方

【來源】明·李時珍（東璧）《本草綱目·草部第十六卷》。

【處方】新鮮牛膝根 1 握，陳酢（醋）適量。

【用法】將新鮮牛膝根，與陳酢搗和，取汁灌入鼻內。須臾痰涎從口鼻出，即癒。

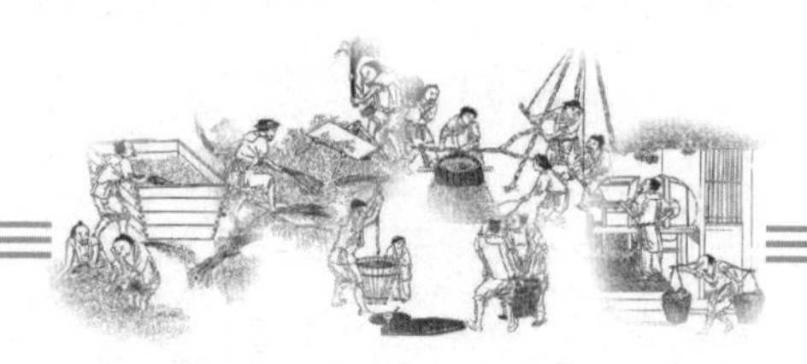

【功能】降火解毒，散瘀消腫。治療乳蛾喉痹（急性扁桃腺炎、咽喉腫痛）。

【附注】喉痹，病名。明·薛已撰《口齒類要》曰：「喉痹謂喉中呼吸不通，語言不出，而無氣閉塞也。」故凡症見咽喉腫痛、聲音嘶啞，吞嚥困難等統稱為喉痹。發病急驟，併發全身症狀。

（3）全蠍蜈蚣散

【來源】出自《民間驗方》。

【處方】全蠍 2 條，蜈蚣 1 條，食醋適量。

【用法】前兩味藥，共研細末，用食醋調和，放在傷濕止痛膏正中，然後敷在耳垂下方之下角（正對腫大的扁桃腺外面）的皮膚上，雙側腫大者可同時敷用，內服仙方活命飲加減。

【功能】攻毒祛邪，止痛退熱。治療急性扁桃腺炎。

【附注】本方經河南鄭州市中醫院劉玲臨床驗證 64 例，一般 12 小時內見效，3 ～ 4 日獲癒。其中治癒（症狀消失，體溫正常，血象正常，腫大的扁桃腺明顯縮小）58 例（90.6%），好轉（症狀消失，體溫正常，血象偏高，扁桃腺縮小）4 例（6.3%），無效（症狀無改善，體溫未退，血象偏高，扁桃腺無縮小）2 例（3.1%），總有效率為 96.9%。

五、穀賊（咽喉、食道異物）

穀賊，又名稻穀哽。《諸病源候論》說：「穀賊者，禾裡有短穗而強澀者是也，誤作米而人食之，則令喉裡腫結不通。今風熱氣在於喉間，與血氣相搏，則生腫結，如食穀賊者也，故謂之喉中生穀賊，不急治，亦能殺人。」古人稱之為五穀穗頭上芒刺傷咽部而言。但廣義來說，現泛指一切咽喉部異物，甚至包括食道異物、氣管異物在內。

（1）威靈仙醋方

【來源】出自《民間驗方》。

【處方】威靈仙 30 克，醋 250 毫升。

【用法】用醋 150 毫升，加水 300 毫升煎煮威靈仙，煎煮液減半後，再將餘醋加入，取煎液慢慢嚥下。

【功能】利咽通痹，化骨潤喉。治療魚骨鯁喉。

【附注】《中藥大辭典》臨床報導：用上法治療異物梗喉有較好療效，但須指出，如服用 2 ～ 3 劑無效，應結合異物種類，梗阻部位，考慮採取手術取出，以免貽誤病情。

（2）仙靈米醋方

【來源】出自《民間驗方》。

【處方】淫羊藿（仙靈脾）12 ～ 20 克，米醋 20 毫升。

【用法】將淫羊藿置鍋內以小火焙乾後，灑入飽和糖水（白糖、紅糖均可），拌匀焙乾，再加水 400 毫升，煎至 350 毫升左右，稍涼即服。一般服藥 1 次即可，未癒者可加服 1 次。臨床症狀較重者，可先服米醋 20 毫升，10 分鐘後服上藥。

【功能】散瘀化骨。治療骨頭鯁喉。

【附注】本法經臨床驗證 22 例，服藥 1 劑而癒者 18 例，2 劑而癒者 4 例。

（3）金櫻根煎醋方

【來源】唐・孫思邈《孫真人海上仙方》。

【處方】金櫻子 15 ～ 30 克，食醋適量。

【用法】上藥，用食醋煎取汁，約數盞，內服之。服後以清水漱口，以防牙齒酸疼，骨出體安。

【功能】潤喉通痹，生津化骨。治療骨鯁。

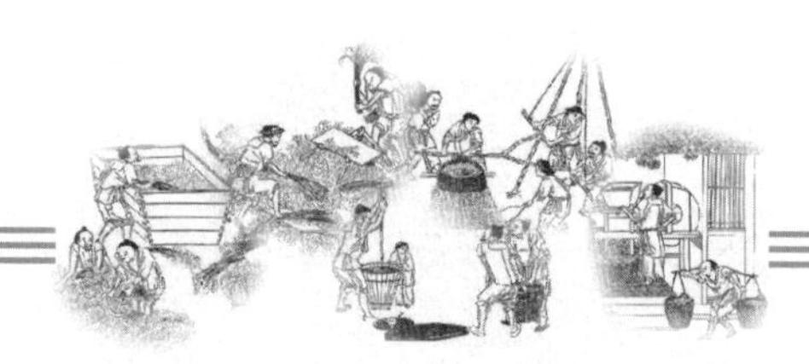

（4）白蘗醋方

【來源】清・陸晝邨輯《經驗良方》。

【處方】白蘗子、米醋各適量。

【用法】將白蘗子銼細，煎米醋細細嚥下，在上則吐出，在下即下出。

【功能】清熱消痰，散瘀通痹。治療諸骨鯁咽。

【附注】本方源自《普濟方》，明・朱橚等編撰。明・李時珍《本草綱目・草部第十八卷》及《中藥大辭典》中，均有收載。

（5）砂仁草果醋飲方

【來源】清・張啟倬（天章）輯《杏林碎錦》。

【處方】砂仁 30 克，草果仁 8 克，威靈仙 10 克，甘草 5 克，厚朴 12 克，醋 10 毫升。

【用法】上藥水煎 2 次，砂仁後下，2 次分服。每次取藥汁加 10 毫升醋，徐徐嚥下，日服 1 劑。

【功能】和中行氣，潤喉化骨。治療各種動物骨刺鯁喉不下之症。

（6）神仙釣骨丸

【來源】明・陳文治《瘍科祕旨・卷七方》。

【處方】朱砂、丁香各 3 克，血竭、磁石、龍骨各 15 克，黃蠟 9 克，香油、醋各適量。

【用法】前 5 味，為末，黃蠟熔化和丸，上朱砂為衣，香油煎，醋調服。

【功能】行氣活血，潤喉化骨。治療骨鯁。

第五節 中醫口腔科病症

一、口瘡（口腔潰瘍）

口瘡，病名。症見口腔之唇頰等處黏膜，出現圓形或橢圓形淡黃色或灰白色之小點，單個或多個不等，周圍紅暈，表面凹陷，局部灼痛，反覆發作，飲食吞嚥有礙。本病有虛火實火之分。實火者，諸經之熱，皆應於心，熏灼於口，則口舌生瘡；虛火者，肺腎陰虧，虛火上炎，灼於口腔而發。相當於現代醫學的復發性口腔潰瘍等。

（1）吳茱萸醋敷方

【來源】出自《民間驗方》。

【處方】吳茱萸、醋各適量。

【用法】吳茱萸研細末，加醋調成糊狀，敷於湧泉穴（雙）。

【功能】引熱下行，散瘀消腫。治療口瘡。

【附注】據《中藥藥理與應用》臨床報導：用本法治療256例，一般敷藥一次即有效。對於復發性口腔潰瘍同樣有效。

（2）吳萸肉桂醋敷方

【來源】出自《民間驗方》。

【處方】吳茱萸6克，肉桂6克，川黃連10克，醋適量。

【用法】將前3味研極細末，入醋調成糊狀，敷於雙側湧泉穴，膠布固定，每日更換1次

【功能】清熱燥濕，引火歸源。主治口瘡（口腔潰瘍）。

【附注】本方系山西省晉城市樹脂廠職工醫院宋天保之經驗方。有清熱燥濕，瀉火解毒，引火歸源之功。善治虛火上炎，上熱下寒之口舌生瘡，口腔潰瘍。據《中華驗方彙編》作者稱，其曾治閻○○，70歲，患口腔潰瘍2年餘，多方治療，反覆發作，終不能癒，用此方1次見效，1週痊癒。後以此方廣泛用於口腔潰瘍患者，每治必效。

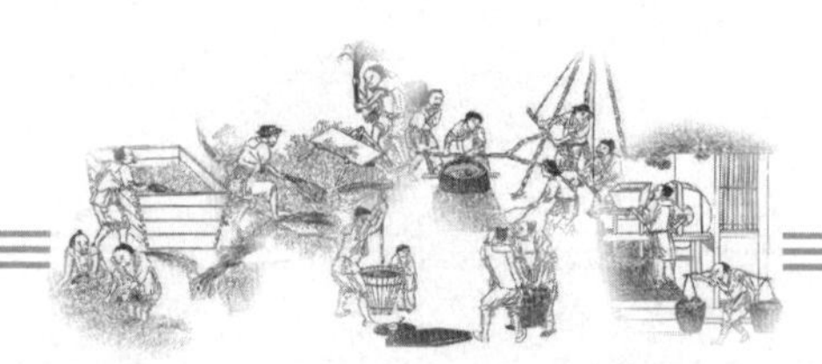

（3）細辛敷臍方

【來源】明・李時珍（東璧）《本草綱目・草部第十三卷》。

【處方】細辛不拘多少，醋適量。

【用法】將細辛研為細末，用醋調成糊狀，貯瓶備用。使用時，先將細辛糊塗臍上，外貼油膏藥（即普通膏藥，係用油紙所攤，不滲水，優於膏布）。每日1換，連用4～5日。

【功能】祛風除濕，散瘀止痛。治療小兒口瘡（口腔潰瘍）。

【附注】《中藥大辭典》臨床報導：本方「治療口瘡糜爛，取細辛1.5錢（合4.5克），研為細末，分5包。每用1包，以米醋調成糊狀，敷於臍眼，外貼膏藥。每日一換，連用4～5日。據觀察，口疳（即一般性口腔潰瘍）敷後一般不出4天多能痊癒。小兒高熱或瀉泄後滿口糜爛、流涎特多、痛甚不肯飲食者，用之亦有效果，未見副作用」。

另據上海華東醫院沈六吉驗案舉例： 王〇，男，35歲。風濕性心臟病患者，口舌生瘡痛甚，不便咀嚼與飲食，用此方4日痛定，6日痊癒。 李〇〇，女，3歲。以高熱始，口舌糜爛至咽部，作痛流涎，不肯飲食，在外治療多日，曾注射青黴素6次，高熱退而口糜如故。用此方，過夜即能進食，再用遂癒。

又據報導，曾有人用本方治療口腔潰瘍66例，均有明顯效果，一般用藥1～2天後，疼痛迅速減輕，3天內即可見潰瘍面結疤癒合，並且可使個別的頑固性病例減少復發。

本方源自宋・朱瑞章輯《衛生家寶方》，徐安國補訂。該方在《中醫大辭典》、《中國當代名醫驗方大全》、《中醫皮膚病學簡編》、《中藥鼻臍療法》、《穴位貼藥療法》等醫籍中，均有收錄。

二、木舌（血管神經性水腫）

木舌，又名舌黃鵝口、死舌。係舌體腫大，板硬如木的一種病症。本病主要表現為舌腫滿口，不痛，做脹，舌體腫硬，不能轉動，一般無全身症狀，嚴重者可語聲不出，面色頻變，有暈厥氣悶窒息感。雖多見於小兒，但成人也有發生。本病多因心火過盛，或心脾積熱，火熱上沖所致，相當於現代醫學的血管神經性水腫等症。

（1）半夏苦酒方

【來源】唐・孫思邈《備急千金要方・卷六方》。

【處方】半夏 12 枚，苦酒一升。

【用法】前一味，以醋一升，煮取八合，稍稍含漱之，即吐出。加生薑一兩佳。

【功能】燥濕散結，散瘀消腫。治療舌卒腫，滿口溢出如吹豬胞，氣息不得通，須臾不治殺人。

【附注】本方在《千金翼方》中亦有記載。藥王孫思邈並強調：「……稍稍含嗽吐之，半夏戟人咽，須熟，洗去滑盡用之，勿嚥汁也。加生薑一兩佳。」

（2）治木舌腫強方

【來源】明・皇子朱橚等編《普濟方》。

【處方】米醋 1 碗，白糖 2 食匙。

【用法】上兩味，共煎微沸，候溫，時時含漱。

【功能】散瘀解毒，消腫化結。治療木舌腫強。

【附注】本方源自唐・孫思邈撰《備急千金要方》。明・李時珍《本草綱目・穀部第二十五卷》中，亦有收載，其曰：「木舌腫強，糖醋時時含漱。」

（3）紅豆醋方

【來源】明・李時珍（東璧）《本草綱目・穀部第二十四卷》。

【處方】紅豆、醋各適量。

【用法】紅豆，研為末，醋和塗之。

【功能】清熱除濕，散瘀消腫。治療重舌鵝口。

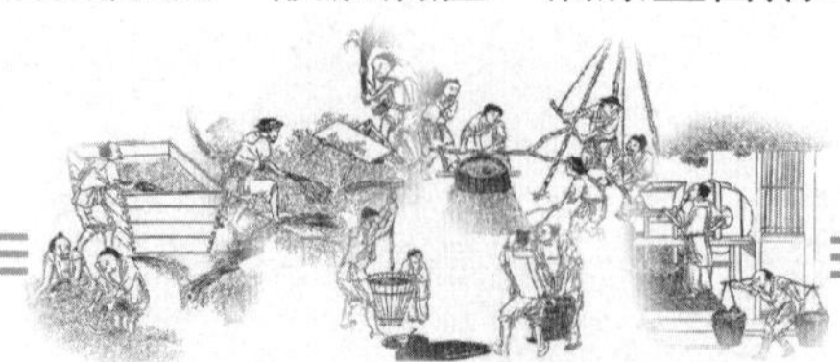

【附注】本方源自《普濟方》，明・朱橚（周定王）、滕碩、劉醇等編撰。

三、牙痛

牙痛，又名牙疼。是以牙齒及牙齦紅腫疼痛為主要表現的病症。係臨床常見病、多發病。本病多因平素口腔不潔或過食膏粱厚味、胃腑積熱、胃火上沖，或風火邪毒侵犯傷及牙齒、或腎陰虧損、虛火上炎、灼爍牙齦等引起。牙痛有急性和慢性之分，症狀有寒熱虛實之辨。治當詳察，方能達事半功倍之效。

（1）食醋止痛方

【來源】出自《臺灣民間驗方》。

【處方】食醋適量。

【用法】用食醋灌滿外耳道，1～2分鐘後倒出在手心中，會感到醋液燙手，然後再將新醋灌入耳內，再過1～2分鐘倒出，如此反覆3～4次，直至倒出之醋液變涼。

【功能】消腫止痛，散瘀解毒。治療風火牙痛。

【附注】此方為臺灣民間驗方，在臨床上屢試屢驗，腫消痛止。因外耳道與口腔、牙齦的解剖部位極為密切，使用食醋可起到解毒、消腫理氣止痛之功。

（2）花椒艾葉醋煎方

【來源】出自《彝族方》。

【處方】花椒、艾葉、醋各適量。

【用法】將花椒、艾葉入醋煎煮，含漱，次數不拘。

【功能】疏風解毒，消腫止痛。治療風火牙痛。

【附注】雲南省彌勒縣人民醫院郭維光稱：此方在彝族地區應用歷史悠久，屢用屢驗，適用於風火牙痛，一漱即止。

（3）白楊醋

【來源】隋僧・梅師《梅師方》。

【處方】白楊樹皮（細銼）1握，米醋200毫升。

【用法】白楊樹皮放入米醋中，煎10餘沸，去渣，熱漱即吐。

【功能】清熱解毒，消腫止痛。治療牙痛。

【附注】本方在唐代・蘇敬等奉勅撰《新修本草》、北宋・趙佶勅撰《聖濟總錄》、明・李時珍《本草綱目・木部第三十五卷》、《中醫大辭典》及《中藥大辭典》中，均有收載。

四、牙菌（牙齦出血）

牙菌症，病在牙齦，初起基本上是一種炎症增生，因高起如菌狀，故名。多由恚怒傷肝，思慮傷脾，肝火上犯牙齦，氣滯血凝所致。多見於50歲左右的老年人。初起呈乳頭狀、結節狀或狀如菜花，繼則向周圍組織浸潤，使牙齒鬆動，極易出血。熱毒甚者，牙齦往往壞死，伴特殊惡臭。類似於西醫的牙齦出血或因維生素C缺乏而引起的壞血病等。

（1）竹茹醋

【來源】清・梁廉夫撰《不知醫必要・卷二方》。

【處方】生竹茹（無生用乾品需加倍）60克，醋適量。

【用法】生竹茹，醋浸一宿，不時含之。

【功能】清熱化瘀，涼血止血。治療牙齦出血。

【附注】本方源自《備急千金要方》，唐・孫思邈撰。其曰：「治齒齦間津津出血不止，生竹茹二兩，醋煮含之。」同時本方在《中藥大辭典》、《佘族方》中，均有收載。據福建省中醫藥研究院林恩燕介紹：本方簡單，療效神速，一含口中，出血即止，吞服亦可，有顯著療效。

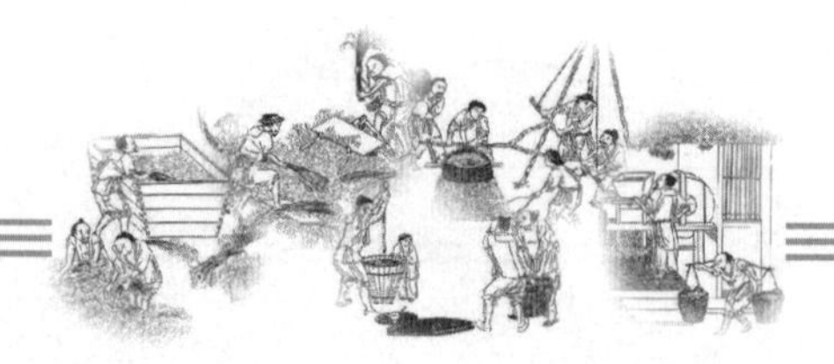

（2）生竹皮苦酒方

【來源】唐・孫思邈《備急千金要方・卷第六下》。

【處方】生竹皮 60 克，苦酒適量。

【用法】刮生竹皮，苦酒浸之，令其人解衣坐，使人含噀其背上三過，仍取竹茹濃煮汁，勿與鹽，適寒溫含嗽之，竟日為準。

【功能】清熱涼血，散瘀止血。治療齒出血不止。

【附注】本方明・李時珍《本草綱目・木部第三十七卷》中，亦有收載。其曰：「齒血不止，生竹皮，醋浸，令人含之，噀其背上三過。以茗汁漱之。」

（3）靈脂醋

【來源】南宋・楊士瀛（仁齋）《仁齋直指・卷二十一方》。

【處方】川五靈脂末、米醋各適量。

【用法】以米醋煎汁，含咽。

【功能】行血止血，散瘀止痛。治療惡血齒痛。

【附注】本方明・李時珍《本草綱目・禽部第四十八卷》亦有收載，與上方同。

五、走馬牙疳

走馬牙疳，簡稱走馬疳。指患牙疳而發病迅速，勢如走馬之疾快，故名。這是一種急性口腔疾病。若治療不當或延誤治療，均可導致唇、腮、頰部穿潰而形成永久性疤痕，破壞面容，嚴重時可引起敗血症而危及生命。本病相當於現代醫學的壞疽性口炎。多見於 3 ～ 6 歲的兒童，發病往往在麻疹等急性傳染病的後期，小孩、成人均可發生。

（1）鯽魚膽草漱口方

【來源】出自《民間驗方》。

【處方】鯽魚、膽草不拘多少、醋適量。

【用法】將鯽魚、膽草煎湯，加醋後，口中含漱。

【功能】清熱解毒，涼血消腫。治療走馬牙疳。

【附注】走馬牙疳，即病處流動，速如走馬，侵蝕口鼻，穿透骨腮，全齒剝落，出血流膿。

（2）綠礬陳醋方

【來源】明・李時珍（東璧）《本草綱目・石部第十一卷》。

【處方】綠礬、醋各適量，麝香少許。

【用法】綠礬入鍋內，炭火煅紅，以醋拌勻，如此三次，研為末，入麝香少許，調勻。溫漿水漱淨口，敷患處。

【功能】解毒殺蟲，散瘀消腫。主治走馬疳瘡。

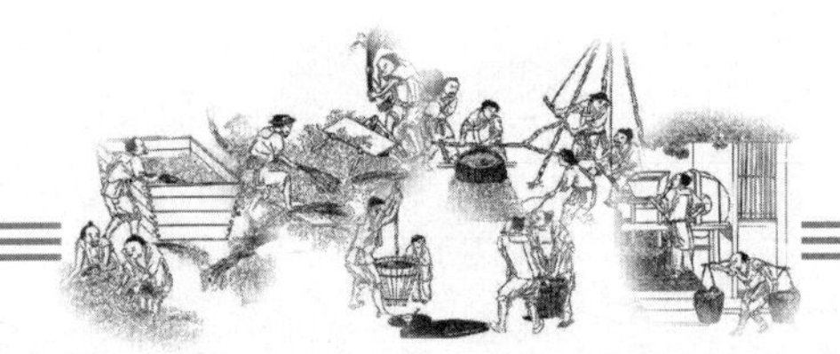

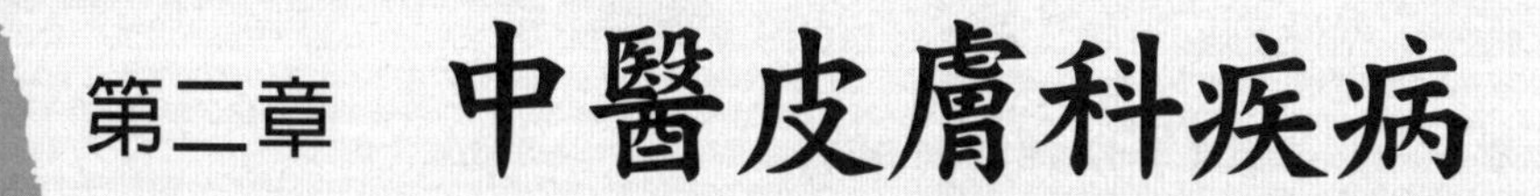

第二章　中醫皮膚科疾病

皮膚病是人體全身性疾病在皮膚上的表現。中醫治療皮膚病分內治、外治兩大類。內治法是根據患者不同的致病因素和皮損形態，分別進行辨證施治；外治法，是應用各種不同的劑型和藥物，依據皮膚的損害情況，進行治療的一種方法。很多皮膚病，可單用外治尚可達到治癒的目的。

第一節病毒性皮膚病

一、蛇纏虎帶（帶狀皰疹）

蛇纏虎帶，是一種在皮膚上出現成簇水皰，痛如火燎，沿身體一側呈帶狀分布、宛如蛇行的一種急性皰疹性皮膚病。因其皮膚上有紅斑水皰，累累如串珠，每多纏腰而發，故歷代醫家稱其為纏腰火丹、火帶瘡、蛇丹、蛇串瘡，但亦可發生於其他部位。故現代醫學稱其為帶狀皰疹，是由病毒引起的炎性皮膚病。

（1）六神丸食醋方

【來源】出自《民間驗方》。

【處方】六神丸900粒，食醋50毫升。

【用法】將六神丸研末，加食醋調勻，每取適量塗於患處，每日7～8次。

【功能】清熱解毒，消腫止痛。治療帶狀皰疹。

【附注】雲南第一人民醫院王紀雲用本法臨床驗證32例，治療3～15日，痊癒30例，好轉2例，總有效率100%。

（2）苦酒湯

【來源】出自《民間驗方》。

【處方】苦酒（醋）、半夏、雞蛋清（新鮮雞蛋去黃備白）各適量。

【用法】將半夏研末，取等量苦酒、雞蛋清與半夏調成稀糊狀，敷於皮損處，外用無菌敷料覆蓋，儘量保護皮損，避免摩擦，不挑破水泡。

【功能】消腫斂瘡，滌痰散結。治療帶狀皰疹。

【方解】苦酒湯出於張仲景《傷寒論·少陰病篇》，原用於咽喉破潰、潰瘍等症的治療。方中苦酒消腫斂瘡，半夏滌痰散結，雞蛋清潤燥利竅。現代藥理研究證明，苦酒有抗病毒及抗菌作用；半夏提取

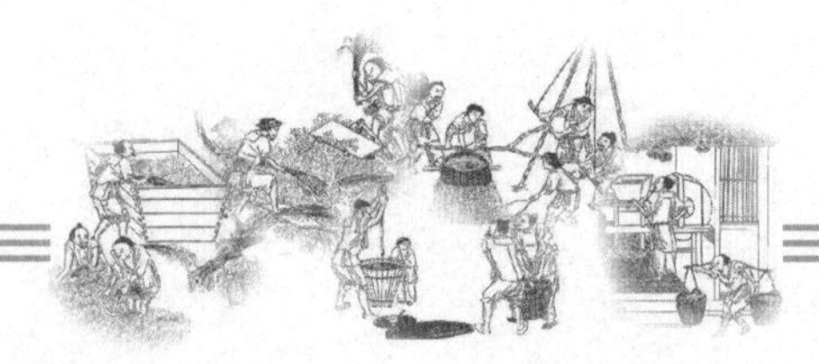

物有麻醉止痛作用及改善微循環作用；雞蛋清含有膠體蛋白，可保護創面及防止苦酒的揮發。

【附注】南京中醫藥大學附院龍期伯用本方臨床驗證 31 例，痊癒 27 例（87.1％），顯效 3 例（9.7％），有效 1 例（3.2％），總有效率為 100％。本方源自楊氏《食醋療法》。

（3）青黛醋敷方

【來源】出自《民間驗方》。

【處方】青黛 30 克，冰片 6 克，醋適量。

【用法】將前兩味共研細末，用醋調成糊狀，敷於患處。每日 3 次。

【功能】清肝瀉火，散瘀止痛。適用於帶狀皰疹。

【附注】山東省陵縣人民醫院用本方臨床驗證 80 例，無 1 例不效者，全部治癒，隨訪未見復發。

（4）龍膽食醋方

【來源】出自《民間驗方》。

【處方】龍膽草 60 克，雄黃 30 克，冰片 10 克，食醋適量。

【用法】將前 3 味，共研細末，與食醋調勻，裝瓶密封備用，使用時，局部消毒，用 32 號 1 寸長醫針，繞病區四周，針尖向病灶平刺，視其範圍確定針數，每日或隔日 1 次，刺後塗上藥，每日 2 次。

【功能】祛風燥濕，殺蟲解毒。主治帶狀皰疹。

【附注】本方經河北石家莊市國錦三廠醫院王海江臨床驗證 110 例，病程最短 1 週，最長 2 個月，治癒 103 例，餘 7 例未能隨訪。本方中雄黃有毒，僅供外用，切忌入口。

（5）雄黃白芷面醋方

【來源】明・胡源潔《衛生簡易方》。

【處方】雄黃、白芷各10克，麵粉20克，食醋適量。

【用法】將雄黃、白芷研成細末，與麵粉一起用食醋調成糊狀，外敷患處，1日2～3次。

【功能】祛風除濕，消腫止痛。治療帶狀皰疹。

【附注】《四川中醫》報導：經用本方治癒10例，均在24小時內控制症狀，3～5天脫痂痊癒。故本方具有療程短，見效快，方便易行等特點，值得推廣使用。另：方中雄黃有毒，僅供外用，切忌入口。

（6）冰片石灰醋方

【來源】明・李時珍（東璧）《本草綱目・石部》。

【處方】冰片、生石灰各15克，陳醋100毫升。

【用法】前兩味，共研為末，用醋調成糊狀，敷於患處。

【功能】清熱解毒，散瘀止痛。主治纏腰火丹。

【附注】纏腰火丹，多由心肝二經風火，或脾、肺二經濕熱所致。起病突然，症見患部皮膚發紅燒灼刺痛，紅疹集簇，繼而出現水皰，小如粟米，大如黃豆，皰液初呈透明，後轉渾濁；或間有出血或壞死，累累如串珠，排列成束帶狀。多發生在一側，老年患者有時疼痛可持續1～2月，甚至更長時間。

有人曾用本方臨床驗證數十例，均獲痊癒。本方中生石灰有毒，僅供外用，切忌入口，皮膚潰破處慎用。

二、千日瘡（尋常疣）

千日瘡，系生於皮膚淺表的贅疣。又名疣瘡、瘊子。患者以青少年為多，好發於手背、指背、頭面等處，也可發於全身其他部位。初起小如粟米，漸大如黃豆，突出皮膚，色灰白或汙黃，表面蓬鬆枯槁，狀如花蕊，數目多少不一，或散在或群集。現代醫學稱之為「尋常疣」，是一種常見的病毒性皮膚病。

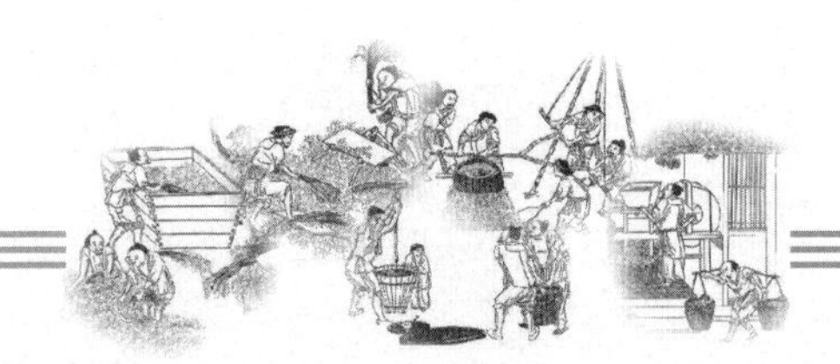

（1）鮮雞蛋陳醋方

【來源】出自《民間驗方》。

【處方】鮮雞蛋 2 個，山西老陳醋適量。

【用法】將鮮雞蛋煮熟，敲碎去皮，浸入陳醋中 24 小時。於每日早晨空腹吃 2 個，並飲用陳醋 2 匙，連服 10 ～ 20 天。瘊疣一般 10 天可自行脫落。

【功能】清熱解毒，消積除疣。用治瘊子（尋常疣）。

【附注】河北灤平縣中醫院吳國春用本法臨床驗證 63 例，痊癒 62 例，無效 1 例，總有效率為 98.4%。

（2）鮮芝麻花食醋方

【來源】出自《民間驗方》。

【處方】鮮芝麻花不拘多少，食醋適量。

【用法】將鮮芝麻花放在玻璃容器中，用食醋浸沒為準，1 週後即可使用。治療時選擇最大或最早出現的母疣，用刀片削去表皮角質至微有滲血為止。用棉簽蘸藥液塗患處，使其自然乾燥，每日數次，也可用藥棉或紗布浸液濕敷。

【功能】清熱解毒，散瘀止癢。治療尋常疣。

【附注】本方經浙江奉化市武嶺化工廠醫院徐謂校臨床驗證 16 例，均獲痊癒，一般治癒時間為 8 ～ 20 日。

（3）烏梅鹽醋方

【來源】出自《民間驗方》。

【處方】烏梅 30 克，食鹽 10 克，陳醋 15 毫升。

【用法】先將食鹽放在 50 毫升的溫水中，溶解後，再把烏梅放在鹽水裡浸泡 24 小時（如鮮烏梅浸 12 小時即可）。遂將烏梅核取出，再把烏梅肉放在乳缽中，加入陳醋研磨成軟膏，收貯備用。治療時，先將患處在熱水盆中浸泡 20 分鐘，用剪刀把局部老皮刮掉，再將此膏塗上，用紗布包紮固定。24 小時換藥 1 次，連用 3～4 次即可使疣目或雞眼除掉。

【功能】消核除痘，去腐生肌。主治疣贅（尋常疣）、雞眼、表皮血管瘤，可使突出部分收平。

（4）鬱金塗疣方

【來源】出自《民間驗方》。

【處方】鬱金、蓬術各等分，山西老陳醋適量。

【用法】將前兩味研細末，用老陳醋調糊狀，外塗患部，每日 1 次。

【功能】除癥破積，行氣化瘀。治療尋常疣。

【附注】本方為已故名老中醫徐子佐先生經驗方，徐老在生前常用此方給人治療尋常疣，一般塗藥 1～2 次，疣體便會自行脫落，經臨床驗證多年，每每效如桴鼓。

（5）鴉膽子除疣方

【來源】出自《民間驗方》。

【處方】鴉膽子 300 克，赤石脂 300 克，食醋適量。

【用法】將前兩味共研細末，裝瓶備用。每用時加食醋調成糊狀，塗擦患處。早晚各 1 次。患部為單個疣體，可在疣的上面塗藥後，用膠布固定。2 日換藥 1 次，1 週為 1 個療程。

【功能】蝕惡肉，去腐生肌。適用於尋常疣、扁平疣。

【附注】湖北省宣城縣中醫院李德新用本方臨床驗證 112 例，其中尋常疣 52 例，痊癒 38 例，顯效 7 例，無效 7 例；扁平疣 60 例，痊癒 46 例，顯效 7 例，有效 3 例，無效 4 例，總有效率為 90.1%。

（6）浸疣醋方

【來源】出自《民間驗方》。

【處方】大楓子 30 克，生大黃 24 克，狼毒、透骨草、黃柏各 15

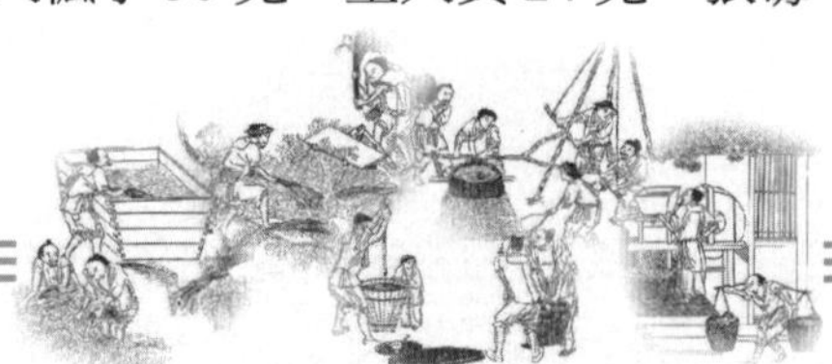

克，硫黃、水楊酸粉各10克，雄黃5克，食醋500毫升。

【用法】將前9味藥共研為粗末，醋浸備用。每使用時，把患手、足浸入藥液中1～2小時，每月1～2次。7日為1療程。疣表面增厚的角質層，須用刀或剪修除。

【功能】清熱解毒，殺蟲解毒。治療尋常疣。

【附注】廣東省梅縣中醫院司在和運用本法臨床驗證20例，疣贅數目較多者上百枚，少者20枚以上。結果：痊癒（疣贅消失，一年內未復發）15例，有效（疣贅消失，一年內偶有發生）4例，無效（用藥3個療程未見好轉）1例，總有效率為95%。另：本方中狼毒、硫黃、雄黃有毒，皮膚潰破處慎用。

三、尖銳濕疣

尖銳濕疣，是一種發生於皮膚黏膜交界處軟性贅生物，常見於男女外陰及肛門周圍，主要為性接觸傳染。初起為較小乳狀隆起呈微紅色、暗紅色或灰汙色。逐漸增大增多，相互融合，重疊而起，呈乳頭狀、菜花狀或雞冠狀，表面濕潤，有膿性分泌物，有惡臭。疣體巨大者，往往被覆蓋整個陰部。

（1）黃柏食醋薰洗方

【來源】出自《民間驗方》。

【處方】生薏苡仁60克，苦參各60克，黃柏30克，馬齒莧30克，蛇床子30克，枯礬15克，川椒5克，雄黃5克，食醋15毫升。

【用法】將前8味藥共搗為粗末，分3份布包，用時將藥包浸入1000毫升沸水中浸泡5分鐘後撈出，浸泡藥液加入陳醋薰洗外陰10分鐘，每日2次，每包藥可用6次。

【功能】清熱燥濕，殺蟲止癢。治療尖銳濕疣。

【附注】山西省壽陽縣中醫院趙崇明用本方臨床驗證119例，均獲痊癒，平均治療時間12日。實驗證明，此方有殺蟲祛邪，除疣止癢之功。

（2）疣靈擦劑

【來源】出自《民間驗方》。

【處方】板藍根250克，苦參250克，生香附250克，木賊250克，露蜂房250克，山西老陳醋500毫升。

【用法】將上藥加水5000毫升，煎煮1小時，去渣過濾，得澄清液約2000毫升，再按處方量兌入老陳醋500毫升，密封避光貯存。用時先用乾棉簽將尖銳濕疣及其周圍正常組織擦乾，用0.1%新潔爾滅溶液消毒，然後用棉簽蘸本藥液塗於患處，待乾。每日3～5次，2週為1療程，如2個療程無效，即停止用藥。

【功能】清熱解毒，祛風止癢。主治尖銳濕疣。

【附注】廣西玉林市皮膚病防治院朱智用本方臨床驗證43例，治癒（症狀完全消失）41例，無效2例，總有效率為95.3%。治癒時間最短6日，最長2個療程。

（3）消疣散

【來源】出自《民間驗方》。

【處方】大黃50克，五倍子50克，雄黃30克，孩兒茶30克，青黛20克，冰片5克，食醋適量。

【用法】將上藥共研細末，過細篩後貯瓶備用。治療時，先將患處洗淨拭乾，用針頭輕輕刺破疣體表皮，取藥末少許，加食醋適量調成糊狀，用棉簽點塗患處。早、晚各1次。必要時用敷料包紮。若滲液多者，可將藥粉直接撒於患處，15日為1療程。

【功能】清熱解毒，消腫化腐，生肌斂瘡。治療尖銳濕疣。

【附注】廣東省樂昌縣北鄉茅坪醫務所曾沖用本方臨床驗證165例，痊癒（症狀消失，疣體結痂脫落）129例（78.2%），有效（症狀減輕，疣體大部分脫落）33例（20%），無效（症狀加重或中斷治療）

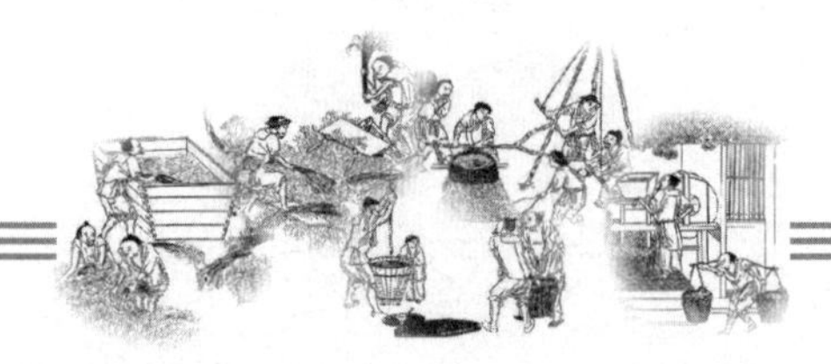

3 例（1.8%），總有效率為 98.2%，經半年以上的長期隨訪無復發。以上 2～3 方，均來自楊氏《食醋療法》。

四、鼠乳（傳染性軟瘡）

傳染性軟疣，中醫稱鼠乳，俗稱水瘊子。好發於兒童和青年。有接觸傳染史。初起為米粒大小的半球形或圓頂丘疹，逐漸增大至豌豆大，中心凹陷，表面具有蠟樣光澤，質地初起堅韌，後逐漸變軟。在疣頂端中央挑破後，可擠出白色乳酪樣物質。皮損數目不等，散在分部，互不融合，自覺微癢。

（1）治軟疣醋方

【來源】出自《民間驗方》。

【處方】五倍子 15 克，烏梅 3 克，枯礬 3 克，雄黃 6 克，大黃 3 克，陳醋適量。

【用法】前 5 味藥共研細末，用醋調成稀糊狀。採用點塗法，先局部消毒，再用消過毒的三稜針將疣體挑破，擠出乳白色液體，然後將其藥液塗於患處，讓其自然晾乾即可。

【功能】清熱化濕，殺蟲解毒。治療傳染性軟疣。

【附注】擠出的白色乳液切不可接觸皮膚，以防傳染。一般用藥 1～2 次即可痊癒。

第二節 球菌性皮膚病

一、天皰瘡（膿皰瘡）

膿皰瘡，中醫又名天皰瘡，為一種常見的化膿性皮膚病，具有接觸傳染及自身接種的特性，多見於夏秋兩季，在 2～6 歲的兒童中流行，互相傳染。明・申斗垣《外科啟玄》說：「黃水瘡、一名滴膿瘡，瘡水到處即成瘡。」即指膿皰瘡。本病好發於臉面、耳項、四肢等曝露部位，重則可蔓延全身。

（1）銀白散

【來源】出自《民間驗方》。

【處方】銀朱、白礬、松香各等份，食醋適量。

【用法】將前 3 味共研細末，貯瓶備用。每取此散適量，以食醋調成糊，塗擦患處，1 日 4～5 次。如病變範圍較大，伴有畏寒、發熱、淋巴結腫大等，可加服銀黃湯（黃芩、黃柏、苦參、銀花、防風各 9 克，花粉、連翹、白芍、地膚子、甘草各 6 克）。水煎服，每日 1 劑。

【功能】燥濕攻毒，殺蟲止癢。治療膿皰瘡，急、慢性濕疹。

【附注】據臨床觀察，本方不僅對膿皰瘡療效可靠，一般連用 3～4 天即癒，屢治屢驗；而且對急、慢性濕疹、丹毒、纏腰火丹、燒瘡、癤腫等症，亦有良好的效果。在治療期間忌飲酒。另：方中銀珠有大毒，用之宜慎，皮膚潰破處忌用，非醫者不可妄投。

（2）針砂丸

【來源】北宋・趙佶敕撰《聖濟總錄》。

【處方】針砂不拘多少，百草霜（炒）45 克，米醋適量。

【用法】先將針砂，擂盡鏽，淘洗白色，以米醋於鐵銚內浸過一指，炒乾，再炒 3～5 次，候通紅取出；用陳粳米 120 克，水浸一夜，搗粉作塊，煮半熟，杵爛，取二兩半同白草霜搗千下，丸梧子大。每服 50 丸，用五加皮、牛膝根、木瓜浸酒下。初服若泄瀉，其病源去也。

【功能】助脾去濕，散瘀解毒。主治濕熱黃水瘡。

【附注】黃水瘡，病名。生於皮膚的一種傳染性膿皰性疾病。又名天皰瘡、滴膿瘡、黃水瘡。由於脾胃濕熱過盛，兼受風邪相搏而成，初起皮膚患處先起紅斑，繼之成粟米樣水皰，逐漸增大，皰液初呈透明，後為混濁，基底紅暈，隨即變為膿皰，癢而兼痛，搔破黃水淋漓，

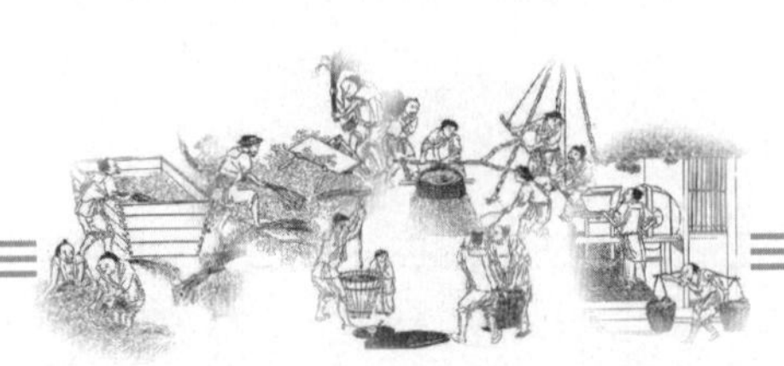

蔓延不止，瘡水乾後結痂而癒。多發生於小兒頭面、耳、項等處，重者可延及全身，常在夏秋季流行。此病相當於現代醫學的膿皰瘡。本方明・李時珍《本草綱目・金石部第八卷》中，亦有收載，與上方同。

（3）石膏醋塗方

【來源】出自《民間驗方》。

【處方】生石膏 120 克，滑石 120 克，青黛 60 克，川黃柏 60 克，枯礬 60 克，五倍子 60 克，輕粉 15 克，食醋適量。

【用法】上藥除食醋外，共研細末，貯瓶備用。使用時，先用雙氧水或生理鹽水清潔皮膚表面，然後根據皮損面積取藥末適量，加食醋調成稀糊狀，塗敷於皮損表面，不需包紮。每日 2 次，直至痊癒為止。

【功能】清熱解毒，散瘀利濕。主治膿皰瘡。

【附注】河南唐河縣中醫院徐保來用本方臨床驗證膿皰瘡 45 例，均於 3 ～ 7 日內治癒。另：本方中輕粉有毒，使用時宜慎，切忌入口。

二、髮際瘡（毛囊炎）

髮際瘡，因好發於項後髮際間，故名，為發於毛囊及其周圍的化膿性皮膚病。本病多由內鬱濕熱，外受風火所致。初起形如粟米，漸大如黍豆，堅硬高起，頂白根赤，痛癢較甚，破後流少許膿液，時破時斂，纏綿難癒。此症常反覆發作，此癒彼起，病程纏綿，遷延難癒。相當於西醫學多發性毛囊炎。

（1）蛇蠍液

【來源】出自《民間驗方》。

【處方】烏梢蛇 30 克，全蠍 6 克，露蜂房 1 個，食醋 100 毫升。

【處方】將前 3 味藥浸泡於食醋中，24 小時（時間長些更好）後，即可用藥液塗擦患處。每日 2 次，塗藥後也可用敷料包紮。

【功能】祛風濕，通經絡，散瘀解毒。治療慢性毛囊炎。

【附注】本方係山西省汾陽醫院外科主任張援洪之經驗方。據山西省汾陽縣中醫院賀保珠介紹，其1970年在該院進修時，常見這種皮膚病，經久不癒，反覆發作，用藥療效不顯，張主任配製的「蛇蠍液」花錢不多，卻一擦就靈。20餘年來，該在外科臨床工作中，每用此方，療效確切。使用期間，配用清熱利濕之中藥內服，療效更佳。

（2）醋調五倍子散

【來源】出自《民間驗方》。

【處方】五倍子、食醋各適量。

【用法】取純淨五倍子研細末，過100目篩，裝瓶放陰涼乾燥處貯存備用。使用時，將局部毛髮剃光，用肥皂水洗擦患處，常規消毒，後視瘡面大小，取五倍子散加食醋調成糊狀，並均勻塗於敷料上（塗藥3公釐厚），貼於患處固定即可，每3日換藥1次。

【功能】斂瘡消腫，散瘀止痛。治療多發性化膿性毛囊炎，蜂窩組織液等。

【方解】五倍子、食醋具有消腫毒，斂潰瘡，活血化瘀之功。現代藥理研究證明，五倍子含有大量鞣酸，能凝固蛋白質，影響細菌的營養和代謝，故有顯著的抗菌作用，可使瘡面癒合，其直接作用於皮膚黏膜，吸收快，作用迅速。

【附注】河南鞏義市河渡醫院李永高用本方臨床驗證156例，結果：痊癒（體溫恢復正常，飲食增加，腫塊消失，經1次換藥治癒者）79例（50.6%），顯效（全身症狀明顯好轉，局部腫塊消失，無明顯壓痛，經2次換藥6天內治癒者）57例（36.5%），有效（症狀好轉，腫塊消失60%以上，局部壓痛，有少量滲出，經3次換藥9天治癒者）14例（9%），無效（經3次換藥後效果不顯著，或局部腫塊變軟，有波動感，有膿性分泌物，須經手術切開引流或改用其他治療者）6例，總有效率為96.2%。

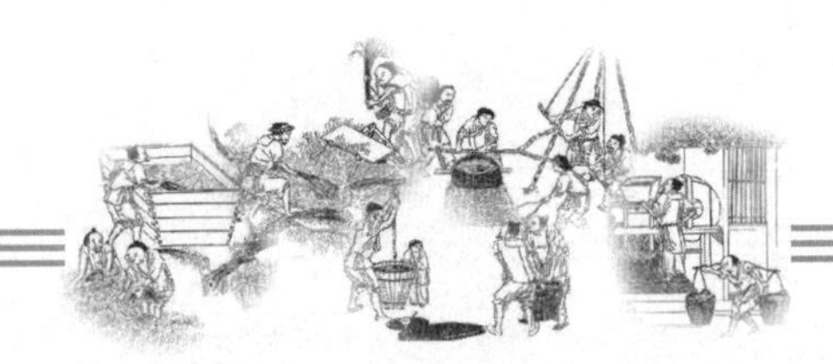

（3）五倍雄黃醋方

【來源】出自《民間驗方》。

【處方】五倍子 310 克，雄黃 30 克，枯礬末 30 克，醋適量。

【用法】先將雄黃及枯礬研為細末，後加五倍子末研和。毛囊炎用醋調瘡上，膿皰瘡或濕疹感染時，與濕疹粉等量混合，香油調擦。

【功能】斂肺降火，殺蟲解毒。主治髮際瘡（毛囊炎），膿皰瘡，濕疹感染。

【附注】本方為中醫研究院廣安門醫院我國著名中醫朱仁康經驗方。經多年臨床驗證，屢治屢效，無不藥到病除。另：方中雄黃有毒，使用時宜慎，切忌入口。

三、丹毒

丹毒，又名丹熛、天火、火丹。為一種突然皮膚鮮紅成片，色如塗丹，迅速蔓延的急性炎症。一般好發於小腿及頭面部。初起患部鮮紅一片，色如丹塗脂染，邊緣清楚，灼熱，癢痛間作，迅速漫延擴大，發熱惡寒，頭痛口渴；甚者可見壯熱煩躁、神昏譫語、噁心嘔吐等毒邪內攻之證。相當於西醫的急性網狀淋巴管炎。

（1）蕎麥醋敷方

【來源】唐·李絳（深之）傳方，薛弘慶撰《兵部手集方·卷三》。

【處方】蕎麥粉（或豆豉）、醋各適量。

【用法】將蕎麥粉與醋調成糊狀，敷於患處，早、晚各換藥 1 次，至癒。

【功能】清熱解毒，化瘀止痛。治療丹毒、火癤子。

【附注】本方在《中醫大辭典》、《偏方大全》中，均有收載。

（2）檳榔醋調方

【來源】宋·許叔微（知可）《本事方續集》。

【處方】檳榔、醋各適量。

【用法】將檳榔研為細末，用醋調成糊狀，塗敷於患處。

【功能】散瘀破積，解毒斂瘡。治療丹毒從臍上起者。

【附注】本方明・李時珍《本草綱目・果部第三十一卷》、《中藥大辭典》中，均有收錄。

(3) 白頸蚯蚓米醋方

【來源】出自《佘族方》。

【處方】白頸蚯蚓、米醋各適量。

【用法】將白頸蚯蚓去內臟曬乾，研成粉末，貯瓶備用。使用時，將白頸蚯蚓粉末用米醋調成糊狀，塗抹患處，1 日數次，至癒。

【功能】清熱解毒，散瘀止痛。治療丹毒。

【附注】福建省寧德地區醫藥研究所陳澤遠稱：此方若配合內服藥，即黃常山乾根 15 克，軀地桼全草 60 克，雞矢藤莖葉 60 克。煎湯溫服，療效更佳。

(4) 鴨蹠草葉食醋方

【來源】出自《民間驗方》。

【處方】鮮鴨蹠草葉（寬葉）50 片，食醋 500 毫升。

【用法】將葉片放入食醋內浸泡 1 小時，用葉片外敷患處（將病灶全部覆蓋），乾後更換，每日換藥 4 ～ 6 次，至全身症狀減輕，紅腫灼熱、疼痛消失後停用。

【功能】清熱解毒，利水消腫，散瘀涼血。治療丹毒。

【附注】江西省中醫研究所楊甯稱：其用本法治療丹毒 86 例，療效滿意。其中 1 ～ 2 天內治癒 34 例，3 ～ 4 天內治癒 44 例，4 ～ 5 天內治癒 8 例。一般病灶範圍在 8 公釐 ×5 公釐以內者，用 30 ～ 40 片即可治癒，範圍較大者需多加鴨蹠草葉浸泡，少數有併發症者需配合內服藥。

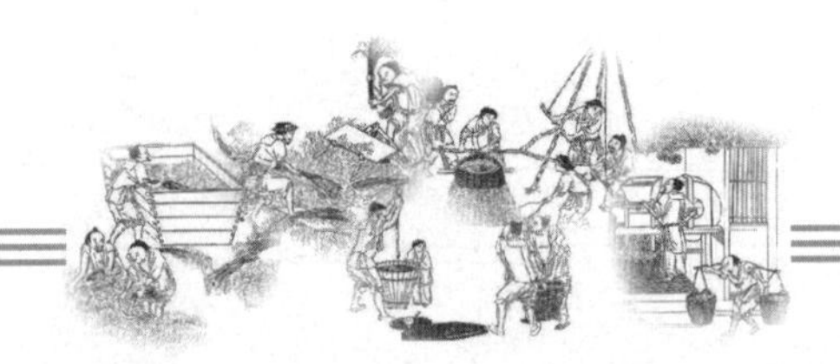

（5）石膏青黛散

【來源】出自《民間驗方》。

【處方】石膏30克，青黛15克，梅片6克，雄黃6克，血竭6克，凡士林、陳醋各適量。

【用法】前5味，共研細末，貯瓶備用。用藥前，先將局部常規消毒，再用梅花針叩擊皮膚病灶部位，以皮膚微出血為準。隨即取本散適量，加凡士林、陳醋調成糊狀，外塗敷於患處。隔日1次，3次為1個療程。

【功能】清熱解毒，散瘀定痛。用於治療丹毒。

【附注】武漢鋼鐵公司第一職工醫院肖京偉用本方臨床驗證18例，經治療後，17例紅腫灼痛消失，隨訪2年無復發；1例症狀雖消失，但2年內又有復發，再用上法治療後，迅速緩解。

第三節 真菌性皮膚病

一、白禿瘡（髮癬）

白禿者，因頭生白屑，髮落而禿成瘡所定名。多見於兒童，尤以男孩為多。明・陳實功《外科正宗・白禿瘡》說：「白禿瘡因剃髮腠理洞開，外風襲入，結聚不散，致氣血不潮，皮肉乾枯，發為白禿。久則髮落，根無榮養，如禿斑。」已正確地指出其致病因素和傳染途徑。本病相當於現代醫學「髮癬」中的白癬。

（1）蔓菁子醋方

【來源】明・李時珍（東璧）《本草綱目・菜部第二十六卷》。

【處方】蔓菁子、酢（醋）各適量。

【用法】蔓菁子，研為細末，和醋調糊狀，敷之，日3次。

【功能】清熱利濕，散瘀解毒。治療小兒頭禿瘡。

【附注】本方源自《備急千金要方》，唐・孫思邈撰。

(2) 榆白皮醋敷方

【來源】唐・許仁則撰《子母祕錄・卷十二方》。

【處方】榆白皮 30 克，醋適量。

【用法】將上藥，曝令燥，下篩（研為細末），醋和塗之，蟲當出。

【功能】清熱解毒，利水消腫。治療小兒白禿瘡。

【附注】本方唐・孫思邈《備急千金要方・卷五》、明・李時珍《本草綱目・木部第三十五卷》中，均有收載。

(3) 羊蹄根醋磨汁方

【來源】唐・孫思邈《備急千金要方・卷二十三方》。

【處方】羊蹄草根 10 ～ 20 株，陳醋適量。

【用法】前一味，於小石磨上，以陳醋磨之，承取汁，收貯之。用時先刮瘡，以火炙之，取醋磨汁塗敷瘡上，一日 3 ～ 5 次。

【功能】清熱利水，涼血解毒。治療頭上白禿瘡、細癬。

【附注】孫思邈在《千金翼》中云：「搗羊蹄根著瓷器中，以白蜜和之，刮瘡令傷，先以蜜和者敷之，如炊一石米久拭去，更以三年大醋和塗之。若刮瘡不傷，即不瘥。」梁・陶弘景在《補輯肘後方》中亦說：「治白禿瘡，羊蹄草根（獨根者，勿見風日）以三年醋研和如泥，生布拭瘡令赤，以敷之。」本方明・李時珍《本草綱目・草部第十九卷》亦有收載。

二、腳濕氣（足癬）

腳濕氣，發生於趾縫，以趾間浸漬糜爛，滲流滋水，角化過度，脫屑，瘙癢等為主要表現的癬病。中醫文獻中「臭田螺」、「田螺皰」、「腳丫癢爛」等，指的均是本病。明・《外科啟玄・水漬腳丫爛瘡》中說：「久雨水濕，勞苦之人跣行，致令足丫濕爛成瘡，疼痛難行」指出其

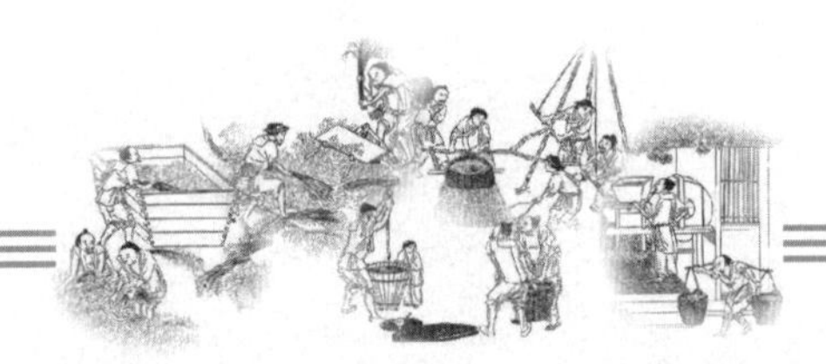

基本原因。本病類似於現代醫學的「足癬」。

（1）花椒陳醋方

【來源】出自《蒙醫經驗方》。

【處方】花椒 50 克，陳醋 500 毫升。

【用法】將花椒置陳醋中浸泡 1 日，泡腳，每次 20 ～ 30 分鐘，每日 1 次。

【功能】殺蟲止癢，散瘀消腫。治療腳濕氣（足癬）。

（2）黃精醋方

【來源】出自《民間驗方》。

【處方】生黃精 60 克，生何首烏 60 克，陳醋 300 毫升。

【用法】將黃精、何首烏輾碎，加入陳醋，連同容器置入 60 ～ 80℃熱水中，加溫 6 ～ 8 小時後取出備用。每日先用淡鹽水洗腳，早、中、晚各用棉球蘸塗患處 1 次，15 日為 1 個療程。未癒者可進行第二、第三個療程。糜爛型伴繼發感染者加服苦參三妙湯（苦參 15 克，牛膝 10 克，黃柏 6 克，蒼朮 6 克）。

【功能】清熱燥濕，養陰潤膚。治療足癬。

【附注】河南柘城縣中醫院馬驥用本方臨床驗證 55 例，其中水泡型 30 例，痊癒 20 例，好轉 10 例；糜爛型 15 例，痊癒 5 例，好轉 8 例，無效 2 例；脫屑型 10 例，痊癒 7 例，好轉 3 例，治癒率 58.2%，總有效率為 96.4%。療程最短 10 日，最長 60 日。

（3）二子雙皮食醋方

【來源】出自《民間驗方》。

【處方】蛇床子 30 克，地膚子 30 克，土槿皮 30 克，白蘚皮 30 克，黃精 50 克，百部 30 克，食醋 100 毫升。

【用法】將前 6 味藥，共研細末，裝入雙層紗布袋內，袋口密封。加食醋 100 毫升，冷水 1500 毫升，煮沸 20 分鐘後，先熏後泡 1 ～ 2

小時，連續7日為1個療程。

【功能】清熱燥濕，殺蟲解毒。治療足癬。

【附注】本方經福建南平市中醫院陳鐵生臨床驗證186例，痊癒176例（94.6%），好轉10例（5.4%），總有效率為100%。

（4）藿黃黃精醋

【來源】出自《民間驗方》。

【處方】藿香30克，黃精30克，苦參30克，百部30克，白礬30克，大黃30克，川椒15克，食醋1500毫升。

【用法】除食醋外，共研為粗末，入醋浸泡3日，過濾，去渣取汁，貯存備用。用時將患足浸於藥液中浸泡。每日2次，每次30分鐘。1劑可連用7日。伴手癬者，應同時泡手。

【功能】清熱燥濕，殺蟲止癢。主治足癬（腳濕氣）。

【附注】河南唐河縣中醫院徐保用本方臨床驗證56例，痊癒50例（89.3%），有效6例（10.7%），總有效率為100%。

（5）醋泡方

【來源】出自《民間驗方》。

【處方】荊芥18克，防風18克，紅花18克，地骨皮18克，皂角刺30克，大楓子30克，明礬18克，米醋1500毫升。

【用法】上藥放入盆中，加米醋浸泡3～5天，貯藏備用。每天晚上將手或腳浸泡半小時，每劑藥連續泡一週為1療程，有效，繼續泡2～3個療程。

【功能】祛風燥濕，殺蟲止癢。主治乾腳癬，鵝掌風。

【附注】本方係我國著名皮膚病專家朱仁康經驗方。經多年臨床反覆驗證，卓有殊效。

（6）鶴虱治癬方

【來源】出自《民間驗方》。

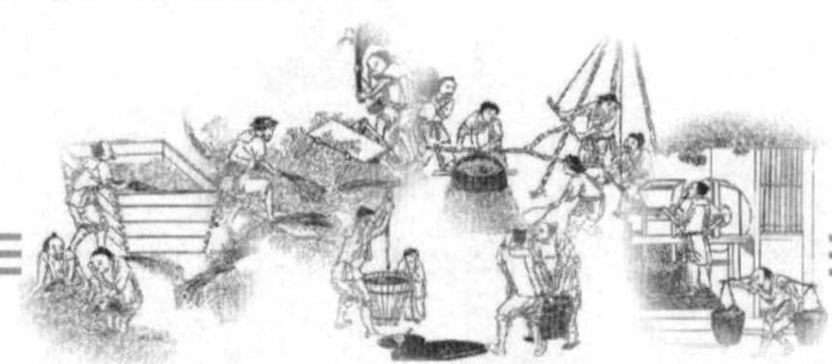

【處方】大楓子 30 克，鶴虱 30 克，白礬 30 克，苦參 30 克，地膚子 30 克，食醋 1000 毫升。

【用法】水煎上藥，加食醋浸泡患處。每日 2 次，3 日 1 劑。

【功能】清熱除濕，殺蟲止癢。治療水泡型足癬。

【附注】本方經山東曲阜市鼓樓醫院臨床驗證，療效顯著。如一例 27 歲女性患者，雙足趾縫、足蹠起米粒大水泡，3 個月來奇癢難忍，曾用腳氣靈、克黴唑軟膏等藥外擦，療效不佳。遂改用本法，3 劑後藥到病除，隨訪無復發。

三、圓癬（體癬）

圓癬，係生於體表的一種癬疾。因病灶皮膚多呈圓形，故名圓癬。本病多由濕熱外邪侵襲皮膚，或接觸傳染而得。好發於面頸、軀幹、四肢等處。病損為錢幣狀圓形紅斑，邊緣清楚，其中央呈自癒傾向，但向四周蔓延。紅斑周圍可見丘疹、水皰、結痂、鱗屑等變化，自覺瘙癢，相當於現代醫學的體癬。

（1）綠豆葉陳醋方

【來源】明・倪朱漠（純宇）《本草匯言》。

【處方】鮮綠豆葉 1 ～ 2 把，陳醋適量。

【用法】上件搗爛，和陳醋少許，用舊帛擦之。

【功能】清熱解毒，殺蟲止癢。治療風癬乾疥。

【附注】風癬，病名。多因風冷之氣客於肌膚，搏於血氣而成。患處發癢，略高出皮面，邊緣清楚，呈圓形或橢圓形，搔起白屑，久則皮膚頑厚。本病相當於體癬。

（2）木槿皮醋敷方

【來源】明・李時珍（東壁）《本草綱目・木部第三十六卷》。

【處方】木槿皮不拘多少，醋適量。

【用法】木槿皮，研為末，醋調，重湯燉如膠，塗敷患處。

【功能】清熱利濕，解毒止癢。主治頭面錢癬，白禿瘡。

【附注】本方經臨床驗證32例，治療時間為15～25日，治癒30例，好轉2例，總有效率為100%。

（3）癬藥散

【來源】出自《民間驗方》。

【處方】胡麻15克，百部15克，苦參15克，五倍子10克，枯礬10克，輕粉10克，樟腦3克，梅片3克，黑米醋或白米醋適量。

【用法】將前8味藥共研為細末，以黑米醋或白米醋調擦患部，每日2～3次。

【功能】清熱燥濕，殺蟲止癢。主治圓癬（體癬），陰癬（股癬）。

【附注】本方為廣西壯族自治區柳州市中醫院尹耀明經驗方。有清熱燥濕，殺蟲止癢之功，治療圓癬、陰癬療效較好。如：劉○○，男，20歲。臀及股部內側患癬已近1年，皮損常呈片狀，色稍暗紅，瘙癢，尤在皮膚濕潤多汗時，瘙癢更甚，有時因摩擦而發生糜爛。經用上方治療半月，獲癒。尚需說明，用黑米醋調擦患部有微癢痛感，但療效較好。用白米醋則涼而不痛，但療效稍緩，臨證時可酌用。

四、股癬

股癬，好發於近腹股溝的大腿內側、外陰、臀部、肛門周圍等處。多由肥胖痰濕之體，外受風毒濕熱之邪而蘊積皮膚所致。常見病灶糜爛、流滋、結痂，亦可蔓延到恥骨、下腹部、陰囊。因劇烈瘙癢，使皮膚苔蘚樣變。由於病變中心無自癒傾向，有時易誤診為濕疹或皮炎。多在夏季發作或加重，入冬則痊癒或減輕。

（1）山西老陳醋治癬方

【來源】出自《民間驗方》。

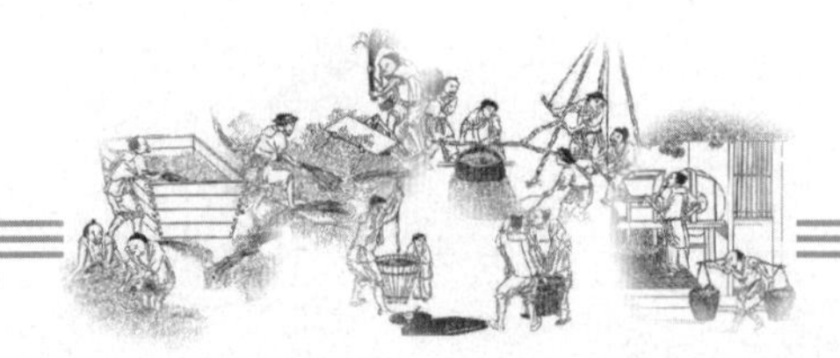

【處方】山西老陳醋適量。

【用法】先將患處用溫開水洗滌乾淨（切忌用生冷水洗），然後用消毒棉球蘸山西老陳醋擦患處，每日早晚各擦 1 次。

【功能】散瘀解毒，殺蟲止癢。治療股癬、體癬。

【附注】中國人民解放軍 35110 部隊衛生隊郭力用本法治療股癬 79 例，方法簡便。先抓後洗，疏鬆汗腺，使藥力病所深部，以加速藥效；擦藥期間忌食刺激、油膩食物，尤以用山西老陳醋，其效甚佳。

（2）鹿梨根皮米醋方

【來源】北宋・蘇頌奉勅撰《本草圖經》。

【處方】鹿梨根（又名：鼠梨、山梨樹根）不拘多少，米醋適量。

【用法】取鹿梨根，刮皮搗爛，醋和麻布包擦之。若干品，研為末，以醋、水微煎沸，去渣蘸洗塗。

【功能】清熱解毒，殺蟲止癢。治療癬瘡及疥癩。

【附注】本方明・李時珍《本草綱目・果部第三十卷》亦有收載。其曰：「一切癬，鹿梨根刮皮搗爛，醋和麻布包擦之。乾者為末，以水和搗。」

（3）土槿皮羊蹄根酒醋方

【來源】出自《民間驗方》。

【處方】土槿皮 15 克，羊蹄根 15 克，川楝子 10 克，千金子 12 克，百部 12 克，大楓子 6 克，樟腦 3 克，米醋 200 毫升，白酒 400 毫升。

【用法】先將醋、酒混合，加入前 6 味浸泡，10 天後去渣取汁，再入樟腦，溶化後即可塗擦患處，每日 2 次。

【功能】清熱燥濕，殺蟲止癢。主治股癬。

【附注】山西省太鋼醫院薛樹旗介紹：本方具有清熱燥濕，殺蟲驅邪之功，使用後療效滿意。

第四節 蟲類所致的皮膚病

一、蟲疥（疥瘡）

蟲疥，是由疥蟎（疥蟲）被人密切接觸後，引起的一種傳染性皮膚病。常為集體感染，或家庭中數人同病。好發於皺摺部位，如指側、指縫、腕肘關節的屈側、腋窩前緣、女子乳房下、少腹、外陰、大腿內側等處。只有幼兒可見於面及頭部。呈粟米樣的丘疹和水泡，劇烈瘙癢，夜間尤甚。

（1）龍眼核醋磨方

【來源】清・汪昂（訒庵）《醫方集解》。

【處方】龍眼核、米醋各適量。

【用法】龍眼核，去外黑殼，用內核，入米醋磨取汁，塗患處。

【功能】理氣化濕，殺蟲解毒。治療疥癬。

【附注】龍眼核，異名：桂圓核仁。《本草綱目拾遺》記載：其為無患子科植物龍眼的種子，味澀，有止血，定痛，理氣，化濕之功。治創傷出血，疝氣，瘰鬁，疥癬，濕瘡。

（2）嫩皂刺陳醋方

【來源】明・李時珍（東璧）《本草綱目・木部第三十五卷》。

【處方】嫩皂刺 250 克，米醋 500 毫升。

【用法】將嫩皂刺倒入米醋中，用米醋熬嫩皂刺作煎，塗於患處，有奇效。

【功能】散瘀除濕，殺蟲解毒。治療蟲疥、瘡癬。

【附注】吉林磐石市醫院曾用本法臨床驗證 25 例，均獲較好的療效，一些曾用硫軟膏、疥瘡膏不佳的患者，用本法後均獲痊癒。

（3）苦楝皮醋塗方

【來源】出自《民間驗方》。

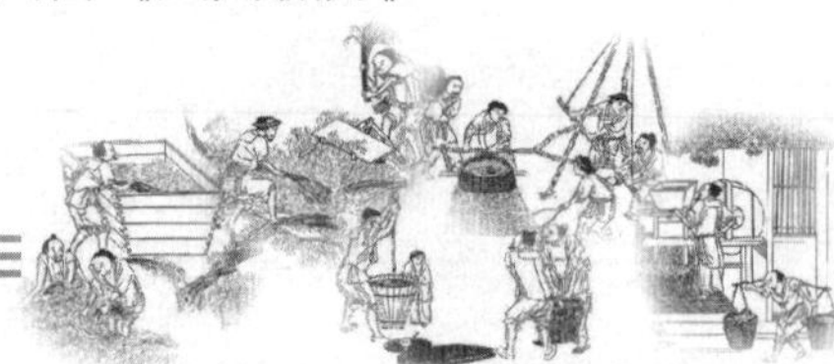

【處方】苦楝皮 75 克，花椒 50 克，山西老陳醋 100 毫升。

【用法】將苦楝皮、花椒置鍋內，加水 2000 毫升，大火煎 20 分鐘左右，將煎劑連同藥渣倒入容器內，加入山西老陳醋，貯存備用。在治療前，先讓患者用熱肥皂水洗澡，將備用藥液倒入搪瓷臉盆內，加熱至 45℃左右（以皮膚感覺不燙為準），用毛巾蘸藥液自頸部以下反覆塗擦全身，對皮疹及隧道的部位應稍用力，重點塗擦至局部發紅發熱為準，藥液變涼時應重新加熱。每次塗擦 20 分鐘左右，每日中午、晚上各 1 次（中午用藥時不必洗澡），1 劑藥可連用 5 日。用藥期間每日曝曬被褥 2 ～ 3 小時，將用過的衣物用開水煮沸 20 分鐘左右，如此循環持續用藥至痊癒。

【功能】祛風除濕，殺蟲止癢。治療疥瘡。

【附注】本方源自 1994 年《山西中醫》第 5 期。山西太原市衛星發射中心技術部門診部郭文強稱：該用本法治療 6 例，均獲痊癒。

二、虱瘤

虱瘤，出宋・徐鉉《稽神錄》：「浮梁生，背突起如盂，癢甚。醫士李德立云：『此虱瘤也。』以藥敷之，一夕，瘤潰，出虱斗餘，即日即輕。」

（1）治虱出怪病方

【來源】明・李時珍（東璧）《本草綱目・石部第十卷》。

【處方】鹽、醋各適量。

【用法】上兩味，混勻調服。

【功能】清火涼血，殺蟲解毒。治療虱出怪病，臨臥渾身虱出，約至五升，隨至血肉俱壞，每宿漸多，痛癢不可言狀，唯飲水，臥床晝夜號哭，舌尖出血不止，身齒俱黑，唇動鼻開。但飲鹽醋湯十餘盞，即安。

三、射工病

射工病，古病名。指射工毒蟲侵入所致的疾患。《諸病源候論射工候》曰：「江南有射工毒蟲，一名短狐，一名蜮，常在山澗水內……夏月在水內，人行水上，以及水洗浴，或因大雨潦時，仍逐水便流入人家，或遇道上牛馬等跡內即停住，其含沙射人影便病。」初得時，或如傷寒，或如中惡，或口不能語，或身體苦強，或惡寒熱，四肢拘急，頭痛，骨難，屈身張口，或清朝小蘇，晡夕則劇，劇者不過三日，則齒間有血出，不即治殺人。

（1）芥子苦酒方

【來源】唐・孫思邈《備急千金要方・卷二十五方》。

【處方】芥子、苦酒各適量。

【用法】取芥子搗令熟，苦酒和，厚塗瘡上，半日痛便止。

【功能】化瘀消腫，通絡止痛。治療射工中人寒熱，或發瘡偏在一處，有異於瘡。

【附注】對於本病，明・李時珍在《本草綱目・菜部第二十六卷》中亦云：「射工中人有瘡，用芥子末和苦酒厚塗之。半日痛即止。」又說：「射工病，芥子搗末醋和塗之，隨手有驗。」

（2）鬼臼葉苦酒方

【來源】唐・孫思邈《備急千金要方・卷二十五方》。

【處方】鬼臼葉一把，苦酒適量。

【用法】取鬼臼葉納苦酒漬之，熟搗，絞取汁，服一升，日服3次。

【功能】清熱解毒，化瘀消腫。治療射工中人寒熱，或發瘡偏在一處，有異於瘡。

【附注】本方明・李時珍《本草綱目・草部第十七卷》亦云：「射工中人，寒熱發瘡。用鬼臼葉一把，苦酒漬，搗取汁。服一升，日二次。」另：方中鬼臼葉雖有解毒，散瘀、消腫之功，且有抗癌作用，

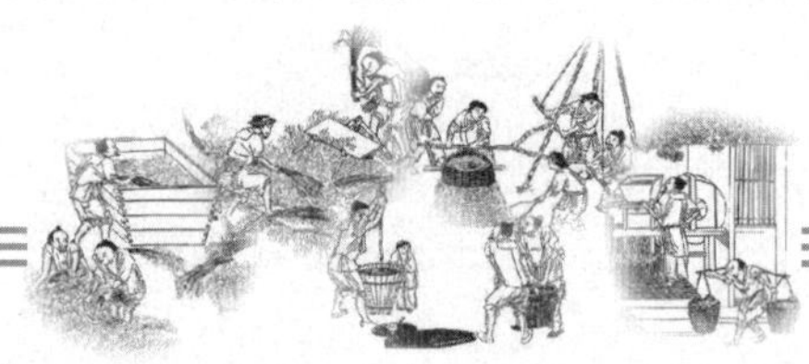

但因其毒性太大，僅供外用，內服宜慎，切忌過量，非醫者不可妄投。

第五節 蕁麻疹類和瘙癢性皮膚病

一、風癮疹（蕁麻疹）

風癮疹，俗稱風疹塊，鬼飯疙瘩。歷代醫家有癮疹、風瘙癮疹、肥脈癮疹之稱。可發生於任何年齡。初起皮膚出現大小不等的風疹塊，小如麻粒、大如豆瓣，甚則成塊成片，劇烈瘙癢，時隱時現。以發無定處，忽起忽退，來去迅速，瘙癢無度，消褪後不留痕跡為特點。多因內蘊濕熱，汗出受風，或臥露乘涼，風邪鬱於皮膚腠理所致。為一種常見的瘙癢性、過敏性皮膚病，相當於現代醫學的蕁麻疹。

（1）食醋白酒方

【來源】出自《民間驗方》。

【處方】食醋與白酒各等分。

【用法】將食醋與白酒混合，擦患處，一般幾分鐘後即可見效。

【功能】祛風散寒，殺蟲止癢。治療蕁麻疹。

（2）糖醋薑湯方

【來源】出自《民間驗方》。

【處方】紅糖 100 克，生薑 50 克，醋半碗。

【用法】將生薑洗淨切成絲，與糖、醋同放入砂鍋內，煮沸 2 次，去渣取汁。每服 1 小杯，加溫水趁熱服下，每日服 2 ～ 3 次。

【功能】溫中益胃，祛風散寒。治療因食魚、蝦、蟹等過敏引起的周身風疹，瘙癢難忍。

（3）枳實熨方

【來源】唐・王燾《外台祕要》。

【處方】枳實90克，米醋一升。

【用法】前一味，粗碎，入米醋中浸一宿，火炙熨之，涼即易，趁熱熨，風疹即消。

【功能】破氣消積，散瘀解毒。治療皮膚風疹（蕁麻疹）。

【附注】本方在《延年益壽方續集》、《中藥大辭典》中，均有收載。

（4）米醋木瓜生薑方

【來源】出自《民間驗方》。

【處方】米醋100毫升，木瓜60克，生薑9克。

【用法】將上3味共放入砂鍋煮，待醋煮乾，取出木瓜、生薑，分早、晚2次吃完，每日1劑，服7～10劑。

【功能】祛濕和胃，疏風散寒。治療脾虛濕盛，風寒外襲型所致的蕁麻疹。

（5）石灰醋塗方

【來源】出自《元希聲祕驗方》，撰年不詳。

【處方】石灰、醋各適量。

【用法】石灰不拘多少，和醋漿水調塗。

【功能】殺蟲解毒，散瘀止癢。治卒發風疹。

【附注】本方在明・李時珍《本草綱目・石部第九卷》、《中藥大辭典》中，均有收載。另：方中石灰性味辛、溫，有毒。使用時宜慎，皮膚潰破處忌用。

（6）治遊風隱疹方

【來源】明・李時珍（東璧）《本草綱目・菜部第二十七卷》。

【處方】鹽泥60克、百合15克、黃丹6克、醋一分、唾液四分。

【用法】前3味，以楮葉摻動，研為細末，入醋、唾液，搗和貼之。

【功能】除濕解毒，祛風止癢。治療遊風隱疹。

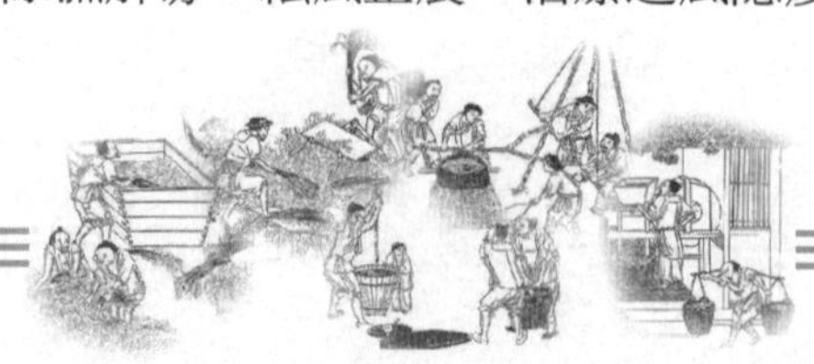

【附注】此方源自《摘玄方》，撰人撰年不詳。另：本品中黃丹性味辛、鹹，寒，有毒。使用時宜慎，皮膚潰破處忌用。

二、牛皮癬（神經性皮炎）

牛皮癬，是一種慢性瘙癢性皮膚病。因患處皮膚厚而且堅，如牛領之皮，故名。由風濕熱毒蘊鬱肌膚所致；或因營血不足，血虛風燥，肌膚失養而成；與情志失調亦有一定關係。大多好發於頸項處，故又稱「攝領瘡」。初起皮膚先有瘙癢，繼之出現粟米大小不規則之扁平實質丘疹，皮色如常或呈淡褐色，進而融合成片，皮膚乾燥、肥厚、浸潤，有陣發性奇癢，入夜更甚。相當於現代醫學的神經性皮炎。

（1）食醋治癬方

【來源】出自《錫伯族方》。

【處方】食醋 500 毫升。

【用法】將食醋 500 毫升，倒入鍋內煮沸濃縮至 50 毫升即成，裝瓶備用。用時先將患處以溫開水洗淨，用消毒棉球蘸濃縮醋外擦。每日早、晚各 1 次，以癒為準。

【功能】散瘀解毒，殺蟲止癢。治療牛皮癬。

【附注】新疆伊寧市第 11 醫院王學良用本法治療神經性皮炎 72 例，治癒 65 例，有效 5 例，無效 2 例，總有效率達 97.2%。

（2）鮮雞蛋陳醋方

【來源】出自《民間驗方》。

【處方】新鮮雞蛋 2 個，陳醋 250 毫升。

【用法】將雞蛋外殼用酒精消毒後，完整地放入口徑較雞蛋略大的瓶內，加醋浸泡，瓶口密封。7 晝夜後取出雞蛋，去殼，將蛋清與蛋黃貯入消毒瓶內蓋緊備用。用時以棉球蘸藥塗於患部，每日數次，每次反覆塗擦 1 ～ 2 分鐘，必須連續治療不能間斷。一般塗藥數次後鱗屑即漸脫落，劇癢減輕或停止。此時如繼續用藥則病灶可逐漸縮小。如中斷治療則會反覆。病程久者，治療時間亦長。

【功能】滋陰潤燥，散瘀解毒。治療血虛風燥型牛皮癬（神經性皮炎）、松皮癬（銀屑病）。

【附注】《中藥大辭典》臨床報導：用本法曾治療神經性皮炎 12 例，9 例痊癒，3 例好轉；銀屑病 5 例，2 例痊癒，3 例好轉。另外注意，如塗藥期間出現皮膚刺激現象，可減少塗藥次數。

（3）黃柏醋精方

【來源】出自《民間驗方》。

【處方】黃柏 50 克，食用醋精 200 毫升。

【用法】將黃柏放入食用醋精中，浸泡 6 ～ 7 天，紗布過濾，濾液分裝在 50 毫升瓶中放置備用。用時將患處用溫水洗淨，用竹簽蘸藥液點擦患處。塗藥患處可呈現灰白色，這是該藥高濃度的醋精脫水作用，使其患部萎縮，加之角質剝脫溶解的相互作用，使患處苔蘚樣鱗屑脫落。

【功能】清熱燥濕，散瘀解毒。治療神經性皮炎。

【附注】吉林延吉市監獄醫院李慶有用本法臨床驗證 36 例，痊癒 19 例，顯效 12 例，好轉 4 例，總有效率為 93.2%。

（4）苦參陳醋塗方

【來源】出自《民間驗方》。

【處方】苦參 200 克，陳醋 500 毫升。

【用法】先將苦參用清水洗淨，加入陳醋中浸泡 5 日，備用。用時先將患處洗淨，用消毒棉簽蘸藥塗擦患處。每日早、晚各 1 次，至癒為準。

【功能】清熱燥濕，殺蟲止癢。治療神經性皮炎。

【附注】《湖北中醫》報導：用此方治療神經性皮炎 52 例，其

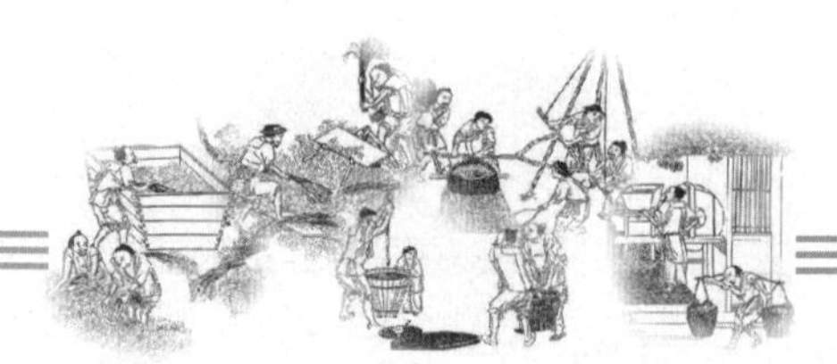

中治癒 45 例，顯效 7 例，一般擦藥 3 ～ 5 日見效。如：李某，男，35 歲，見右大腿內側有大如手掌的神經性皮炎皮損一塊，刺癢 5 年，久治無效，用本方連擦 5 天痊癒，1 年後追蹤未復發。

（5）蛇舌草酸醋方

【來源】出自《壯族方》。

【處方】白花蛇舌草 50 克，金銀花 30 克，千里光 30 克，生薑 30 克，酸醋適量。

【用法】將前 4 味共搗爛，用酸醋浸泡，取汁外擦患處。

【功能】清熱解毒，散瘀止癢。治療神經性皮炎。

【附注】雲南省西疇縣興街中心衛生院李光員曾用本方治療神經性皮炎 20 例，效果顯著。

（6）醋糊擦劑

【來源】出自《民間驗方》。

【處方】山西老陳醋 500 毫升，苦參 20 克，花椒 15 克。

【用法】先將老陳醋放入鍋內用火煮沸濃縮成 100 毫升，裝入瓶內浸泡苦參、花椒，1 週後即可用（浸泡時間越長越好）。用時，先用溫開水清洗患部，用消毒棉球蘸食醋糊擦劑，塗擦病變部位，每日早、晚各 1 次。

【功能】溫中散寒，殺蟲止癢。治療神經性皮炎。

【附注】雲南昆明市小壩乾休所郭蓧寶用本法臨床驗證 72 例，痊癒 65 例（90.3％），顯效 5 例（9.9％），無效 2 例（2.9％），總有效率為 97.2%。用藥 4 ～ 5 次即可見效，最多 16 次痊癒。

（7）羊蹄根苦酒方

【來源】北周・姚僧垣（法衛）《集驗方》。

【處方】羊蹄根、苦酒各適量。

【用法】羊蹄根，在磨上以苦酒磨之，少敷瘡上；當先刮瘡，以火炙乾後敷4～5次。

【功能】清熱利濕，涼血解毒。治療牛皮癬（神經性皮炎）。

（8）雄黃醋敷方

【來源】唐・孫思邈《千金翼方・卷二十四方》。

【處方】雄黃粉、醋各適量。

【用法】雄黃粉、大酢（醋）和，先以新布拭之，令癬傷，敷之。

【功能】燥濕祛風，殺蟲解毒。治療牛皮癬（神經性皮炎）。

【附注】本方中雄黃粉有毒，用時宜慎，皮膚潰破處禁用。

三、風瘙癢（皮膚瘙癢症）

風瘙癢，是一種以皮膚瘙癢劇烈、搔抓後引起抓痕、血痂、皮膚肥厚、苔蘚樣變的常見皮膚病。中醫文獻在《內經》中有「諸痛癢瘡，皆屬於心」的論述，指出搔癢多由心火血熱所致。本病起病突然，遍身發癢，遊走不定，劇癢難忍，以夜間尤甚。患者多以連續地，強烈地搔抓至皮破流血，發生疼痛時方才住手。相當於現代醫學所稱之皮膚瘙癢症。

（1）苦參醋浸方

【來源】出自《民間驗方》。

【處方】苦參60克，山西老陳醋300毫升。

【用法】將苦參放入陳醋中，浸泡1週，去渣取汁，收貯備用。每用時，以棉簽蘸藥汁，塗於無創面的皮膚癢處。

【功能】清熱燥濕，散瘀止癢。適用於老年性皮膚瘙癢症。

（2）山豆根酸醋方

【來源】出自《四部醫典・藏族方》。

【處方】山豆根30克，皂礬15克，牛黃末9克，酸醋適量。

【用法】用酸醋浸泡山豆根，將皂礬搗爛，加入牛黃末，與過濾

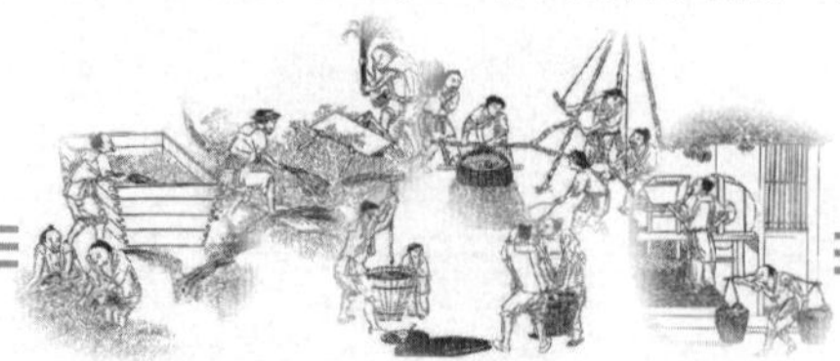

過的浸泡液調成膏，塗擦患處。

【功能】清熱解毒，祛濕止癢。主治皮膚瘙癢症。

（3）楮子苦酒方

【來源】唐・孫思邈《備急千金要方・卷二十三》。

【處方】楮子 3 枚，豬胰一具，鹽一升，礬石 30 克。

【用法】上四味，以苦酒一升，合搗令熟，以拭身體，每日 3 次。

【功能】滋腎潤膚，祛風止癢。主治身體搔癢白如癬狀。

（4）歸芍貼臍方

【來源】出自《民間驗方》。

【處方】當歸 30 克，白芍 30 克，生地（滑石粉炒焦）30 克，麥冬 20 克，遠志 20 克，夜交藤 20 克，苦參 20 克，地膚子 15 克，白蘚皮 15 克，川椒 15 克，全蠍 10 克，蜈蚣 10 克，陳醋適量。

【用法】前 12 味藥，焙乾研細末，裝瓷缸備用。使用時，每取藥末 10 克，陳醋調膏貼臍，外用敷料膠布固定。可用熱水袋熨 30 分鐘，促進藥物滲透。每日換藥 1 次，連用 7 次為 1 個療程，每療程間隔 3 日。為防止貼後臍部起紅丘疹或瘙癢，每日換藥時用溫開水洗淨臍部，停 6 小時後再貼藥。

【功能】養血安神，祛風止癢。治療老年性皮膚瘙癢症。

【附注】山西中醫學院梁惠平用本方臨床驗證 50 例，痊癒（瘙癢和繼發皮損消失，停藥 1 年後隨訪無復發）33 例（55%），顯效（瘙癢減輕，皮損減少）11 例（18.3%），無效（瘙癢、皮損無改善或加重）6 例（10%），總有效率為 90%。

（5）止癢消結方

【來源】出自《民間驗方》。

【處方】皂莢 4 克，膽南星 4 克，澤漆 4 克，秦皮 4 克，漏蘆 4 克，山慈姑 4 克，生甘草 4 克，山西老陳醋 800 毫升。

【用法】前7味藥研成粗末，置於玻璃容器內，加入老陳醋，密閉。冬季浸2週，夏季浸1週，過濾取液備用。每用時，溫水洗淨患處，將消毒棉簽蘸取藥液，塗擦皮損處，每日數次，皮損甚者可用敷料包裹。

【功能】祛風止癢，化瘀散結。治療結節性癢症等慢性炎症性皮膚病。

【附注】本方經河北唐山市中醫院陳建國臨床驗證，用藥後即可止癢，結節較小者約1個月消失，結節大者半年方消。

（6）止癢散

【來源】明·龔廷賢（子才）《壽世保元》。

【處方】胡粉、雄黃、硫黃各7.5克，草烏15克，斑蝥5克，砒霜2.5克，全蠍梢15克，麝香2.5克，羊蹄根、醋各適量。

【用法】將前8味藥共研細末，貯瓶備用。先用羊蹄根蘸醋擦患處，然後再用此藥。

【功能】解毒殺蟲，祛風止癢。治皮膚瘙癢症及一切癬瘡癢甚者。

【附注】本方中胡粉、砒霜、斑蝥、雄黃、硫黃等有大毒。故使用時宜慎，皮膚潰破處忌用，更忌入口，非醫者不可濫投。

第六節 濕疹和皮炎

一、瘡（急、慢性濕疹）

瘡，指發生於手足的一種濕瘡。由風濕熱邪客於肌膚而成。其症自覺瘙癢，抓破則浸淫黃水者，稱濕瘡；逐漸乾燥結成黃色或褐色痂皮，瘙癢明顯，病程緩慢者，稱燥瘡；如反覆發作，皮損粗糙，肥厚、裂口，劇癢，經久不癒者，稱久瘡。本病由於病程長短不同，傳統醫學又有濕癬、乾癬之分，相當於西醫的急、慢性濕疹。因本病發病部

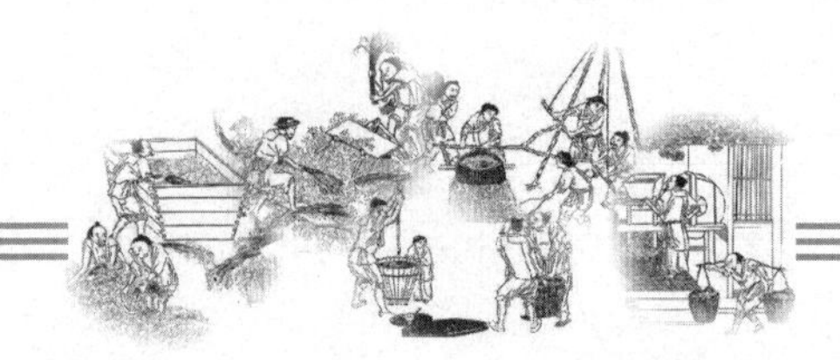

位有別，臨床症狀表現各異，因此又分別有不同之病名。如生於陰囊部的，稱腎囊風、繡球風，相當於西醫的陰囊濕疹；生於耳根部的，稱旋耳瘡，相當於西醫的外耳濕疹；生於面部的，相當於西醫的顏面濕疹等等。

（1）艾葉醋貼方

【來源】元・許國禎等《御藥院方》。

【處方】艾葉 60 克，醋一升。

【用法】將艾葉加入醋中，用砂鍋煎成濃汁，攤薄紙上貼之，每天換藥汁 2 ～ 3 次。

【功能】散瘀除濕，殺蟲止癢。治療面瘡頭風，癢出黃水。

【附注】面瘡，病名。又名臉發，面發毒。由風熱郁滯陽明胃經，循經上攻而成。多生於面部頰車處。初起一個，形如紅豆，漸發數枚，色紅焮腫疼痛，破後時津黃水。孫思邈在《備急千金要方・卷二十三方》中稱：「治浸淫瘡，醋煎艾塗之。」本方明・李時珍《本草綱目・草部第十五卷》、《中藥大辭典》中，均有收載。

（2）獨勝散

【來源】清・吳謙《醫宗金鑒・卷六十四方》。

【處方】芥菜花不拘多少，醋適量。

【用法】前一味，輕輕洗去塵土，晾近乾，為細末，醋調塗患處。

【功能】除濕解毒，祛風止癢。主治鈕釦風。症見頸下天突穴間起如粟米，瘙癢無度，抓破流水，浸淫無度。

【附注】鈕釦風，病名。由汗出受風，與濕相搏，風濕凝滯肌膚而成。初起形如粟米，搔癢無度，破後滋水；甚則瘡面濕爛，浸淫成片，延及項背。正如《外科正宗・鈕釦風》曰：「鈕釦風皆由風濕凝聚生瘡，久則瘙癢如癬，不治則沿漫項背。」本病相當於現代醫學的脂溢性濕疹。

（3）鮮皂莢醋方

【來源】出自《民間驗方》。

【處方】鮮皂莢 100 克，食醋 20 毫升。

【用法】將鮮皂莢切碎搗爛，加開水及食醋調勻，密封三小時即可使用。使用時，用棉球蘸藥液塗患處，每日 3～4 次，直至痊癒為止。

【功能】散瘀除濕，殺蟲止癢。治療濕疹。

【附注】本方經核工業部 416 醫院楊德明臨床驗證，療效顯著。如一例 53 歲女患者，1989 年 8 月 15 日初診。右小腿紅腫 30 天，瘙癢流水。檢查見右小腿泛發性大小不等、形狀各異的紅斑，其間呈播散性或集簇狀之米粒大的粉紅色丘疹，並有如綠豆大之水皰，有的抓破呈鮮紅色之糜爛面。診為濕疹樣皮炎，使用本醋液後 10 次即癒，隨訪 1 年無復發。

（4）清熱利濕醋液

【來源】出自《民間驗方》。

【處方】拿蔛乾根 18 克，食醋 500 毫升。

【用法】取拿蔛乾根切碎，浸於食醋中，7～15 天後濾取藥液，局布塗布，每日 3 次。

【功能】清熱利濕、殺蟲解毒。治療急性滲出性濕疹、脂溢性皮炎、滲出性皮炎等。

【附注】《中藥大辭典》臨床報導：用本法臨床治療急性滲出性濕疹、脂溢性皮炎、滲出性皮炎等共 61 例，治癒 46 例，好轉 9 例，無效 6 例。治癒時間輕者 2～3 天，較重者 5～6 天。對急性滲出性濕疹效果顯著，對苔蘚樣增厚性慢性皮炎療效較差。治癒病例經隨訪觀察，僅 1 例脂溢性皮炎復發，再行治療仍獲痊癒。用藥後未見副作用。另：本方中拿蔛乾根有毒，皮損處慎用，更忌內服。

（5）狼毒醋磨方

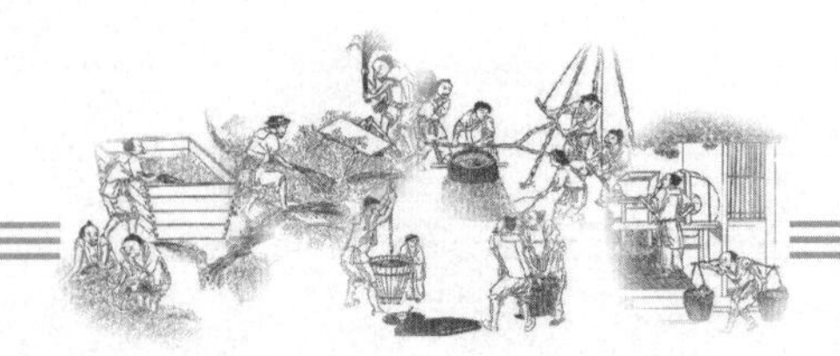

【來源】北宋・王懷隱等奉敕編撰《太平聖惠方》。

【處方】狼毒、醋各適量。

【用法】用狼毒磨醋取汁，塗於患處。

【功能】祛風除濕，殺蟲解毒。治療乾癬積年生痂，搔之黃水出，每逢陰雨即癢。

【附注】有人曾用狼毒醋浸液（狼毒50克，山西老陳醋500毫升，浸泡7日）治療頑固性癬症258例，痊癒（瘙癢、鱗屑等症全部消失）196例，顯效（瘙癢、鱗屑等症狀明顯好轉）35例，有效（臨床症狀明顯好轉）21例，無效6例，總有效率為97.7%。本方中狼毒有毒，皮膚潰破處忌用，更忌入口。

（6）土大黃膏

【來源】明・陳實功（若虛）《外科正宗・卷四方》。

【處方】鮮土大黃根1000克，硫黃240克，生礬120克，點紅川椒60克，醋適量。

【用法】將後3味共研細末，用土大黃根搗汁，和諸藥調成膏，新癬抓損擦之，多年頑癬加醋和擦，如日久藥乾，以醋調擦，牛皮癬用穿山甲抓損擦之。

【功能】祛風勝濕，殺蟲止癢。治療乾、濕性頑癬，不論新久，但皮損頑厚，走串不定，唯癢不痛者。

【附注】本方中硫黃有毒，皮膚潰破處忌用，更忌入口。

（7）皂角苦參丸

【來源】清・吳謙等奉敕纂《醫宗金鑒・卷七十三方》。

【處方】苦參500克，荊芥360克，白芷、大楓子肉、防風各180克，大角皂、川芎、當歸、生何首烏、胡麻仁、枸杞、炒牛蒡子、威靈仙、全蠍、白附子、蒺藜（炒去刺）、獨活、川牛膝各150克，草烏（湯泡，去皮）、蒼朮（米泔水浸，炒）、連翹（去心）、天麻、蔓荊子、羌活、青風藤、甘草、杜仲（酥炙）各90克，白花蛇（切片，酥油炙黃）、縮砂仁（炒）各60克，人參30克，醋適量。

【用法】上藥，為細末，醋打老米糊為丸，梧桐子大，每服30～40丸，食前溫酒送下。服藥期間，宜避風，忌口。

【功能】清熱燥濕、祛風止癢。主治粟瘡作癢，年深日久，膚如蛇皮者（結癬性皮膚搔癢症）。

【附注】粟瘡，病名。本病多由表虛，火邪內鬱，外受風邪，風火相結，鬱阻肌膚而成。遍身發疹如粟，色紅作癢，搔之成瘡。日久耗傷血液，皮膚粗糙，厚如蛇皮。本病相當於丘疹性濕疹，或癢疹之類。本方在《中醫大辭典》、《中華名醫方劑大全》中均有收載。另：方中大楓子、草烏、白附子有毒，用時宜慎，切勿過量。

二、水漬瘡（稻田皮炎）

水漬瘡，係指生於手、腳丫間的濕瘡，又名水漬手腳丫爛瘡。因久浸水漿或久居水濕之地，濕邪外漬加之局部摩擦而成。常發於手丫及腳丫部，初起患處腫脹，白腐起皺，繼因摩擦而糜爛，流水，自覺癢痛，多見於辛苦勞作之人，與職業有關。本病類似於現代醫學的「稻田皮炎」。

（1）五倍子白醋方

【來源】出自《民間驗方》。

【處方】五倍子60克，白醋500克。

【用法】將五倍子研為細末，放入白醋中溶解，在下水田前，塗抹四肢受水浸泡處，使其成為黑色保護層。若已患水田性皮炎者，塗抹後半至一天內，患處即可滲出液停止，疼痛減輕。

【功能】解毒斂瘡，散瘀止痛。治療水漬瘡（水田性皮炎）。

【附注】本方在《中藥大辭典》中，亦有收載。

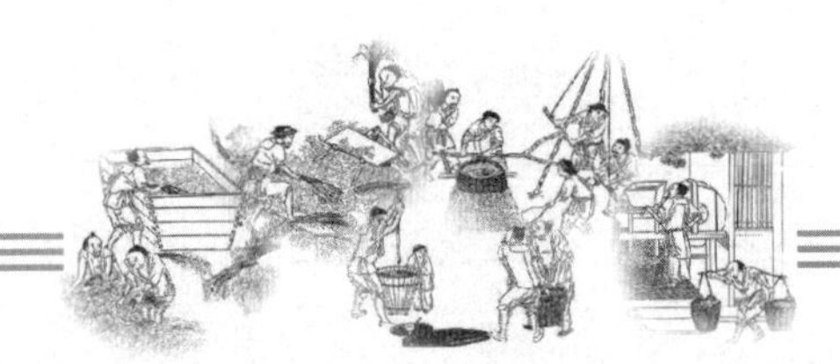

（2）密陀僧醋方

【來源】出自《民間驗方》。

【處方】密陀僧 60 克，醋適量。

【用法】將密陀僧研為細末，再與醋調成糊狀，備用。用時洗淨患部皮膚，再擦上藥糊，1 日 1 ～ 2 次。

【功能】消腫殺蟲，收斂防腐。治療稻田性皮炎、汗斑等。

三、狐尿刺（接觸性皮炎）

狐尿刺，又名狐狸刺。是因接觸螳螂等昆蟲分泌物而引起的皮膚病。患處皮膚乾燥，起紅紫斑點，腫脹焮痛；甚則潰爛成瘡，膿水淋漓。唐・孫思邈在《千金翼方》中說：「凡諸螳螂之類，盛夏之時多有孕育，著諸物上，必有精汁。其汁乾久則有毒，人手觸之……則成其疾。」本病相當於現代醫學之接觸性皮炎。

（1）治狐尿刺方

【來源】明・李時珍（東璧）《本草綱目・土部第七卷》。

【處方】蟻垤土 7 粒，醋適量。

【用法】蟻垤土，研末，醋調擦。

【功能】祛風除濕，清熱解毒。治療狐尿刺。

【附注】蟻垤土，即白蟻泥。

第七節 紅斑丘疹鱗屑性皮膚病

一、白疕（銀屑病）

白疕，為一種慢性落屑性皮膚病。又名蛇虱、疕風、松皮癬。因風寒或風熱鬱於肌膚，營衛失調；或營血不足，運行不暢，瘀於肌表，使肌膚失養而致病。多發於四肢伸側，次為頭皮及軀幹，常對稱發生。

初起皮膚上出現邊緣明顯，大小不等的紅色丘疹，形如疹疥，逐漸擴大成片，上覆多層銀白色皮屑。刮去表面皮屑則呈不同程度瘙癢。病程長，易反覆發作。類似於現代醫學之銀屑病。

（1）治厚皮癬方

【來源】出自《民間驗方》。

【處方】無患子、好醋各適量。

【用法】上件，用好醋煮沸，趁熱擦洗患處。

【功能】清熱散瘀，殺蟲止癢。治療厚皮癬（銀屑病）。

【附注】本方在《中藥大辭典》、《廣西中草藥》、《嶺南草藥志》中，均有收載。

（2）清熱涼血煎劑

【來源】出自《民間驗方》。

【處方】生地黃 30 克，丹皮 15 克，赤芍 15 克，黃芩 15 克，生梔子 15 克，連翹 30 克，土茯苓 30 克，滑石 30 克，防風 12 克，蟬蛻 12 克，甘草 9 克，陳醋 1000 毫升。

【用法】除陳醋外，上藥水煎，分兩次服，每日 1 劑。藥渣加陳醋 1000 毫升，浸泡 2 小時，然後擦洗皮損處，20 劑為 1 療程。

【功能】清熱解毒，散瘀涼血。治療銀屑病。

【附注】山東單縣中醫院郭志堯用本方驗證 98 例，臨床治癒（皮損完全消褪，或僅留色素斑沉著，追蹤 1 年無復發）37 例，顯效（皮損消退 80%）29 例，好轉（皮損消退 50%左右）28 例，無效（皮損無變化或惡化）4 例，總有效率為 95.9%。

（3）化斑湯

【來源】出自《民間驗方》。

【處方】雄黃 15 克，斑蝥 6 克，血竭 10 克，土槿皮 10 克，番木鼈 10 克，蜈蚣 10 克，沒藥 10 克，食醋適量。

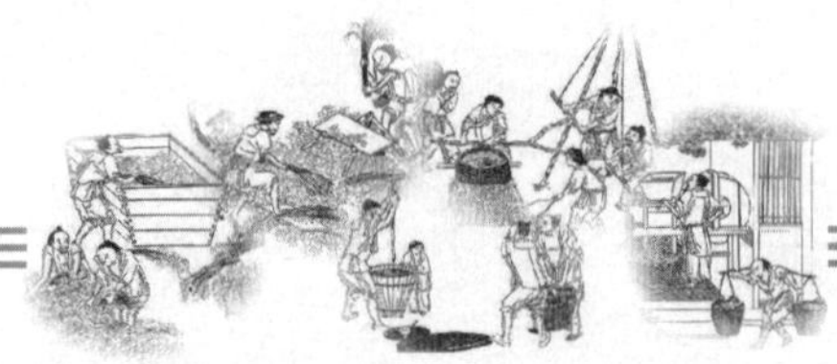

【用法】前7味藥，用水1000毫升，浸泡6～8日後，貯存備用。使用前，先將患處鱗屑刮去（切勿將皮損處刮破），用浸泡液加入食醋適量，塗於患處。每日或隔日1次，不可間斷。

【功能】祛斑除屑，散瘀解毒。治療頑固性銀屑病。

【附注】本方經山東博興縣醫院魏珅臨床驗證65例，治癒47例，好轉16例，無效2例，總有效率為96.9%。在治癒病人中，治療時間最短17日，最長142日，平均63日。注：方中番木鼈、雄黃、斑蝥有毒，皮膚潰破處禁用，更忌入口，非醫者切勿妄投。

第八節 物理性皮膚病

一、肉刺（雞眼）

肉刺，係指腳趾間生肉如刺，故謂之肉刺。本病因鞋緊窄，或足骨畸形，局部長期受壓、摩擦，使皮膚局限性增厚而成。多生於足底前端或足趾部。為圓錐形角質增生硬結，數目不一，似豌豆大，狀如雞眼，根部深陷，頂端硬凸，表面淡黃，受壓則痛，影響行走。本病即現代醫學所稱之雞眼。

（1）治雞眼方

【來源】北宋・趙佶敕撰《聖濟總錄》。

【處方】烏梅肉1～3枚，米醋酌量。

【用法】上2味，搗和，封患處。

【功能】除惡肉，散瘀滯。治療雞眼，取肉刺，拔根出。

（2）大蒜蔥頭醋敷方

【來源】出自《民間驗方》。

【處方】紫皮大蒜1頭，蔥頭1個，醋適量。

【用法】先將大蒜、蔥頭去皮洗淨，共搗如泥，用醋調勻，將雞眼常規消毒，削去角質層，以不出血或剛出血為準，再用鹽水浸泡 20 分鐘，然後塗藥，敷料包紮，每日或隔日換藥 1 次。一般 5～7 天可癒。

【功能】軟堅散結，破瘀止痛。治療雞眼。

【附注】四川省南充市醫院楊國英、張家亮介紹：曾用此法治療 20 例雞眼患者，均獲良效，未見復發。

（3）烏梅鹽醋方

【來源】出自《民間驗方》。

【處方】烏梅 30 克，食鹽 10 克，陳醋 15 毫升。

【用法】先將食鹽在溫開水中溶解，再放入烏梅浸 4 小時（新鮮者浸 12 小時），然後將烏梅去核取肉，加陳醋搗爛如泥狀，備用。塗藥前先用溫開水浸泡患處 20 分鐘，並用刀刮去老皮。塗藥後，用紗布包紮固定，每日換藥 1 次，連續 3 ～ 4 次即癒。

【功能】去死肌惡肉，散瘀行滯。治療雞眼。還可用此法治療疣贅、表皮血管瘤，能使皮膚突起部分收平。

【附注】雲南省文州市衛校楊學況等介紹：曾用本法治療雞眼療效極佳，一般只需貼 2 ～ 3 次即癒。本方在《福建中醫藥》、《中國民族民間藥物外治大全》、《中國傳統醫療絕技大全》等醫籍中，均有收載。

第九節　桿菌及螺旋體等皮膚病

一、楊梅瘡（梅毒）

梅毒，係感染梅毒螺旋體引起的一種全身性疾病。又名黴瘡、廣瘡、時瘡、棉花瘡。由氣化（間接）傳染和精化（接觸）傳染而得。臨症先患下疳，或患橫痃，然後發楊梅瘡。發病前有全身性發熱、頭痛、骨節痠痛、咽痛、隨即出現皮膚病變。外陰局部皮膚先起紅暈，

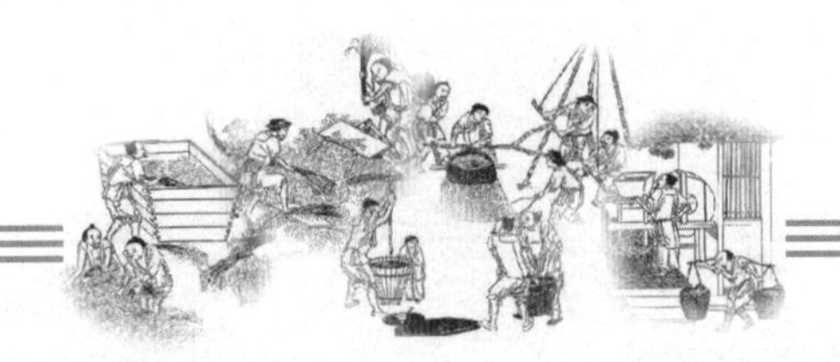

後起斑片（名楊梅斑），形如風疹（名楊梅疹），狀如紅豆，嵌於肉內（名楊梅痘），疹粒破爛，肉反突出於外（名翻花楊梅）。後期毒侵骨髓、關節或流竄臟腑，統稱楊梅結毒。

（1）治楊梅毒瘡方

【來源】清・胡其重（易庵）輯《簡便驗方》。

【處方】銅綠、醋各適量。

【用法】銅綠與醋同煮，晾乾研末，燒酒調擦，極痛出水，次日即乾。或加白礬等分，研撒。

【功能】祛腐斂瘡，散瘀止痛。治療楊梅毒瘡。

【附注】本方明・李時珍《本草綱目・金石部第八卷》中云：「治楊梅毒瘡。銅青醋煮研末，燒酒調擦。痛極出水，次日即乾。或加白礬等分，研摻。」

（2）黑虎膏

【來源】明・龔廷賢《壽世保元》。

【處方】生草烏 120 克，生南星、生半夏、生大黃各 60 克，五倍子（用綠豆同炒至焦，去綠豆不用）90 克，乾薑 15 克，薑黃、黃柏各 30 克。

【用法】上藥烘乾，共研細末，過篩和勻，用蔥汁、米醋各半調和成膏，收貯備用。用時以膠布固定，每日換藥 1 次，將原膏加些新膏磨勻再貼即可，以消退為準。

【功能】攻堅散結，消腫止痛。主治楊梅風塊。

【附注】本方中生草烏、生南星、生半夏均有劇毒，故僅供外用，不可內服，皮膚潰破處慎用，非醫者不可妄投。

（3）爐甘石醋淬外敷方

【來源】明・李時珍（東璧）《本草綱目・石部第九卷》。

【處方】爐甘石 31.25 克，孩兒茶 9.38 克，醋、麻油各適量。

【用法】爐甘石，火煆醋淬五次，與孩兒茶共研為末，麻油調敷，立癒。

【功能】燥濕解毒，斂瘡止癢。治下疳陰瘡，瘙瘊。

【附注】下疳陰瘡，古病名。是指發生在男女陰部的早期梅瘡。又名妬精瘡、疳瘡。由不潔性交而得。其症發於陰莖、龜頭、包皮，女子大、小陰唇、陰道等處。初起患處生豆粒大硬結，不痛亦不破潰，即硬性下疳；初起似小瘡，逐漸破潰，疼痛明顯，即軟性下疳。本方源自明．邵以正（邵真人）《祕傳經驗方》。

二、癘風（痲瘋病）

癘風，慢性傳染性皮膚病之一。又名冥病、大風、癩病、大風惡疾、癘瘍、大痲瘋等。多由體虛感受暴厲風毒，邪滯肌膚而發；或接觸傳染，內侵血脈而成。初起患處麻木不仁，次發紅斑，繼則腫潰無膿，久之可蔓延全身肌膚，出現眉落、目損、鼻崩、唇裂以及足底穿潰等重症。

（1）蛇蛻皮醋敷方

【來源】唐．孫思邈《備急千金要方．卷二十二方》。

【處方】蛇蛻皮一枚，醋適量。

【用法】蛇蛻皮燒之，末下篩（研細末，過篩），醋和敷之。

【功能】健脾除濕，散瘀解毒。治療惡瘡十年不瘥，似癩（即癘風）者。

（2）土茯苓醋敷方

【來源】明．蘭茂（止庵）《滇南本草》。

【處方】土茯苓不拘多少，好醋適量。

【用法】將土茯苓研細末，好醋調敷，塗於患處。

【功能】健脾除濕，散瘀解毒。治療大毒瘡紅腫，未成即濫。

（3）殺蟲方

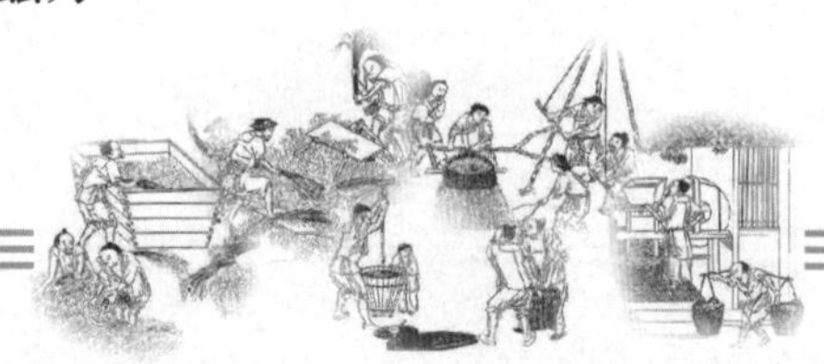

【來源】北宋・王懷隱等奉敕編撰《太平聖惠方》。

【處方】雌黃，不限多少，醋、雞子黃各適量。

【用法】將雌黃細研為細粉，加醋和雞子黃調勻，塗於瘡上，乾即更塗。

【功能】清熱燥濕，殺蟲解毒。主治烏癩瘡。

【附注】烏癩瘡，病名。痲瘋病的一種類型。本病多由惡風侵襲皮膚血分之間，鬱遏化火，耗傷血液，或由接觸所致。臨症初起皮膚變黑，發若隱疹，癢如蟲行，繼之則手足麻木，針刺不痛，目視物如垂絲狀，心中常驚恐不安，時有譫語，飲食或語言時，開口出氣發出鳴聲，相當於瘤型痲瘋（包括痲瘋反應）。此方中雌黃有毒，僅供外用，不可內服。本方明・李時珍《本草綱目・石部第九卷》亦有收載，其曰：「烏癩蟲瘡，雌黃粉，醋和雞蛋黃調塗之。」

第三章 中醫美容科疾病

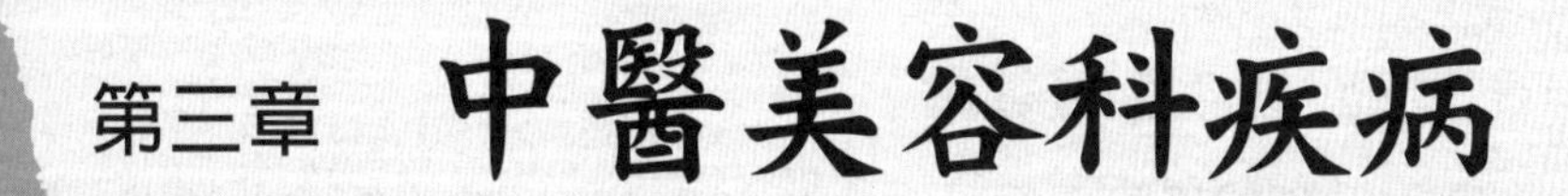

愛美，是人類的天性。中醫美容在中醫學中雖未形成一門獨立的學科，但在我國五千餘年的文明史中，累積了豐富的美容方法和經驗，並以此來展示人們的生機和道德風範。在 21 世紀的今天，隨著人類文明，社會進步，生活水準的不斷提高，人們對美的追求更趨於迫切。尤其中醫醋療美容在衆多的美容手段中，以其崇尚自然，注重整體調理，且具美容效果持久、穩定，無不良反應等特點，愈來愈受到海內外有關學者們的重視與美容愛好者的青睞。因此，我們將皮膚病學中諸如脂溢性脫髮、斑禿、黃褐斑、雀斑、痤瘡等損容性皮膚病，亦一併列入中醫醋療美容範疇。

第一節 養髮生髮美容法

我國傳統醫學應用「藥醋療法」對頭髮的養護和治療，歷史悠久，療效卓越，累積了豐富的臨床經驗。本節內容主要包括烏髮、護髮、養髮生髮，以及對頭屑、斑禿、全脫、脂溢性脫髮的防治。

一、烏髮養髮

頭髮是美容的一個重要方面，也是健康的重要標準。擁有一頭飄逸毛髮，是每位愛美人士所嚮往的。優美的頭髮猶如頭披華冠，鬚髮的稠疏、榮枯、潔汙及色澤，直接影響著一個人的儀容。因此，烏髮、護髮，對於美容來說十分重要。

（1）洗髮蛋清液醋方

【來源】出自《民間驗方》。

【處方】雞蛋 1 個，洗髮液適量，食醋少許。

【用法】在洗髮液中加入少量的蛋清，混勻後，蘸取適量蛋清洗髮液，輕輕按摩。然後用水洗淨頭髮，再用蛋黃調入少許食醋，繼續按摩頭髮。按摩後用毛巾包 1 小時，用水清洗乾淨，每週或隔週 1 次。

【功能】美髮、護髮、養髮。適用於乾性頭髮和發質較硬者，可防止脫髮，使頭髮變的光潤柔滑。

（2）名人烏髮護髮經驗方

【來源】摘自《中華醫藥》節目。

【處方】淘糯米水 500 毫升，醋 10 毫升。

【用法】傣族傳統習慣用淘米水發酵後洗頭，為了省時、方便、快捷，後改為在淘米水中加醋適量替代發酵過程，用該水邊洗頭邊按

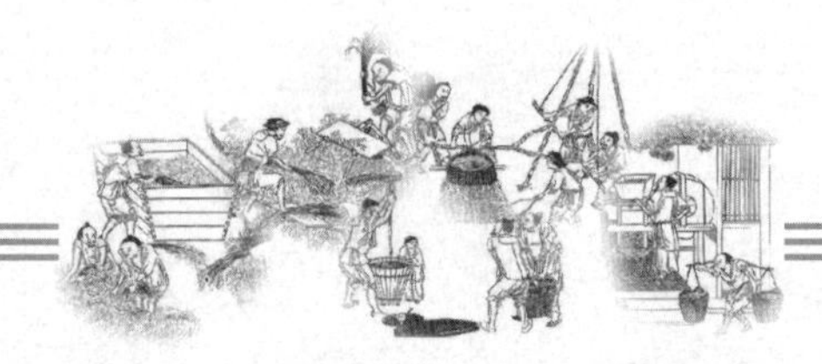

摩，等十幾分鐘後，便可用清水沖洗乾淨。每週1次（淘米水：中醫稱糯米泔，本品甘涼無毒，有益氣，解毒之功。富含維生素B，有營養頭髮的作用）。

【功能】滋陰潤燥，散瘀解毒。適用於烏髮、護髮、養髮。

【附注】據電視節目《中華醫藥》中介紹，著名舞蹈表演藝術家，多年來一直傳承其母烏髮、護髮、養髮的經驗與傣族的習俗，即用淘米水發酵後（後改用淘米水加醋）洗髮。現在此藝術家雖已年屆花甲，至今頭髮依然猶如青春少女一般，長髮披肩，烏黑飄逸，竟連一根白髮都找不到，可見中華醫學之博大精深，由來已久。

（3）治頭髮變黃方

【來源】唐・孫思邈《備急千金要方・卷十三方》。

【處方】黑大豆五升，酢（醋）漿水2斗。

【用法】上件（不加水），煮取5升，沐之。

【功能】補肝益腎，活血烏髮。運用本方，可使頭髮由黃變黑。因醋煮黑大豆，可促使黑色細胞分泌黑色素，使黃、白髮變黑，適用於各種非遺傳性黃白髮。

【附注】本方唐・王燾《外台祕要・卷三十二》、明・李時珍《本草綱目・穀部第二十四卷》、清・賀縉紳《經驗方》中，均有記載。用醋煮黑大豆，能促使它水解，產生色素，用來染髮，有使黃髮染成黑髮或轉化成黑髮之功效。歷代醫家亦多有論述。據現代藥理研究證實，黑大豆中含微量的大豆黃酮與染料木素（水解產物），二者皆有雌激素樣作用及多種營養物質，因此，用黑大豆洗髮染髮，必然會產生較好的養髮護髮及滋養頭髮的作用。另外，本法在民間也廣為流傳。即：黑豆120克，米醋500克。以醋煮黑豆如稀糊狀，濾渣，以潔淨牙刷蘸之，外刷毛髮，每日一次（皮膚病患者及對醋過敏者不宜），治療各種非遺傳性白髮，有較好的療效。

二、白屑風（脂溢性皮炎）

白屑風，是以頭皮脫白屑為主的一種疾病。《外科正宗・卷四》曰：「白屑風多生於頭、面、耳、項發中，初起微癢，久則漸生白屑，疊疊飛起，脫之又生。」由於肌熱當風，風邪侵入毛孔，鬱久血燥，肌膚失養所致。好發於頭皮，可見彌漫而均勻的糠秕樣乾燥白屑，搔抓時脫落。落而又生，自覺癢甚，日久毛髮易落。相當於西醫的乾性脂溢性皮炎。

（1）生髮膏

【來源】唐・孫思邈《備急千金要方・卷十三方》。

【處方】蔓荊子、附子、細辛、續斷、皂莢、澤蘭、零陵香、防風、杏仁、藿香、白芷各60克，松葉、石楠各90克，莽草30克，松膏、馬鬐膏、豬脂，熊脂各2千克。

【用法】上18味，咀，以清醋3升漬藥一夜，次日以馬鬐膏等微火煎，三上三下，以白芷色黃膏成，用以澤髮。

【功能】散寒除濕，潤發祛屑，散風止癢。主治頭中風癢，白屑。

【附注】本方唐・王燾《外台祕要》、《普濟方・卷四十八方》中，均有收載。另：方中莽草有大毒，使用時宜慎，皮膚潰破處忌用，勿令藥汁入眼。

（2）洗髮食醋方

【來源】出自《民間驗方》。

【處方】米醋適量。

【用法】先將頭髮用洗髮精洗後，再以溫水加少許米醋清洗1次。如頭皮屑過多，可直接用醋塗抹頭皮，每晚1次，數次即癒。

【功能】消脂止癢，養髮護髮。適用於頭髮枯乾脫落，頭皮多屑。久用可使頭髮變得柔軟光澤，不掉白屑。

【附注】筆者五年前在蒐集藥醋方劑時，有幸瞭解到在山西太原

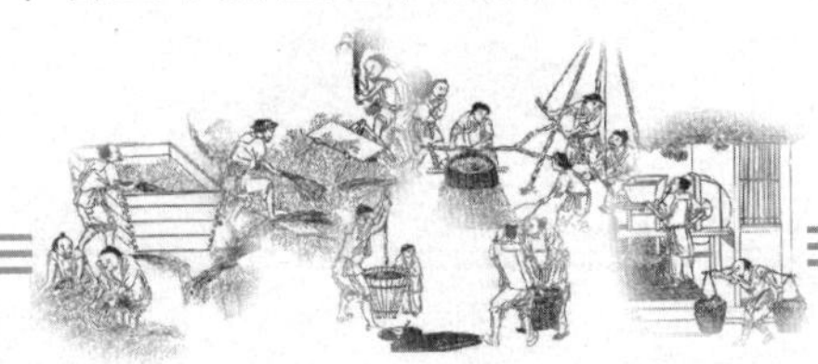

市尖草坪有一李姓老人，當年七十有五（屬雞），至今頭髮依然烏黑發亮，精神飽滿。據他的近鄰山西大學楊某介紹：「該老人很勤快，經常洗頭，每次洗頭時，先用洗髮精洗淨頭髮，然後重換清水，再加山西老陳醋重複再洗一次。每 2 ～ 3 天洗頭一次，如此年復一年，數十年如一日。」該老人現在雖年屆古稀，頭髮依然烏黑發亮。實驗證明，用山西老陳醋洗頭髮，不僅可以去屑止癢，而且還具有養髮護髮、烏髮美髮的神奇功效。

（3）五香膏

【來源】唐・王燾《外台祕要・卷十六》引《刪繁方》。

【處方】藿香、甘松香、甲香（炙）、雞舌香、附子（炮）、續斷、烏喙（炮）各 37.5 克，澤蘭、防風、細辛、白朮各 30 克，白芷、松葉、莽草各 53 克，柏葉（炙）60 克，大皂莢（炙）2 寸，甘草（炙）23 克，豬脂 2.5 千克，苦酒 1.2 升。

【用法】前 18 味，咀，棉裹，以苦酒漬一夜，用豬脂煎之，取附子黃為準，去渣。將膏敷揩頭皮。去渣，前沐頭子將膏收用，手揩頭皮。

【功能】祛風勝濕，散瘀潤髮。主治頭風，頭皮瘙癢，去白屑，長髮，令發烏光滋潤。

【附注】烏啄，即烏頭，又叫川烏雞；有大毒，切忌入口。莽草，為木蘭科植物狹葉茴香的葉。味辛溫有毒，有祛風消腫，殺蟲止癢之功。《太平聖惠方》云：「莽草治頭風久痛，可用沐，勿令入眼。」

三、油風（斑禿）

油風，是一種頭髮突然成片脫落的病症。又名鬼剃頭、油風毒、鬼薙刺、梅衣禿。由血虛生風，風盛血燥，髮失濡養所致。多發於頭部。起病突然，毛髮乾燥，成片脫落，皮膚光紅，自覺癢如蟲行或不癢。嚴重時可形成全禿，或伴有其他部位的毛髮脫落，相當於西醫的斑禿。

（1）毛薑醋擦方

【來源】出自《民間驗方》。

【處方】毛薑（骨碎補）、醋各適量。

【用法】用毛薑和醋研磨汁液，頻塗患處。

【功能】補腎壯骨，散瘀生髮。治療斑禿。

（2）食醋菸葉方

【來源】出自《民間驗方》。

【處方】食醋 100 毫升，菸葉 30 克。

【用法】將菸葉浸入食醋中，1 週後使用，每日 3 次。

【功能】散瘀消腫，解毒殺蟲。適用於斑禿、脂溢性脫髮。

【附注】安徽省安慶市龍山路 49 號濱江中醫診所葉根火稱：此病擦上藥後，約 4 小時即有癢感，一般 2 ～ 3 天即有新髮生出。本方中菸葉有毒，皮膚潰破處慎用。

（3）生髮擦劑

【來源】出自《民間驗方》。

【處方】補骨脂 9 克，土槿皮 9 克，生大黃 9 克，川楝子 9 克，白蘚皮 6 克，百部 6 克，川花椒 6 克，老薑 6 克，紫金皮 6 克，食醋 500 毫升。

【用法】前 10 味藥用醋浸 1 週後，取浸出液外擦患處，每日 3 次。

【功能】活血通絡，殺蟲止癢，化瘀生髮。主治斑禿。

【附注】本方經福建安吉縣極福衛生院丁峰平臨床驗證 22 例，患者頭髮全部長齊，與脫髮前相比，色澤、密度、粗細基本相同。療程 1.5 ～ 3.5 個月，平均 2 個月，均獲痊癒。

四、髮蛀脫髮、蛀髮癬等（脂溢性脫髮）

現代醫學所稱的「脂溢性脫髮」，是一種以頭髮稀疏脫落為特點

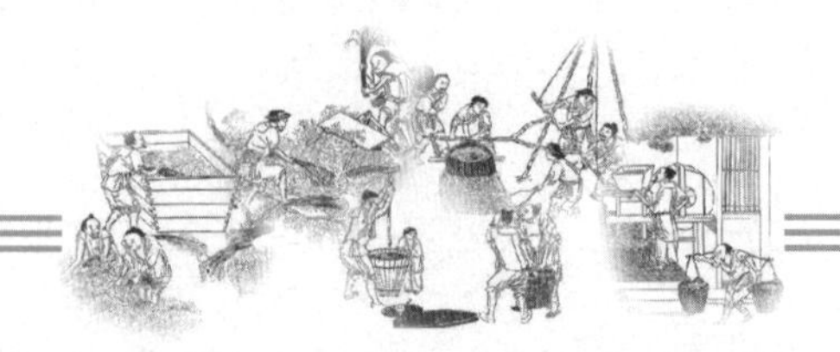

的皮膚病。因其頭皮瘙癢，頭髮脫落，如蟲所蛀，故中醫文獻中有「髮蛀脫髮、蛀髮癬」等名。本病多見於男性青壯年，少數女性亦可罹患。脫髮一般先從兩側額角開始，逐漸向頭頂部發展，日久髮落變稀疏，變細變軟，嚴重者額頂部可全部脫光，直接影響健美與容貌。

（1）治禿頂方

【來源】唐・孫思邈《備急千金要方・卷第十三方》。

【處方】蕪菁子，醋各適量。

【用法】蕪菁子研末，醋和敷之，每日 3 次。

【功能】利濕解毒，散瘀生髮。治療禿頂。

（2）華陀治頭髮脫落神方

【來源】託名漢・華佗撰《華佗神醫祕傳》。

【處方】澤蘭、石南葉、烏喙、莽草、續斷、皂莢、白朮各 60 克，辛荑仁 30 克，柏葉 25 克，豬脂 3 千克，醋 2 升。

【用法】上 10 味，咀，醋漬一宿，脂煎三上三下，膏成去渣，置鍋中埋土中 30 日，洗頭後塗用。

【功能】補肝益腎，益氣活血。主治頭髮脫落。

【附注】本方中烏喙、莽草有毒，使用時宜慎，皮膚潰破處忌用，勿令藥汁入眼。

（3）治薄髮不生方

【來源】唐・孫思邈《千金翼方・卷六方》。

【處方】生鐵 1 塊，臘月豬脂、醋、米泔水（淘米水）各適量。

【用法】先以醋、米泔水混勻清洗禿處，再以生布擦令火熱，用豬脂並細研鐵上生衣（鐵銹），煮三沸，塗之，日 3 遍。

【功能】除皮脂，養髮根。治療脫髮不生（脂溢性脫髮）。

【附注】此方用醋洗脫髮、斑禿處，可除去皮發之油脂，以利於毛髮生長。同時用米泔水（淘米水）洗斑禿處，因米泔水有「滋陰長力，肥五臟百竅」之功效，富含維生素B，有營養頭皮的作用。擦頭皮令熱，使禿處血流通達，再用生豬油鐵粉水塗，使頭髮得養，頭髮則可生長。本方明·李時珍《本草綱目·獸部第五十卷》亦有收載，其曰：「髮落不生，以酢泔水洗淨，布揩令熱。以臘月豬脂，入細研鐵上生衣，煮三沸，塗之，遍生。」

五、眉毛脫落

眉毛脫落，不僅嚴重影響人的美觀，而且與人的健康狀況也密切相關。中醫認為，髮的生長，全賴於精和血的充養。腎主藏精，肝主藏血。若腎氣充沛，肝血旺盛，則眉毛濃密；腎氣虛虧，肝血不足，則眉毛稀淡。另外，眉毛的多寡，與遺傳、或使用有害化學物質的化妝品等，也有一定關聯，不可不知。

（1）蕪菁子醋敷方

【來源】明·李時珍（東壁）《本草綱目·菜部第二十六卷》。

【處方】蔓菁子120克，醋適量。

【用法】蔓菁子（炒），研為細末，醋和塗之。

【功能】清熱利濕，散瘀解毒。治療眉毛脫落。

【附注】本方源自《太平聖惠方》，系北宋翰林醫官院王懷隱等集體編寫，簡稱《聖惠方》。

（2）雄黃醋塗方

【來源】明·李時珍（東壁）《本草綱目·石部第九卷》。

【處方】雄黃30克，醋適量。

【用法】雄黃，研為細末，醋和塗之。

【功能】祛風散瘀，殺蟲解毒。主治眉毛脫落。

【附注】本方源自《聖濟總錄》，北宋·趙佶敕撰，又名《政和聖濟總錄》、《大德重校聖濟總錄》。本方中雄黃有毒，僅供外用，

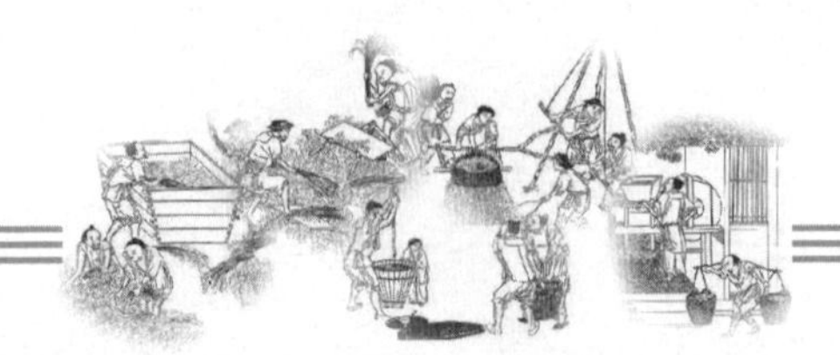

不可內服，皮膚潰破處慎用。

第二節 祛斑潔面美容法

一、皮膚黝黑、粗糙（增白潔面、嫩膚養顏）

皮膚黝黑粗糙，色如塵垢為特徵的皮膚病。如清代《外科正治全書・面塵》記載：「面色如塵垢，日久煤黑，形枯不澤。或起大小黑斑，與面膚相平。」本病多由飲食不節，勞倦過度，脾胃受損，則化源竭乏，肌膚失養；或房室過度，腎陰不足，虛火上擾；或命門火衰，肌膚不得溫煦，皆能致病。本病多見於中年以上婦女，好發於面頸部，亦可累及四肢等處。病程較久，進展緩慢。嚴重影響美容。西醫學認為本病是一種光感性不明原因的皮炎，類似於現代醫學的黑變病。亦可能與化妝、缺乏維生素等有關。

（1）蘋果醋面膜方

【來源】出自《民間驗方》。

【處方】蘋果醋、面膜。

【用法】用上等蘋果釀製的醋摻在備用面膜中，敷在臉上即可。

【功能】散瘀除垢，養顏嫩膚。本方適用於美白殺菌，淡化黑色素，迅速消除老化角質，日曬後的皮膚，皮膚粗糙，油性發黃，色素沉澱、老年斑、雀斑等症。

【附注】醋裡的大量維生素抗氧化劑能促進新陳代謝，美白殺菌、淡化黑色素、迅速消除老化角質、補充肌膚養分及水分，活血化瘀、縮小粗糙毛孔，抗氧化等功效。此外，醋中的維生素 C 作為人體內的一種還原劑，在黑色素形成過程中，能有效抑制酪氨酸的氧化過程，減少人體內黑色素的沉積。醋中鈣、鉀、鈉等無機礦物質元素還能有效地改善血液的酸鹼度，減少皮膚中色素斑的形成，對黃褐斑、雀斑等色斑也有一定的消解作用。另：對醋酸有過敏史者，嚴禁使用。

（2）化妝加醋方

【來源】出自《民間驗方》。

【處方】食醋適量。

【用法】在化妝前，用洗面乳洗臉之後，換一盆清水加1湯匙食醋攪混再洗一次，然後再換一盆清水洗淨，這樣既易化妝，又能使顏面更好看。或在每次洗臉、洗手時的清水中，加入一湯匙食醋，以水不變色為準。堅持長期使用，可使皮膚變的光潔、白皙。

【附注】山西運城市交通局一患者找筆者看病時曾介紹說：「陝西西安歌舞劇院馮院長，雖年近花甲，但面部膚色細膩如脂，猶如少女一般。據稱，她認為水中鹼性大，影響面部皮膚健美。所以她每次在洗臉時，水中定會稍加點醋，這樣可以調節水的酸鹼平衡，有利於養顏嫩膚。」她之所以到了晚年依然面容姣好，青春常駐。實驗證明，這與她多年來養成洗臉時在水中加醋的生活習慣，息息相關。另：本法對醋有過敏史者，禁用。

（3）食醋甘油防皺方

【來源】出自《民間驗方》。

【處方】食醋10毫升，甘油2毫升。

【用法】將食醋與甘油按比例混合，調拌成混合劑，每晚睡前做過面部清潔工作後，把混合劑塗抹於臉部和頸部，可以睡眠過夜，也可在半小時後以清水洗淨再塗晚霜睡眠，每日2～3次，可連續用2～6月，能使容顏變得細嫩、光潔，皮膚皺紋減少。

【功能】散瘀除皺，養顏潤膚。適用於皮膚粗糙、黝黑。一般經兩週左右，皮膚明顯白滑，並有保濕的功效。

【附注】本法在民間廣為流行。即以食醋與甘油，按1：25的比例加入溫水，經常用此混合液浸泡沐浴，可使皮膚變的鬆軟光滑。另：

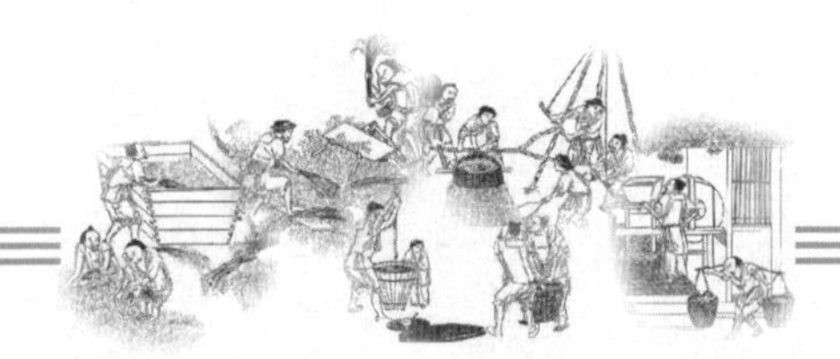

本法對用醋有過敏史者，嚴禁使用。

（4）桃仁醋浸方

【來源】出自《民間驗方》。

【處方】桃仁（去皮、尖）250 克，食醋 500 毫升。

【用法】將桃仁浸在食醋中，密封保存在玻璃瓶內。浸泡 10 日後，即可每日飲 1 湯匙。可澤潤皮膚，改善皮膚的微循環。

【功能】活血化瘀，嫩膚養顏。適用於顏面肌膚粗糙、晦暗。

（5）冬瓜仁苦酒方

【來源】明・李時珍・（東璧）《本草綱目・菜部二十八卷》。

【處方】冬瓜仁 7000 克，清苦酒（約）7000 毫升。

【用法】取冬瓜仁 7000 克，以絹袋盛，投三沸湯中，須臾取曝乾，如此三度，又與清苦酒漬之一宿，曝乾為末，日服方寸匕（1 克左右）。

【功能】補中益氣，悅澤面容。若堅持服用，可令人肥悅明目，延年不老。

【附注】冬瓜仁，是一味較理想的美容佳品。明・李時珍曰：「冬瓜仁令人悅澤好顏色，益氣不饑。久服，輕身耐老。」《本經》：「除煩滿不樂，可作面脂。」《別錄》：「去皮膚風及黑，潤肌膚。」

（6）悅澤面方

【來源】唐・孫思邈《千金翼方・卷五方》。

【處方】雄黃、朱砂、白僵蠶各 30 克，珍珠 10 枚，醋適量。

【用法】前 4 味，並粉末之，以面脂和胡粉，納藥攪和。塗面作妝，曉以醋漿水洗面完結，乃塗之，30 日後如凝脂。50 歲人塗之面如弱冠，夜常塗之，勿絕。

【功能】祛風燥濕，增白悅顏。適用於悅澤面膚。

【附注】弱冠，也稱弱官。係指年少，古代以二十歲為弱官。本方又名「千金悅澤面方」。另：方中胡粉、雄黃有毒，使用時宜慎，皮膚潰破處或對醋有過敏史者，禁用。

（7）令人面悅澤如桃花紅光方

【來源】明・皇子朱橚等編《普濟方・卷五十二》。

【處方】辛荑、細辛、杜蘅、川芎、白朮、白芷、當歸、木蘭皮、栝蔞、香附子、槁本、桃花、蜀水花、商陸、密陀僧、白僵蠶、零陵香、鷹屎白、葳蕤、土瓜根各1.5克，麝香、丁香各60克，白附子、玉屑、鵝脂、羊髓、麆髓、狗髓、豬脂各300克，酢（醋）1000毫升。

【用法】上切細，酢（醋）漬，密封一夜，明旦以豬膏煎，三上三下，至白芷色黃為準，去渣，攪數萬遍，令色白以敷面，慎風日良。

【功能】祛風潤燥，悅面澤膚。堅持使用，令人悅澤紅潤顏面，如桃花紅光。

【附注】本方在《美容與減肥自然療法》、《實用美容中藥》等醫籍中，均有收載。另：本方中商陸、密陀僧、細辛有毒。使用時宜慎，切勿內服。對醋酸有過敏史者，禁用。

（8）黑米醋燜豬腳

【來源】出自《民間驗方》。

【處方】豬腳（選豬蹄靠下的為佳）一塊，冰糖、生薑、鹽各適量，紅棗、枸杞少許。

【用法】將豬蹄洗淨，加入適量冰糖、黑米醋、生薑、鹽，少許紅棗和枸杞，放在砂鍋裡，再加水，先大火燒開，再用小火煮到豬腳變成軟軟糯糯的即可。

【功能】益氣補血，潤膚澤面。這道菜可以補充女人需要的膠原蛋白，加點醋之後一點也不油膩，還能保存骨湯裡的鈣質，不會發胖。黑米醋和紅棗、枸杞還能補血，月子裡或平時吃都很補。

【附注】豬腳，即豬蹄。前蹄為豬手，後蹄為豬腳。豬腳含有豐富的膠原蛋白，脂肪含量也比肥肉低。近年來在對老年人衰老原因的

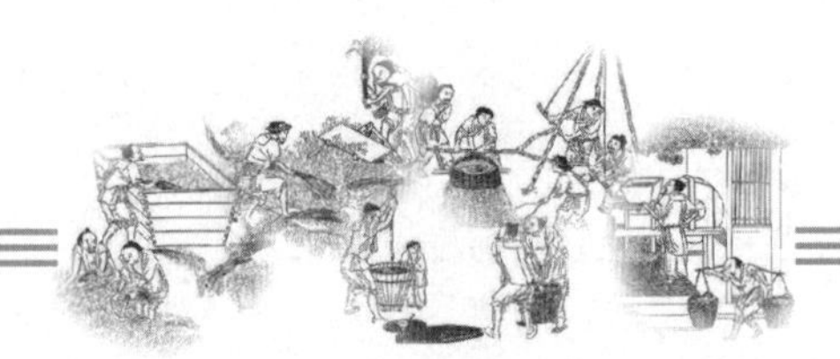

研究中發現，人體中膠原蛋白質缺乏，是人衰老的一個重要因素。它能防治皮膚乾癟起皺、增強皮膚彈性和韌性，對延緩衰老和促進兒童生長發育都具有特殊意義。為此，人們把豬蹄稱為「美容食品」和「類似於熊掌的美味佳餚」。另外，在選豬蹄時，不要太靠上面的，因為太靠上面的部分肥肉太多，吃了容易發胖，而下面的一塊正好，既不會有太多脂肪，又能起到食療美容的預期效果。

（9）排骨枸杞糖醋方

【來源】出自《民間驗方》。

【處方】排骨 1000 克，黃酒 15 克，醬油 100 克，白糖 150 克，濕澱粉、蔥各 20 克，生薑 10 克，清湯 50 毫升，桂皮 1 克，植物油 750 毫升，枸杞 30 克，米醋 30 毫升。

【用法】先將枸杞洗淨，用 15 克枸杞水煮，提取濃汁 15 毫升，另將剩餘 15 克枸杞放在小碗內，上蒸籠蒸熟；排骨切成大小相等的塊，放入盆中，加醬油、黃酒拌勻後，醃漬 30 分鐘；將鍋置於火上燒熱，加入醬油、白糖、桂皮、蔥、薑，並用清湯燒開後，放入排骨，用小火煮 25 分鐘，再入米醋大火熬稠，並用湯勺不斷地翻炒，待排骨的鹵汁熬至稠濃時，再加入蒸熟的枸杞，下鍋拌勻即成。

【功能】補中益氣，滋陰補腎。長期佐餐食用，適用於面色不華、未老先衰、視物昏花等症。並可悅顏豐肌，嫩膚烏髮，除皺抗衰。

【附注】排骨，除含蛋白、脂肪、維生素外，還含有大量磷酸鈣、骨膠原、骨黏蛋白等，可為幼兒和老人提供鈣質。排骨有很高的營養價值，具有滋陰壯陽、益精補血、潤膚澤面的功效，是中醫美容中十分有效的美味佳餚。

二、黧黑斑（黃褐斑）

黧黑斑，係指面部的色素沉著性疾患。又名面皯、黧黑、面塵。由腎虧火旺，血虛不榮，火燥結滯或肝鬱氣滯所致。多發於面部，以女性多見。皮膚呈黃褐色或淡黑色斑片，形狀大小不一，色枯不澤，境界清楚，不高出皮面，相當於現代醫學所稱的黃褐斑，亦稱「蝶形色素沉著」。是一種以面生黑斑，形如蝴蝶為特徵的皮膚病。

現代醫學認為，產生黃褐斑的病因是多方面的。婦女妊娠期發生本病可能與女性激素和黃體酮增多有關，某些婦科疾病和其他慢性疾病如痛經、月經不調、肝病、重症結核等也可發生本病。同時，缺乏維生素 A、C 或菸酸，長期口服避孕藥也可發生黃褐斑。另外：凡對醋有過敏史者，切忌慎用。

（1）消斑醋蛋液

【來源】出自《民間驗方》。

【處方】雞蛋 1 個，山西老陳醋 500 毫升。

【用法】先將雞蛋洗淨，浸入醋中，24 小時後，硬殼開始溶解在醋液中，經過 3 ～ 5 日後蛋殼全部消失，只剩下薄皮浮在溶液中。每日取醋蛋液 10 毫升，加涼開水 1 杯，混勻服用。

【功能】滋陰潤燥，散瘀除斑。適用於面部黑褐斑。

（2）白玉膏

【來源】出自《民間驗方》。

【處方】香白芷 9 克，玉竹 6 克，防風 3 克，當歸 3 克，川芎 3 克，密陀僧 3 克，維爾康 0.3 克，食醋適量。

【用法】將上藥共研細末，加食醋調成稀糊狀，睡前用溫水洗淨面後，將此膏塗患處，晨起洗去，15 日為 1 個療程。

【功能】祛風疏表，調氣活血，化斑悅色。主治黃褐斑。

【附注】山東臨術縣中醫院王敬民用本方臨床驗證 89 例，治癒（皮損皮膚恢復正常膚色）63 例（70.8%），好轉（皮損消褪 30%以上）21 例（23.6%），未癒（皮損無明顯變化或消退不足 30%）5 例（5.6%），總有效率為 94.4%。

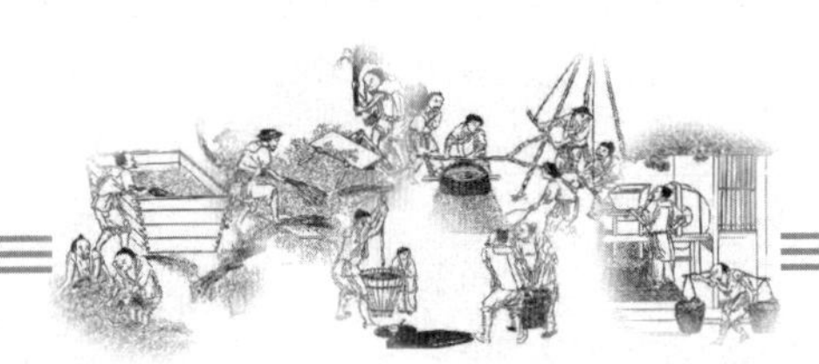

（3）半夏米醋方

【來源】源自《摘玄方》，撰人撰年不詳。

【處方】半夏、米醋各適量。

【用法】半夏焙乾，研為細末，米醋調敷，不可見風，不計次數，從早至晚，如此三日，皂角湯洗下，面瑩如玉也。

【功能】化瘀散結潤，膚增白。主治面上黑氣。

【附注】本方明·李時珍《本草綱目·草部第十七卷》中亦有收載。

（4）治面方

【來源】唐・孫思邈《千金翼方・卷第五方》。

【處方】白礬、石硫黃、白附子各十六銖。

【用法】上3味，為末，以醋一盞，漬之3日，夜淨洗面，敷之。莫見風日，三七日慎之，白如雪。

【功能】祛風潔面，祛斑增白。主治面皯。

【附注】又名「黧黑斑」，係指皮膚由褐變黑之黑變病。中醫文獻首見於北宋・王懷隱等編撰的《太平聖惠方》，說：「夫面者，由臟腑有痰飲，或皮膚受風邪，致令氣血不調，則生黑。」此證初起色如塵垢，日久黑似煤形，枯暗不澤，大小不一，與皮膚相平。本方在《太平聖惠方》及《中藥大辭典》中，均有收載。

（5）治面方

【來源】唐・孫思邈《備急千金要方・卷第六下》。

【處方】雞蛋3枚，丁香一兩，胡粉（細研）兩，醋一升。

【用法】上3味，先以醋漬7日後，取雞蛋白調香粉，令勻。以漿水洗面，敷之。

【功能】潤膚潔面，祛斑增白。主治面部皮膚色素沉著。

【附注】本方中胡粉有毒，使用時宜慎，切忌入口，皮膚潰破處禁用。

（6）桃仁澡豆方

【來源】唐·孫思邈《備急千金要方·卷第六下》。

【處方】桃仁、蕪青子各一兩，白朮六合，土瓜根七合，黑豆面二升，醋漿水適量。

【用法】上5味，合和，搗篩（為細末），以醋漿水洗手面。

【功能】散瘀解毒，潤膚除垢。主悅澤，去（黑斑）。

（7）治面方③

【來源】唐·孫思邈《備急千金要方·卷第六下》。

【處方】白羊乳二升，羊胰二具，水浸去汁，細擘，甘草（末）二兩，醋漿若干。

【用法】上3味，相和一宿。先以醋漿洗面，生布拭之，夜敷藥兩遍，次日以豬蹄湯洗卻，每夜洗之。

【功能】祛風潔面，祛斑增白。主治面（面部黑斑）。

（8）治面上紫塊方

【來源】明·李時珍（東璧）《本草綱目·草部第十九卷》。

【處方】野大黃（羊蹄草根）120克（取汁），穿山甲（燒存性）10片，川椒15克，生薑12克，醋適量。

【用法】前4味，野大黃、生薑取汁，和研，生絹包擦。如乾，入醋潤濕。數次如初，累效。

【功能】清熱解毒，散瘀除斑。主治面上紫斑。

【附注】本方源自《陸氏積德堂方》，撰人撰年不詳。

三、雀斑

雀斑，因其狀如雀卵上之斑點而定名，與現代醫學同名。俗稱雀子斑。由火鬱孫絡血分，復感風邪凝滯；或肺經風熱而致。現代醫學認為，與遺傳或日光照射有關，即在遺傳因素的基礎上，復受日光照

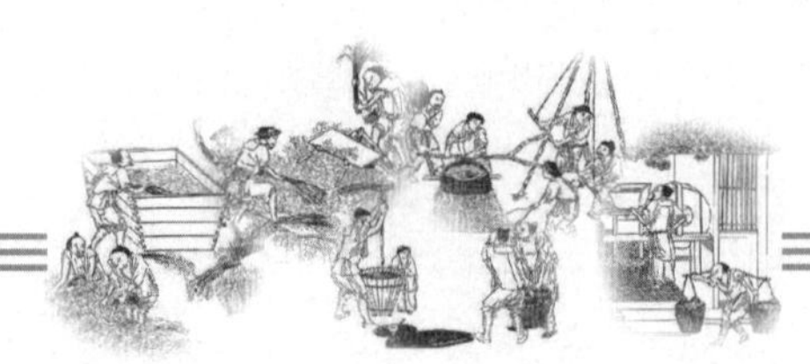

射而發病。是一種以鼻面部發生褐色斑點為特徵的皮膚病。男女均可發生，多發於青春期後的少女，但以皮膚白皙的女性較為多見。

（1）治雀卵面皰方

【來源】明・李時珍（東壁）《本草綱目・禽部第四十八卷》。

【處方】雞卵、醋各適量。

【用法】雞卵醋浸令壞，取出敷之，後以漿水洗之。

【功能】養血潤燥，散瘀除斑。主治雀卵面皰。

【附注】本方源自《普濟方》，明・皇子朱橚、滕碩、劉醇等編。該方主治之「雀卵」，《普濟方・卷五十一》作「產婦黑皰，如雀卵色」。

（2）鮮雞蛋陳醋方

【來源】出自《民間驗方》。

【處方】鮮雞蛋 1 顆，山西老陳醋 180 毫升。

【用法】用陳醋浸泡生雞蛋 3 ～ 5 天，取出後用蛋白擦面部，每日數次。

【功能】養血潤燥，散瘀除斑。主治雀斑。

【附注】用本法治療雀斑，輕者雀斑即逐漸消失，重者亦僅數月可逐漸消失。

（3）白芷白醋方

【來源】出自《民間驗方》。

【處方】白芷 90 克，白醋 500 毫升。

【用法】將白芷泡入白醋中，浸泡半月後去渣取汁，外擦患處，每日 3 次，每次 5 分鐘。

【功能】清熱祛濕，消除斑塊。治療雀斑。

【附注】江蘇金陵老年病康復醫院楊家強用此法經臨床驗證，顯效率為 43%，有效率可達 91%，治療期間禁用鹼性肥皂。

（4）白朮浸醋方

【來源】東晉・葛洪（稚川）撰《肘後備急方》。

【處方】白朮、米醋各適量。

【用法】用米醋（白醋）浸白朮7日，濾取藥醋汁，收貯備用。在每天洗臉後，用白朮浸泡過的醋液擦拭有雀斑的面部，堅持天天擦拭，日久可退雀斑。

【功能】健脾燥濕，散瘀除斑。主治面部雀斑。

【附注】白朮芳香，香氣襲人，具辛香走竄之性，穿透力強，既能開毛竅，暢和榮衛，又有「芳香而辛，潤膚澤面」之用。《藥性論》稱：「白朮主面光澤，駐顏去皯（皯，同，指面上黑斑）。」《新修本草》稱：「白朮利小便，及用苦酒浸之，用拭面，極效」。可見白朮美容之效很早就已有記載。本方明・李時珍《本草綱目・草部第十二卷》亦有收載，其曰：「面多，雀卵色，苦酒漬術，日日試之，極效。」

四、粉刺（痤瘡）

粉刺，又名酒刺或肺風粉刺。因其生丘疹如刺，可擠出白色碎米樣粉汁，故名。多由肺胃蘊熱，上薰顏面，血熱鬱滯；或過食膏粱厚味，腸胃濕熱，日久挾痰，凝滯肌膚所致。現代醫學稱「痤瘡」。為皮脂腺過度分泌所致皮膚慢性炎症。認為與雄性激素分泌旺盛，毛囊口堵塞等多種因素有關。多見於青年男女，青春期後可減輕或消褪。

（1）治面生皰瘡方

【來源】明・李時珍（東璧）《本草綱目・禽部第四十八卷》。

【處方】雞蛋1枚，三年苦酒（醋）適量。

【用法】雞蛋，用三年苦酒浸三宿，待軟，取白塗之。

【功能】陰陰潤膚，清熱解毒。主治面生皰瘡。

【附注】本方源自《肘後備急方》，東晉・葛洪（稚川）撰。

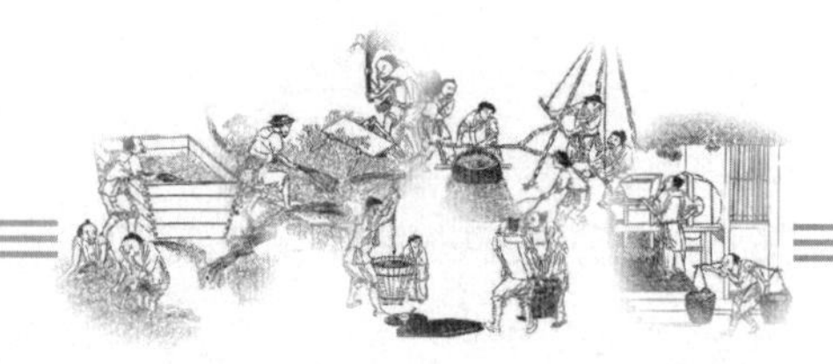

（2）皂角刺醋方

【來源】宋・寇宗奭《圖經衍義本草》。

【處方】嫩皂角刺 30 克，米醋 100 毫升。

【用法】將嫩皂角刺與米醋同煎，濃煎，去渣取汁，塗擦患處。

【功能】清熱解毒，祛風消腫。主治粉刺膿瘡（痤瘡），皰癬。

【附注】本方治療粉刺膿皰有奇效，古人用皂角治黯（黑），去垢膩，潤澤肌膚，洗髮去屑，除搔癢等症。現代藥理研究，皂角有抑菌作用，並對某些皮膚真菌有抑制作用。其皂甙能改變細胞表面的通透性，所以現代人除沿用古方外，還用其製成髮精，髮膏，美容膏等，頗為流行。本方在《實用美容中藥》一書中，亦有收載。

（3）火醋錠子

【來源】清・祁坤撰《外科大成・卷二》。

【處方】大黃、醋各適量。

【用法】先將大黃用醋浸曬九次，和為錠，火酒磨塗。

【功能】清熱瀉火，散瘀解毒。治療面上熱瘡，耳上熱癤。

（4）白芷蘆薈醋方

【來源】出自《民間驗方》。

【處方】白芷 10 蒼，蘆薈 10 克，白凡士林 100 克，醋 10 毫升。

【用法】先將白芷水煎 2 次，濃縮取汁 10 毫升，加醋和白凡士林，再將蘆薈研成細粉，加入拌勻即可。用時先用溫開水洗淨患處，再塗藥，一般 1 ～ 2 週即癒。

【功能】清熱解毒，疏風散結。消除粉刺（痤瘡）。

（5）治面皰方

【來源】託名漢・華佗撰《華佗神醫祕傳》，唐・孫思邈集。

【處方】薺苨、桂心各 60 克，醋漿適量。

【用法】上兩味，搗細羅為末，以醋漿服方寸匕（1 克左右），每日1次。

【功能】清熱散瘀，祛風消斑。治療面皰，亦治，及滅瘢去黑痣。

【附注】面皰，病名。《諸病源候論．卷三十七方》說：「謂面上有風熱氣生皰，頭如米大，亦如穀大，白色者是。」類似現代醫學所稱之囊腫性痤瘡。本方源自唐•孫思邈《備急千金要方•卷六方下》，明．李時珍《本草綱目．草部第十二卷》中亦有收載」。

（6）苦參首烏合劑

【來源】出自《民間驗方》。

【處方】苦參50克，生首烏50克，當歸50克，白芷50克，白醋500毫升。

【用法】將前4味藥裝入廣口瓶中，兌入白醋，然後將瓶蓋擰緊，放入盛有適量冷水的鍋中，加溫煎煮1小時後取出，次日將瓶蓋打開，用棉球或紗布蘸藥汁塗擦患處，早、晚各1次。若塗擦後感覺面部發熱，皮膚潮紅，下次使用時可將適量藥汁倒入小碗中，加1～2倍的清水稀釋後再塗擦。20日（1瓶藥汁）為1個療程，視病情需要，可繼續使用1療程。

【功能】瀉火解毒，養血潤膚。治療痤瘡。

【附注】本方經成都中醫藥大學黃河清臨床驗證34例，痊癒（痤瘡全部消退，皮膚光澤，半年後隨訪無復發）14例（41.2％），顯效（痤瘡大部分消退，膿瘡消失，丘疹或結節變小，顏色變淡）9例（26.5％），有效（痤瘡有所減輕，膿瘡逐漸吸收，丘疹或結節減少）10例（29.4％），無效（痤瘡治療前後無變化）1例（2.9％），總有效率為96.3％。以粉刺、丘疹的療效最好。

五、酒渣鼻

酒渣鼻，古名鼻赤、鼻齇、肺風粉刺、鼻准紅赤。俗稱酒糟鼻等。由脾胃濕熱上熏於肺所致。症見鼻準發紅，久則紫黑色，甚者可延及

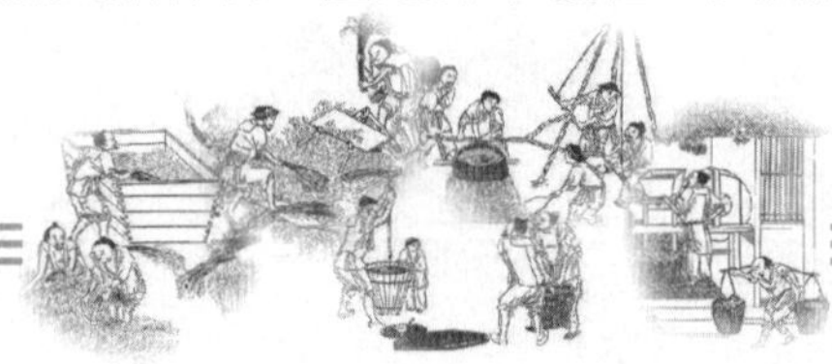

鼻翼，鼻部油膩，疹起如黍，色赤腫痛，破後出粉白汁，日久皆成白屑；重則皮膚變厚，鼻頭增大，表面隆起，高低不平，狀如贅疣。多見於中年以後男女或嗜酒之人，現代醫學認為多數是由毛囊蟲寄生所引起。

（1）治面上皻皰方

【來源】唐・甄立言撰《古今錄驗方》。

【處方】木蘭皮 500 克，三年酢（醋）漿 500 毫升。

【用法】將藥細切，以三年酢漿漬之百日，曬乾搗末，每漿水服方寸匕（約 2.74 毫升），日 3 服。

【功能】健脾清熱，散瘀祛斑。主治面上皻皰。

【附注】皻，指鼻尖發暗紅色皰點，俗稱「酒糟鼻」。本方唐・孫思邈《備急千金要方》、明・李時珍《本草綱目・木部第三十四》均有收載，與上方同。

（2）治薄鼻皰方

【來源】唐・孫思邈《備急千金要方・卷六方》。

【處方】蒺藜子、梔子仁、豉各一升，木蘭皮半斤。

【用法】上 4 味，研為末，以醋漿水和之如泥。夜塗上，日末出時暖水洗之。

【功能】清熱燥濕，散瘀解毒。治療薄鼻皰，亦滅瘢痕。

（3）治鼻面酒皶瘡及惡瘡方

【來源】北宋・官修方書《太平惠民和劑局方》。

【處方】附子（生、去皮、臍）60 克，川椒（去目）120 克，野葛 15 克，豬胰半斤，醋適量。

【用法】上件藥，細剉，用醋浸一夜，濾出，再以豬胰同煎，以附子黃為準，去渣時時塗之。

【功能】散寒除濕，潤膚解毒。治療鼻面酒渣瘡及惡瘡。

（4）山硫黃醋敷方

【來源】出自《蒙古族方》。

【處方】山硫黃、乳香、輕粉、烏頭尖各等份，醋適量。

【用法】將前4味藥共研細末，用醋調成糊狀，塗敷患處。

【功能】活血化瘀，殺蟲解毒。治療酒糟鼻。

【附注】內蒙古左後旗蒙醫整骨科醫院包伶，曾用本方臨床觀察多年，治療酒糟鼻療效顯著。另：本方中山硫黃、輕粉、烏頭尖均有大毒，外用時宜慎，皮膚潰破處禁用。

六、唇風（慢性剝脫性唇炎）

唇風，又名唇、唇顫動。本病多因胃經濕熱，外感風邪，風熱相搏而成，多發於下唇。初起紅腫發癢，繼則破裂流水，痛如火燎；如風盛過燥，則口唇乾裂脫屑，狀若無皮，日久唇動不止。中醫認為，唇為脾之外候。《素問·五臟生成篇》曰：「脾之合肉也，其唇榮也。」唇病不僅與內臟密切相關，而且唇口燥裂，焦枯無潤，嚴重影響人的「愛美之心」。本病相當於現代醫學的慢性剝脫性唇炎。

（1）潤脾膏

【來源】唐·孫思邈《備急千金要方·卷第六上》。

【處方】生地黃（汁）一升，生天門冬（切）一升，生麥門冬、葳蕤各四兩，細辛、甘草、芎 、白朮各二兩，黃耆、升麻各三兩，豬膏三升，苦酒3000毫升。

【用法】前10味，咀，用苦酒淹一宿，綿裹藥，臨煎下生地黃汁與豬膏，共煎取膏鳴，水氣盡，去渣，取細細含之。

【功能】益氣養陰，清熱潤燥。治療脾熱唇焦枯無潤澤。

【附注】咀，咬嚼之意。古代把藥物咬成粗粒入煎劑，後世雖改用刀切碎，仍統稱咀。

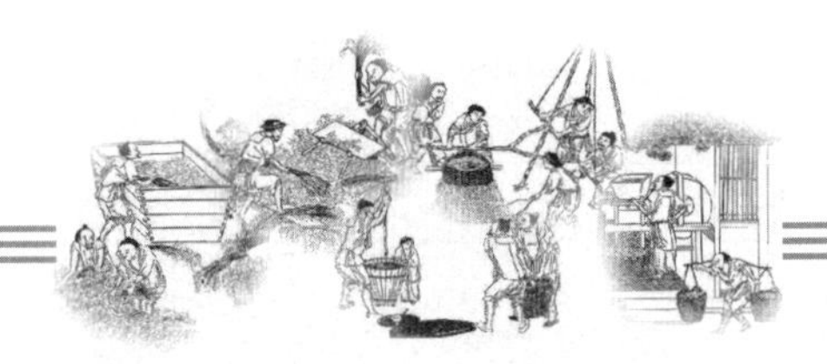

第三節　潔身美體美容法

一、癘瘍風（花斑癬）

癘瘍風，又名紫白癜風，俗稱汗斑。係生於皮膚的一種表淺癬疾。本病多由臟腑積熱，複感風濕，使氣血凝滯，毛孔閉塞而發。多生於胸、背、面、項等部位，為紫色或白色的斑點，斑點可以很快擴展，甚至蔓延成片，遍及全身。初起不痛不癢，病程稍久，斑點部位稍有癢感。冬輕夏重，具有傳染性。常發生於多汗體質的青年，尤其多見於不經常洗澡者，家庭中可有數人同時患病，本病即現代醫學的花斑癬（包括皮膚異色症）。

（1）烏賊骨磨醋方

【來源】明・李時珍（東璧）《本草綱目・鱗部第四十四卷》。

【處方】烏賊骨、三年酢（醋）各適量。

【用法】先以布將患處拭赤，用烏賊骨磨三年酢，取汁，塗之。

【功能】除濕解毒，散瘀斂瘡。主治癘瘍（花斑癬）、白駁（白癜風）。

【附注】本方源自唐・王燾撰《外台祕要》，唐・孫思邈《備急千金要方》、《中醫大辭典》及《中藥大辭典》中，均有收載。

（2）治紫白癜斑方

【來源】出自《談野翁方》，撰年不詳。

【處方】浙貝母 30 克，鮮生薑 30 克，米醋 100 毫升。

【用法】先以生薑片擦患處，再用米醋磨貝母汁擦塗。

【功能】清熱化結，散瘀解毒。治療紫白癜斑（花斑癬）。

（3）牡蠣散

【來源】北宋・趙佶敕撰《聖濟總錄》。

【處方】牡蠣、膽礬各 15 克，濃醋適量。

【用法】前兩味，生用為散，濃醋調成膏。外用，擦摩患處。

【功能】收濕解毒，散瘀除斑。治療紫癜風。

【附注】本方明·李時珍《本草綱目·石部第十卷》中，亦有收載。另：方中膽礬有毒，故僅供外用，切忌內服。

（4）硫黃塗方

【來源】唐·王燾《外台祕要·卷十五》引《廣濟方》。

【處方】石硫黃（研）90克，雄黃（研）30克，硇砂、附子（生用）各60克，苦酒適量。

【用法】前4味，搗篩為散，以苦酒和如泥，塗患處。乾即再塗，以癒為準。

【功能】祛風燥濕，殺蟲解毒。主治癧瘍風。

【附注】本方原書中無方名，現據《聖濟總錄》卷十八方補。此方中石硫黃、雄黃、硇砂、附子均有毒，用之宜慎，不可在皮損破潰處塗擦，更忌入口。

（5）雌雄四黃散

【來源】清·吳謙《醫宗金鑒》。

【處方】雌黃、雄黃、硫黃、白附子、川楝皮各等份，醋、生薑各適量。

【用法】將前6味共研細末，貯瓶備用。紫癜風用醋蘸藥，白癜風用生薑片蘸藥，塗擦患處。

【功能】祛風勝濕，殺蟲解毒。主治紫癜風、白癜風。

【附注】本方中雌黃、雄黃、硫黃、白附子有毒，使用時宜慎，切忌入口。

（6）密陀僧散

【來源】明·陳實功（若虛）《外科正宗·卷四方》。

【處方】硫黃、雄黃、蛇床子各6克，密陀僧3克，輕粉1.5克，

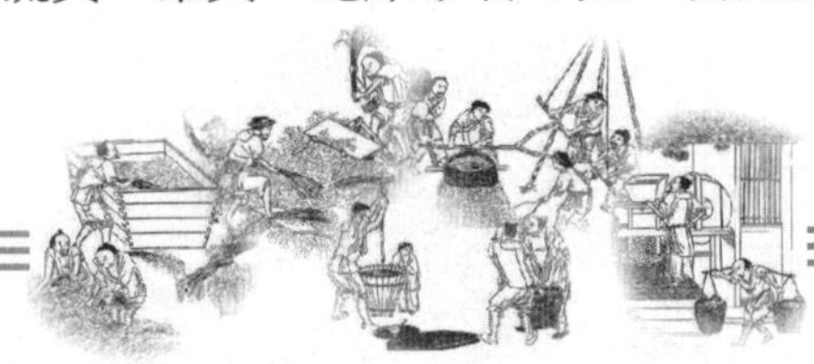

醋適量。

【用法】將前 5 味藥共為末，醋調塗患處。

【功能】溫陽燥濕，殺蟲解毒。主治汗斑（花斑癬）。

【附注】本方在《中醫大辭典》中，亦有收載。另：方中硫黃、雄黃、密陀僧、輕粉有毒，使用時宜慎，切忌入口。

二、白駁風（白癜風）

白駁風，為局限性的皮膚色素脫失。又名白癜風。是一種以膚生白斑，斑內毛髮變白為特徵的皮膚病。多因風濕搏於肌膚，氣血失和，血不榮膚而成。本病發無定處，初起皮膚出現邊緣清楚，大小不等的白色斑片，可以單發，亦可泛發。周圍皮色較深，斑內毛髮亦變白，表面光滑。無自覺症狀，經過緩慢，偶有自行消褪者。多見於青壯年，亦可發於兒童及老年。

（1）蛻醋塗方

【來源】明・李時珍（東璧）《本草綱目・鱗部第四十三卷》。

【處方】蛇蛻、醋各適量。

【用法】將蛇蛻燒灰，調醋塗之。

【功能】祛風除濕，散瘀除斑。治療癜風白駁。

【附注】本方源自《太平聖惠方》，系北宋翰林醫官院王懷隱等集體編寫。

（2）玉粉膏

【來源】唐・孫思邈《備急千金要方・卷二十三》。

【處方】白礬、石硫黃各等分。

【用法】上兩味，為末，醋和敷之。

【功能】消痰燥濕，散瘀除斑。主治白癜風。

【附注】本方在宋・趙佶敕撰《聖濟總錄》中，亦有收載。

（3）蒼耳膏合醋敷方

【來源】清・吳謙《醫宗金鑒》。

【處方】內服，蒼耳（鮮者，連根帶葉）25～35千克；外用，密陀僧30克，老陳醋適量。

【用法】將蒼耳置大鍋內煮爛，絹濾過，再熬成膏，瓷罐盛之。用時以桑木匙挑一匙，噙口內，用黃酒送下，日服2～3次。另將密陀僧研為極細末，用老陳醋調成糊狀，塗於患處，乾後以醋潤之。內服外用，效果甚佳。

【功能】散風解毒，調和氣血。主治白駁風（白癜風）。

第四節 除瘢袪疣美容法

一、肉龜瘡（瘢痕疙瘩）

肉龜瘡，為肉芽組織過度增生的一種皮膚病。又名鋸痕症、肉蜈蚣、蟹足腫。俗名「肉疙瘩」。多繼發於外傷、燒傷或手術後的瘢痕上，亦可因瘡癤後而繼發者。好發於胸、背及四肢等處。皮損高突不平，逐漸擴展，形狀不一，大小不等；或如蟹爪，堅韌有彈性，色淡紅或暗紅，表面光滑無毛髮；或有痛癢感。若發生於關節部位，可影響活動功能。相當於現代醫學的「瘢痕疙瘩」。

（1）醋調三七末

【來源】出自《民間驗方》。

【處方】三七末、食醋各適量。

【用法】上兩味，調成膏狀，外敷患處。

【功能】散瘀除堅，潤膚化斑。治療瘢痕疙瘩。

【附注】山東廣饒縣廣饒鎮醫院王象滕用本方臨床驗證16例，病程短者半年，長者8年。所接受治療的患者，療程最短6日，最長

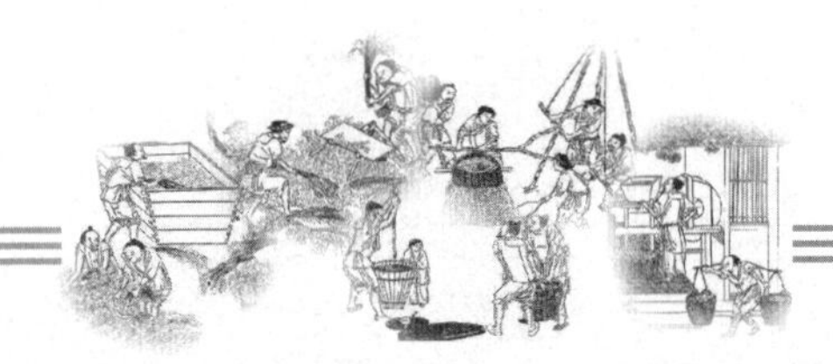

29日，用上藥均獲滿意療效。如一例26歲男性患者，左肩部疤痕增生，伴癢痛6年，經手術切除及疤痕內注射藥治療均無效。查體：左肩部有一個4公釐×2.1公釐大小的疤痕，局部隆起呈瘤樣增生，表面光滑，色紅潤，質硬如軟骨，有壓痛，形如蜈蚣。治療：用三七粉40克，食醋適量，調成膏狀外敷患處，每日2～3次，共治療20日，疤痕變軟變平，痛癢消失。

（2）黑布藥膏

【來源】出自《祖傳祕方》。

【處方】老黑醋2500毫升，五倍子粉860克，金頭蜈蚣10條，蜂蜜180克，梅花冰片3克。

【用法】將黑醋盛砂鍋內，火上熬開30分鐘，加入蜂蜜再熬至沸騰狀，用鐵篩將五倍子粉慢慢撒入，邊撒邊按同一方向攪拌。撒完後，即改用小火熬成膏狀離火；再兌入蜈蚣粉和梅花冰片粉，攪勻即成。做成的黑布藥膏，品質要求光亮，黑潤，貯存在瓷罐或玻璃瓶中備用（切勿用金屬器皿中儲存）。

外塗此藥時需2～3mm厚（不要用金屬器械塗藥），用黑布或厚布蓋上，換藥前清潔皮膚，2～3天換藥一次。

【功能】破瘀軟堅，斂瘡解毒。治療蟹足腫（瘢痕疙瘩，亦稱鋸痕症），以及癤、癰、毛囊炎初期，乳頭狀皮炎（肉包）。

【方解】黑布藥膏是我國著名老中醫，北京中醫醫院趙炳南先生在行醫時蒐集到的一張祖傳祕方，方中老黑醋軟堅解毒；五倍子收斂解毒；蜈蚣破瘀以毒攻毒；冰片止癢解毒；蜂蜜解毒調和諸藥，諸藥合用，共收破瘀軟堅，斂瘡解毒之功。同時用以治療「背癰」等化膿性疾病。不論面積多大，或是很深的瘡面，治癒後瘢痕都很小。對化膿性皮膚病，常與化毒散軟膏各半調和外用。

【附注】驗案舉例：許○，女，12歲。3年前右側膝關節內側被燒傷，創面癒合，後遺瘢痕如蟹足，面積如手掌大，致使膝關節不能屈伸，行走時跛行，外用黑布藥膏後，瘢痕逐漸軟化，膝關節漸能伸直。用藥4個月後，瘢痕完全軟化，膝關節伸直能正常行走。另據房文彬醫師用本方臨床驗證30例，其中上肢燒傷10例，下肢燒傷10例，面部燒傷5例，手部燒傷5例。結果：30例患者瘢痕全部軟化，突出瘢痕疙瘩變平，膚色復常。此方在《趙炳南臨床經驗集》、《中國當代名醫驗方大全》、《名醫妙方精華千首》、等著作中，均有收載。

（3）蒺藜山梔醋和方

【來源】明・李時珍（東璧）《本草綱目・草部第十六卷》。

【處方】蒺藜子、山梔子各90克，醋適量。

【用法】前兩味，共研為末，醋和，夜塗旦洗（夜塗臉上，清晨洗去）。

【功能】清熱燥濕，散瘀解毒。治療面上瘢痕。

【附注】本方清・余成（集齋）輯《救急方》，《中藥大辭典》、《實用美容中藥》、《茶酒蜜醋蔥薑蒜藥用大全》等醫籍中，均有收錄。

二、瞼黃疣

瞼黃疣，多見於中年以上婦女。本病主要因肝膽濕熱上泛，阻於肌膚，使眼瞼部出現黃色斑塊如疣狀，故名瞼黃疣。瞼黃疣皮損為黃豆到蠶豆大小的黃色柔軟的斑塊，呈圓形、橢圓形或不規則形。損害常常對稱發生在兩側眼瞼的內側緣，部分蔓延成馬蹄狀。病情發展緩慢，可長期存在，嚴重影響面部美容。

（1）食醋貼敷方

【來源】出自《民間驗方》。

【處方】食醋適量。

【用法】用牙籤蘸食醋塗擦病損局部，使之有輕微灼熱感，然而根據病損面積，選擇相應大小浸含食醋的棉片，貼敷於黃色瘤體上，

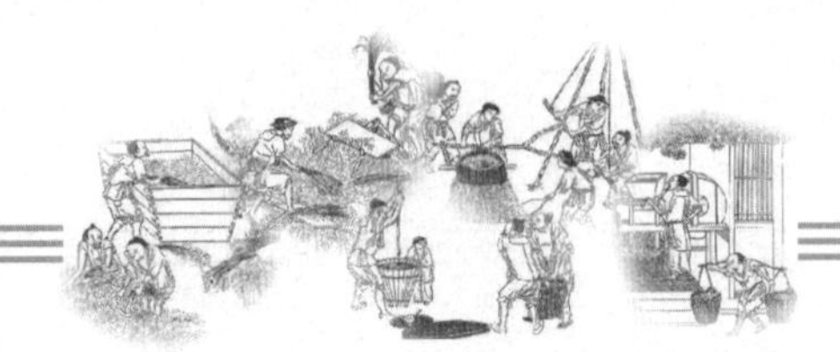

每日 10 ～ 15 次。

【功能】散瘀解毒，除癥化結。治療眼瞼黃色瘤。

【附注】解放軍 54633 部隊醫院盛志玉用本法臨床驗證 38 例，用食醋貼敷 7 ～ 15 日後，病損消退者 24 例，16 ～ 30 日消退者 8 例，31 ～ 45 日消褪者 5 例，1 例效果不明顯，總有效率為 97.3%。

三、扁瘊（扁平疣）

扁平疣，俗稱扁瘊。本病多見於青年男女，尤以青春期前後的少女為多，故又稱青年扁平疣。多由肝火妄動，氣血不和，外感風熱之毒，阻於肌膚所致。常突然出現粟米大小，表面平滑的小疣，略高於皮面，呈正常皮色或淡褐色，界線明顯，少則數十個，多則上百個，遍布顏面及手背等處。屬病毒性皮膚病。病程極慢，但亦有不治自褪者，亦可復發。

（1）濃醋外塗方

【來源】出自《民間驗方》。

【處方】陳醋 200 毫升。

【用法】將陳醋加熱，濃縮至 100 毫升，待醋冷卻後塗患處，每日 3 次，疣體脫落後不留瘢痕。

【功能】殺蟲解毒，散瘀除疣。治療扁平疣。

【附注】廣東汕尾市中醫院梁娟經用本法臨床驗證 27 例，治癒（30 天內皮疹完全脫落，皮色正常）14 例，有效（30 天內皮疹消褪 60%以上）4 例，無效（30 天內皮疹消褪不及 60%者或無效）9 例，總有效率為 66.7%。

（2）香附子食醋方

【來源】出自《民間驗方》。

【處方】香附子 100 克，食醋 200 毫升。

【用法】將香附子焙乾研成細粉，浸泡於食醋內 24 小時後，小火煎煮濃縮成 100 毫升，塗擦患處，1 日 3 ～ 4 次。

【功能】疏肝解鬱，散瘀解毒。適用於老年性扁平疣，一般用藥 2 週即可見效。

【附注】福建省南安市溪美衛生院劉汝琨使用本法臨床驗證 29 例，痊癒 26 例，無效 3 例，總有效率為 89.7%。

（3）薏仁三子醋方

【來源】出自《民間驗方》。

【處方】生薏苡仁 60 克，白芥子、蘇子、萊菔子、板藍根各 30 克，陳醋 60 毫升。

【用法】將白芥子、蘇子、萊菔子放入鍋內，加醋炒成焦黃色，再與薏苡仁、板藍根共研細末，醋煮麵糊糊為丸，如梧桐子大。每服 40 ～ 60 丸，日服 2 次，7 天為 1 療程。

【功能】健脾利濕，宣肺解毒。適用於扁平疣。

【附注】湖北漢川縣醫院鐘青春曾用本法臨床驗證 12 例，用藥 1 ～ 4 個療程，均獲痊癒。

第五節　嫩膚亮甲美容法

手掌和指甲是人體最易曝露的部分，手掌細嫩光滑，指甲晶瑩剔透，光亮潤澤，可直接反映出一個人健康、完美的美容效果。如果手掌患上諸如：皸裂瘡、凍瘡、鵝掌風（手癬）、灰指甲（甲癬）等疾，不僅嚴重影響美觀，而且本病纏綿難癒，十分痛苦。

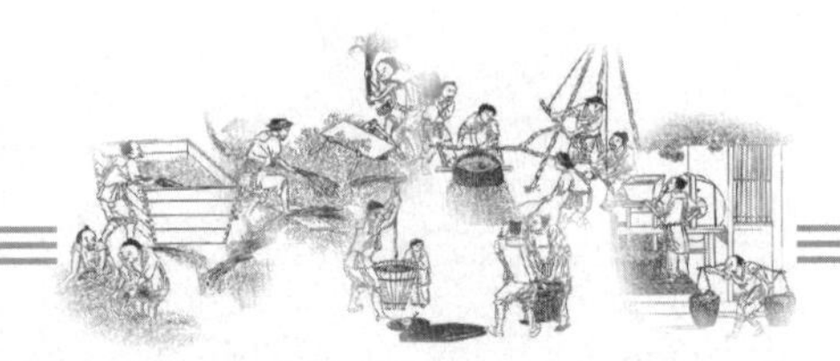

一、皴痛（手足皸裂）

皴痛，是一種以手足皮膚出現裂隙為特徵的疾病，中醫文獻中又稱皴揭、肉裂、手足坼裂等病名。多由風寒外侵，風盛血燥，寒滯血脈，膚失濡養而成。多見於體力勞動者，好發於手、足經常摩擦的部位。病程纏綿，秋冬加劇。現代醫學稱其為手足皸裂。

（1）陳醋方

【來源】出自《民間驗方》。

【處方】山西老陳醋 500 毫升。

【用法】將陳醋放入鍋中煮沸 5 ～ 15 分鐘，倒入盆內，待稍涼後浸泡皸裂手腳，擦洗 10 分鐘，1 日 2 ～ 3 次，5 日為 1 療程，一般用藥 2 個療程可癒。

【功能】散瘀化結，殺蟲解毒。主治手足皸裂及手癬（鵝掌風），亦可用於足跟骨刺疼痛。

（2）雞蛋陳醋方

【來源】出自《民間驗方》。

【處方】完整雞蛋 2 ～ 3 個，老陳醋 500 毫升。

【用法】將雞蛋放入老陳醋內，浸泡 6 ～ 7 天取出，塗擦患處。每日用藥 2 ～ 3 次，待 3 ～ 5 週以後，可 3 ～ 5 天塗 1 次。初敷藥時，皮膚裂口處有灼痛感，2 ～ 3 日後，灼痛感便可漸漸消失。

【功能】益陰潤膚，散瘀解毒。適用於手足皸裂、鵝掌風（手癬）。

【附注】遼寧省瀋陽市中醫研究所姚曉萌介紹：本方初敷藥時，皮膚裂口處有灼痛感，2 ～ 3 日消失。該曾用此方治療 15 例，病程 1 至 20 年，痊癒 14 例，顯效 1 例。

（3）烏梅肉醋浸方

【來源】出自《民間驗方》。

【處方】烏梅肉 50 ～ 100 克，食醋 500 毫升。

【用法】將烏梅肉搗爛，放醋中浸泡 1 週後，每日浸泡患處 15 ～ 30 分鐘，用前加溫，用後可保留藥液，以備再次用。

【功能】散瘀潤燥，斂瘡消腫。治療手足皸裂，或因鵝掌風而致皮膚增厚粗糙等症

二、凍瘡

凍瘡，係指因寒冷所致之肌膚損傷的一種疾患。又名凍瘃、凍風、凍爛腫瘡等名。由冷風嚴寒傷及皮肉，氣血凝滯而成其症。多發於手足和耳郭等曝露部位。患處皮膚先呈蒼白，漸成紫紅斑片，自覺灼痛，瘙癢或麻木，甚則潰爛成瘡，纏綿難癒。本病重在預防，需注意防寒保暖及適當活動。本病與現代醫學同名。

（1）治手腳凍瘡方

【來源】出自《民間驗方》。

【處方】陳醋適量。

【用法】將醋煮熱，趁溫用毛巾或用紗布浸醋濕敷，每日 3 次，連用 1 週即效。

【功能】活血通脈，散瘀止痛。治療凍瘡初起未潰，紅腫刺癢。

（2）治手腳凍瘡方

【來源】明・李時珍（東璧）《本草綱目・穀部第二十五卷》。

【處方】醋，不拘多少，藕適量。

【用法】以醋洗足浸泡，再以藕敷之。

【功能】溫通血脈，消腫止痛。治療凍瘡。

（3）花生皮醋方

【來源】出自《民間驗方》。

【處方】花生衣 50 克，樟腦 1 克，酒精少許，醋 100 毫升。

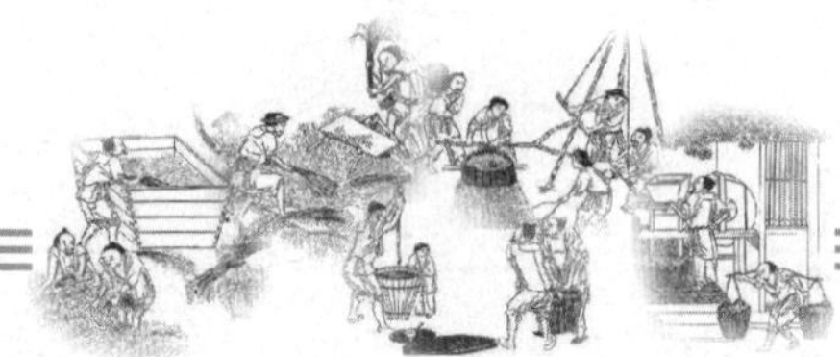

【用法】將花生皮炒黃，研成細粉，每 50 克加醋 100 毫升調成糊狀，另取樟腦 1 克，用酒精少許溶解後加入調勻。塗於凍傷處厚厚一層，用布包好。

【功能】活血散瘀，消腫止痛。治療凍傷。

【附注】《中藥大辭典》臨床報導：用本方法治療凍傷 50 餘例，一般 2 ～ 3 日即癒。

三、鵝掌風（手癬）

鵝掌風，生於手掌的一種皮膚病。多因感受風毒，凝結皮膚，氣血失養所致；或由接觸傳染而得。初起手掌及手指皮下生小水皰、瘙癢，繼而皰破，迭起白皮，脫屑，日久手掌皮膚粗糙變厚；甚則皸裂疼痛，入冬加重，自掌心可遍及全手；可染及指甲並使之變厚，色灰黑而脆，病程纏綿，經久不癒。相當於現代醫學所稱之手癬。

（1）生薑醋方

【來源】出自《民間驗方》。

【處方】生薑 1 塊，食醋適量。

【用法】將生薑切成斷面，將斷面蘸醋輕擦患處 3 ～ 5 分鐘。每日早、晚各 1 次。

【功能】益氣養陰，散瘀潤膚。治療鵝掌風。

【附注】本方經福建福州市公費醫療醫院黃兆祥臨床驗證數十例，療效顯著，一般 10 日可癒。實驗證明，生薑與食醋對堇毛癬菌有抑制作用，但是，患者皮膚若有破損者，則不宜使用此法。

（2）皂角苦楝皮醋浸方

【來源】出自《民間驗方》。

【處方】皂角 250 克，苦楝皮 50 克，紅花 30 克，醋 1000 毫升。

【用法】將前 3 味藥打碎，浸泡於醋中，歷時 7 天，濾出藥液。

先用溫開水洗淨患處，再用此液浸泡擦洗患處，每次5～15分鐘。

【功能】活血祛風，殺蟲止癢。主治手足癬及甲癬所致手足瘙癢、脫皮、指（趾）甲變形、增厚、色灰等症。

【附注】山西省晉城市樹脂廠職工醫院宋天保稱：此方乃其家傳方，該臨床觀察有年，每每取效。嚴重感染者，禁用此方。

（3）藿黃浸劑

【來源】出自《民間驗方》。

【處方】藿香30克，黃精、生大黃、皂礬各12克，醋500毫升。

【用法】將前4味藥碾碎，入醋中浸泡，每日振盪數次，5～7天，濾去藥渣備用。用時將患手、足浸泡於醋中，根據條件，每日浸泡數十分鐘，累計時間約在24小時以上，甲癬及病情較重者，浸泡時間需延長。注：甲癬應將病甲削薄後再浸泡。

【功能】祛風止癢，散瘀潤燥。主治鵝掌風及足癬、甲癬。

【附注】本方來源於《許履和外科醫案醫話集》。在王裕頤、張鴻來主編的《中華效方匯海》中，亦有收載。據南京中醫學院許履和驗案舉例報導：秦〇，男，60歲，患手足癬40餘年，屢治無效。手掌部起多數小水泡，足趾間濕爛，瘙癢不休，兩手十指均呈灰指甲。經用藿黃浸劑42小時，手足癬痊癒；再浸泡十指42小時，半年後指甲恢復如常。並稱：藿黃浸劑以夏季使用最宜，將患部全部浸入為準，浸泡時間愈長，效果愈好。浸前先洗淨手腳，浸後忌用肥皂及鹼水洗滌。浸泡時間累計40～50小時，如是甲癬，浸泡時間宜加倍。此方藥源豐富，療效較好。

（4）鴉膽子百部酒醋方

【來源】出自《民間驗方》。

【處方】鴉膽子（打碎）20克，生百部30克，白酒、醋各500毫升。

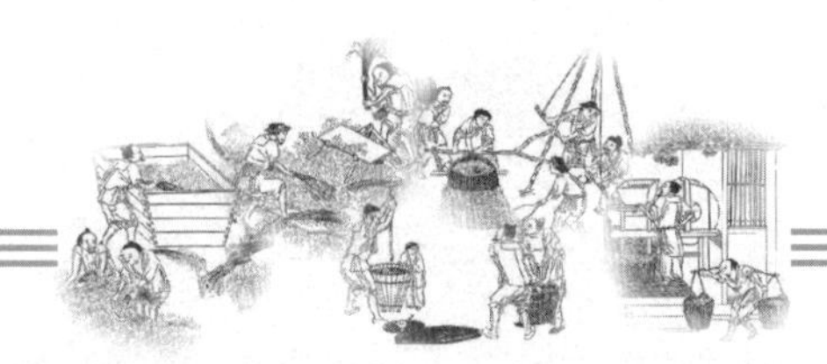

【用法】將白酒、醋倒入有蓋的容器中，加入鴉膽子、生百部，密閉，浸泡 10 日後，備用。用時將患掌、患甲插入藥液中，每次浸泡 30 ～ 60 分鐘，每日浸泡 2 ～ 3 次，11 ～ 12 天藥液泡完即癒。泡至 6 ～ 7 天時，患手皮膚將變得紅嫩而薄，此是將癒之兆，無需顧慮，當繼續浸泡至癒。

【功能】清熱燥濕，殺蟲解毒。治療鵝掌風、灰指（趾）甲。

【附注】本方為安徽省淮南名老中醫倪平佛經驗方。治療鵝掌風、灰指（趾）甲療效顯著。本方經山東臨沂醫專王永彬臨床驗證 47 例，治癒 39 例，好轉 7 例，無效 1 例，總有效率為 98.5%。

（5）白鳳仙花醋浸方

【來源】出自《民間驗方》。

【處方】白鳳仙花 50 克，皂角 50 克，花椒 25 克，醋 250 毫升。

【用法】將上 3 味藥放入醋中，浸泡 24 小時即可使用。每晚用醋液浸患處 20 分鐘，連用 7 日，為一療程。

【功能】祛風活血，消腫止痛。治療鵝掌風、甲癬以及腳濕氣，症見刺癢，脫屑，乾裂者。

【附注】本方摘自上海《常用中草藥》。

（6）鵝掌風浸泡劑

【來源】出自《民間驗方》。

【處方】土槿皮 12 克，海桐皮 12 克，大黃 12 克，皂礬 12 克，明礬 12 克，蛇床子 12 克，苦參 12 克，皂角刺 12 克，白芷 12 克，水楊酸 6 克，食醋 1000 毫升。

【用法】除食醋外，上藥烘乾碾末（明礬、皂礬另研），伴入水楊酸，再以塑膠袋分裝，每袋為 100 克。將鵝掌風浸泡劑 1 袋倒入盆中，再加食醋 1000 毫升，將患手（足）浸於藥液中，每日浸泡 1 ～ 2 小時，連續治療 20 日，總時間不得少於 40 ～ 50 個小時。每次浸泡後，可用清水沖洗一下手（足），忌用鹼性一類物質或肥皂。如藥液耗損，可增加藥粉或食醋，不必再換新藥。如系雙手（足）需治療時，可用浸劑 2 袋，食醋也相應增加。本療法夏季使用較適宜，如氣候較涼時使用，可將藥液稍溫一下，但不要燒開，以免降低藥效。另外還有一種套治方法：將已配製好的浸泡劑藥液裝入塑膠袋中，再套在患手（足）上，裝袋口接合部紮緊，持續約 48 小時左右。

【功能】清熱解毒，殺蟲止癢，除濕潤膚，軟化角質。治療鵝掌風、足癬。

【附注】遼寧西豐縣中醫院魏長春用本方臨床驗證 100 例，痊癒 95 例（95.0%），有效 3 例（3.0%），無效 2 例（2.0%），總有效率為 98.0%。

四、灰指甲（甲癬）

灰指甲，又名油灰指甲、鵝爪風。係生於指（趾）甲的一種癬疾。多由手足癬日久蔓延，以致血不榮爪而成。初起甲旁發癢，日久指（趾）甲高低不平，逐漸增厚，或甲緣蛀空而殘缺不全，指（趾）甲變形，失去光澤而呈灰白色，一般無自覺症狀，但指（趾）甲過厚者可有疼痛感覺。相當於現代醫學中所稱的甲癬。

（1）米醋浸泡方

【來源】出自《民間驗方》。

【處方】米醋適量。

【用法】用塑膠袋盛米醋，每晚入睡前，將手伸入盛醋的塑膠袋內，紮緊袋口浸泡 1 夜，次晨撤掉。每晚 1 次，連用數次可癒。另外，亦可在溫水中，加入半湯匙食醋，用其浸泡手指和腳趾，不僅能使指甲、腳趾光亮晶瑩，而且甲皮易於修剪，甲縫中的污垢也容易清除。

【功能】散瘀化結，殺蟲解毒。前者治療灰指甲、鵝掌風。後者用於美甲（趾），效果顯著。

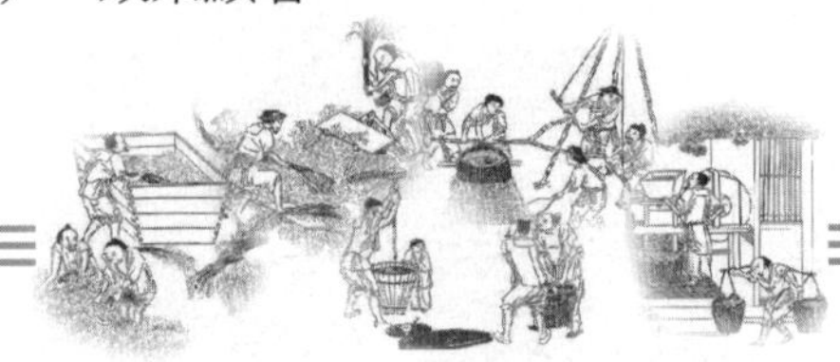

（2）苦參花椒陳醋方

【來源】出自《民間驗方》。

【處方】苦參 50 克，花椒 30 克，陳醋 500 毫升。

【用法】先將陳醋煮至 200 毫升，再將苦參、花椒用水沖洗乾淨後，放入濃縮醋中，浸泡 1 週即可使用。用時先將灰指甲用熱水泡軟，再用刀片刮削，以不出血、無疼痛感為準，然後用消毒棉球蘸藥液浸潤病甲 5 ～ 10 分鐘，每晚睡前擦藥 1 次。

【功能】清熱燥濕、殺蟲解毒。治療灰指（趾）甲。

（3）灰指甲藥套

【來源】出自《民間驗方》。

【處方】毛薑、黃柏、土茯苓、明礬各等量，糯米醋（常州醬品廠生產）適量。

【用法】將前 4 味藥烘乾研碎，用糯米醋浸漬。治療時剪除患甲部分，用棉球浸藥放置甲床上，按患指大小剪下醫用乳膠套套住患甲。每 2 日換 1 次藥棉球，共用 4 ～ 7 日即可殺滅黴菌，然後讓其自然痊癒。若患指出現輕微紅腫、疼癢，可暫停用，待紅腫消失後再套上藥套。如患甲處皮膚有傷口，則待癒後再用。

【功能】燥濕解毒，殺蟲止癢。治療灰指甲。

【附注】安徽廣德縣鼎華中醫門診部用本法臨床驗證 75 例，治癒（治療 1 個療程後，半年內灰指甲消失，新生甲滿甲床）68 例（90.7%），顯效（治療 2 個療程，半年內灰指甲消失，但新生甲不滿甲床）5 例（6.7%），無效 2 例（2.7%），總有效率為 97.3%。

第六節 除臭辟穢美容法

在日常生活中，最常見的有如狐臭、口臭乃至屁臭等，雖無關人之性命，但由於散發出的奇特臭味玷污周圍環境，影響人際交往，有礙自身外在之美。宋·陳言《三因方》云：「胡臭與漏腋，雖不害人性命，奉親事君，乃至交遊，皆非所宜。修身之士，務爲清潔者，或得此患不可不思，有以去之。」

一、狐臭（香身除臭）

狐臭，為局部汗液帶有異臭味的一種病症。又名胡臭、腋臭、腋氣。因濕熱鬱於腠理汗孔或遺傳所致。臨症腋下汗液有特殊臭氣。大部分患者伴有油耳朵症狀。隋·巢元方《諸病源候論·狐臭候》說：「人腋下臭如蔥豉之氣者，亦言如狐狸之矢氣者，故謂之狐臭。此皆血氣不和與蘊積，故氣臭。」多見於青年男女，以婦女更為多見。

（1）青木香醋敷方

【來源】唐·孟詵《必效方》。

【處方】青木香、好醋各適量。

【用法】用好醋浸泡青木香，置腋下，夾之。

【功能】清熱解毒，行氣除穢。主治腋臭。

【附注】本方在唐·王燾撰《外台祕要》，明·李時珍《本草綱目·草部第十四卷》中，均有收載。其原文曰：「凡腋下、陰下濕臭，或作瘡。青木香用好醋浸，夾於腋下、陰下。為末敷之。」

（2）槲葉醋敷方

【來源】明·李時珍（東璧）《本草綱目·果部第三十卷》。

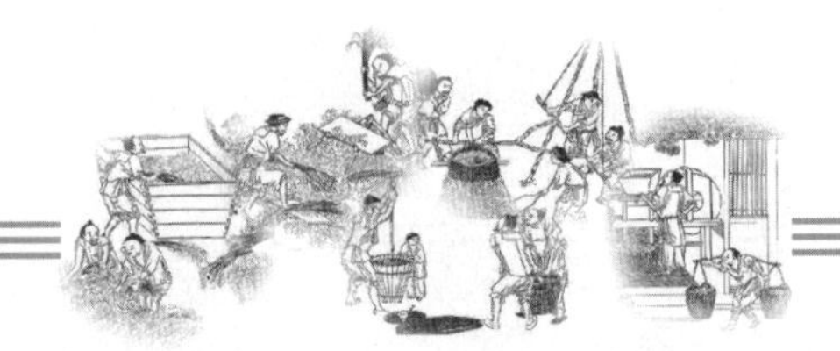

【處方】槲若3000克，苦瓠殼適量，辛荑、細辛、杜衡各等份，醋適量。

【用法】槲若，切，水煮濃汁，洗腋下。洗後，即以苦瓠殼燒煙熏之，後將辛荑、細辛、杜衡共研為末，醋泡一夜後，敷於腋下。

【功能】利水除濕，祛風解毒。主治腋下狐臭。

【附注】槲若，異名：槲葉，為殼斗科植物槲樹的葉。味甘苦、平，無毒。治吐血、衄血、惡瘡、淋病、腸風下血等症。杜衡，異名：懷、蘅薇香。為馬兜鈴科植物杜衡的根莖及根或全草。性味辛溫，無毒。有散瘀逐寒，消痰行水，活血，平喘，定痛之功。

（3）石灰陳醋方

【來源】唐・孫思邈《千金翼方・卷五方》。

【處方】石灰、三年苦酒。

【用法】上兩味，用三年苦酒和石灰，塗之。

【功能】散瘀、化濕，殺蟲解毒。治療諸腋臭。

【附注】本方源自唐・王燾《外台祕要》。唐・孫思邈《備急千金要方・卷二十四方》，明・李時珍《本草綱目・穀部第二十五卷》均有收載。其曰：「腋下狐臭。用三年釅酢和石灰敷之。」另：方中石灰有毒，僅供外用，皮膚潰破處慎用。

（4）六物醋塗方

【來源】日本永觀二年（984年）・丹波康賴（宿彌）《醫心方・卷四方》引《小品方》。

【處方】乾商陸30克，乾枸杞白皮15克，乾薑15克，滑石30克，甘草15克，胡粉30克，苦酒（醋）適量。

【用法】上研為末，以苦酒調糊狀塗腋下，微汗出，易衣復更著之，不過三著便癒。或一歲復發者，復塗之，不可多塗。

【功能】利水除濕，殺蟲解毒，散瘀辟穢。主治腋下及手足心、陰下、股裡恒如汗濕，其氣甚臭者。

【附注】本方中商陸根、胡粉有大毒，使用時宜慎，僅供外用，不可內服。

（5）體氣散

【來源】北周・姚僧垣（法衛）《集驗方》。

【處方】石綠9克，輕粉3克，濃醋適量。

【用法】將前兩味共研極細末，濃醋調塗，每日5次。

【功能】清涼除穢，散瘀解毒。主治狐臭、體氣。

【附注】本方在清・李文炳《經驗廣集良方・卷四》與《中藥大辭典》中，均有收栽。

（6）蜘蛛散

【來源】南宋・陳言（無擇）《三因極一病症方論・卷十六方》。

【處方】大蜘蛛1個，輕粉0.4克，赤石脂末、釅醋各適量，鹽少許。

【用法】上藥，先以黃泥入少許赤石脂末，加鹽少許，搗羅極細，杵製為窠，置蜘蛛在內，燒令通紅，候冷剖開。研為細末，入輕粉0.4克，用釅醋調成膏，臨臥敷腋下。

【功能】祛風勝濕，解毒辟穢。主治腋臭。

【附注】古以唐「開元通寶」錢幣抄取藥末，將藥末填滿錢面四字中一字之量，即稱一字，約合今之0.4克。本方明・李時珍《本草綱目・蟲部第四十卷》中，亦有收載。原文曰：「腋下胡臭，大蜘蛛一枚，以黃泥入少赤石脂末，及鹽少許，和勻裹蛛，煅之為末，入輕粉一字，醋調成膏。臨臥傅腋下，明早登廁，必泄下黑汁也。」本方中大蜘蛛、輕粉有毒，使用時宜慎，切忌入口。

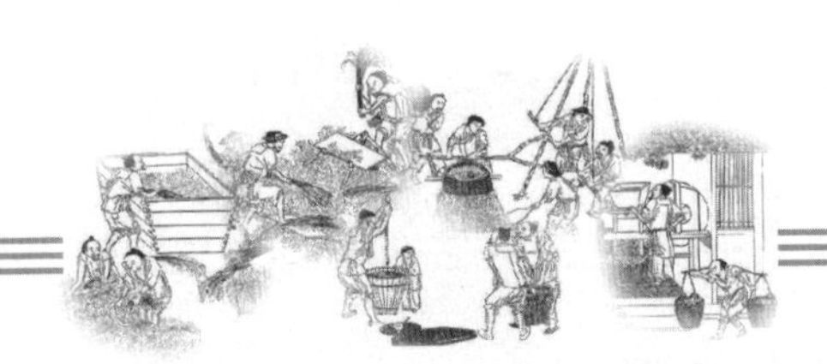

二、口臭（香口辟穢）

口臭，指口內呼出穢濁的臭氣。又名口氣、口殠。口臭是一個臨床症狀，多由肺胃蘊熱、陰虛火旺、宿食停滯、口齒疾患以及口腔不潔等引起。清・沈金鰲《雜病源流犀燭・口齒唇舌病源流》亦云：「虛火鬱熱，蘊於胸胃之間，則口臭……或心勞味厚之人，亦口臭。」口臭雖無大礙，但十分討人嫌。

（1）大豆醋沃方

【來源】唐・孫思邈《備急千金要方・卷第六上》。

【處方】大豆、醋各適量。

【用法】熬大豆令焦，用熱醋沃（澆），取汁含之。

【功能】健脾寬中，除臭潤燥。治療口中臭。

【附注】藥後宜用清水將口腔清漱乾淨。

（2）密陀僧漱除口臭方

【來源】明・李時珍（東璧）《本草綱目・金石部第八卷》。

【處方】密陀僧末不拘量，醋適量。

【用法】密陀僧末，每次3克，醋調漱口。

【功能】殺蟲解毒，除臭辟穢。適用於香口去臭。

【附注】本方中密陀僧有毒，漱口時切勿下嚥，藥後宜用清水將口腔清漱乾淨。

（3）治口氣臭穢方

【來源】出自《民間驗方》。

【處方】丁香15克，甘草90克，川芎30克，細辛、桂心各45克，醋適量。

【用法】前5味，共研為末，醋和為丸，如彈子大，臨睡時服兩丸。

【功能】溫陽健脾，除臭辟穢。治療口氣臭穢。

【附注】藥後宜用清水將口腔清漱乾淨。

三、屁臭（消屁祛臭）

屁臭，即放屁（出虛恭），多由脾胃氣滯或胃腸積熱，運化腐熟失職，氣機升降失常而致。現代醫學認為，屁主要由於食物在胃腸消化吸收過程中，食物殘渣經大腸內繁殖的細菌酵解而產生的，所以往往帶有惡臭氣味。在公共場合或社交活動中，放屁不但讓他人難以忍受，而且有損自身形象，十分不雅。

（1）芎朮丸

【來源】出自《民間驗方》。

【處方】川芎、蒼朮、香附、神曲、梔子各等份，醋適量。

【用法】前5味，共研為末，醋和丸如綠豆大，每服6克，溫開水送服。

【功能】消食導滯，行氣解鬱。治療屁臭症。

（2）健脾丸

【來源】出自《民間驗方》。

【處方】白朮（炒）75克，木香（另研）、黃連（酒炒）、甘草各22克，白茯苓（去皮）60克，人參45克，神曲（炒）、陳皮、砂仁、麥芽（炒）、山楂（取肉）、山藥、肉豆蔻（面裹紙包槌去油）各30克，醋適量。

【用法】上13味，共研為末，醋和為丸，如綠豆大。每服50丸，空腹用陳米湯下。

【功能】健脾和胃，消食導滯。治療屁臭症。

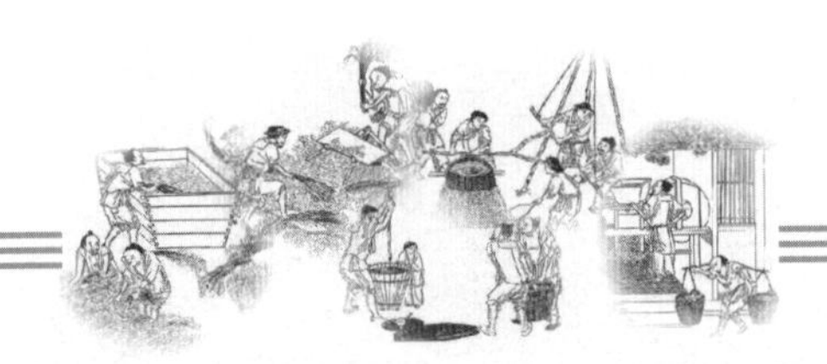

第七節 減肥瘦身美容法

肥胖是指一定程度的明顯超重與脂肪層過厚，尤其是甘油三酯積聚過多而導致的一種狀態。由於食物攝入過多或機體代謝的改變而導致體內脂肪積聚過多，造成體重過度增長並引起人體病理、生理改變。古人一般將肥胖者稱爲肥人，《張氏醫通》引李士材語曾曰：「肥人多濕痰」。

一、單純性肥胖症（減肥消壅）

肥胖，乃美容之大忌，也是人體衰老的催化劑。人體的形體曲線美，是健美與否的重要標誌。為了幫助燃燒體內多餘的脂肪，防止脂肪積聚所造成的多種病症。在目前名目繁多的減肥藥品（食品）中，山西老陳醋就極具減肥功效，不必花高價就可自然而然地達到減肥健美之目的。

（1）食醋方

【來源】出自《民間驗方》。

【處方】山西老陳醋適量。

【用法】每日服老陳醋 15 ～ 40 毫升，若嫌太酸，可加適量涼開水稀釋，每日 1 ～ 2 次。

【功能】消脂減肥。治療單純性肥胖症。

【附注】據稱：肥胖者每日飲用 15 ～ 20 毫升食醋，在 1 個月內就可以減輕體重 3 千克左右。

（2）醋蛋液減肥方

【來源】出自《民間驗方》。

【處方】選新鮮紅皮雞蛋 1 個，正宗山西老陳醋（含醋酸量 9%）180 毫升。

【用法】將醋裝入底徑 5 公釐大口杯中，然後將雞蛋浸入醋中，浸泡 48 小時後（紅皮蛋時間稍長），蛋殼全部被軟化，雞蛋也脹大，僅剩一層薄皮包著蛋清與黃，用筷子將蛋皮捅破，與醋調勻，即成醋蛋液，即為成人 5 ～ 7 天的服用量。每晨空腹飲服。若按 6 天（6 次）服完一個醋蛋，即每晨服醋蛋液 2 湯匙（陶瓷湯匙），兌溫開水 4 ～ 5 湯匙，調勻後一次服完。浸泡前，要將蛋殼洗刷乾淨，再用酒精等消毒；每次浸泡雞蛋一個，每隔幾天再浸泡一個，以保持服用的連續性。

【功能】滋陰潤燥，消脂減肥。適用於減肥降脂，據報導：醋蛋液除具有顯著的減肥作用之處，並且有多種防病治病的保健功效。

（3）醋洋蔥減肥方

【來源】出自《民間驗方》。

【處方】洋蔥（160 ～ 200 克）1 個、天然蜂蜜 1 杯半（約 23 毫升）、天然鹽（粗鹽）少許，醋 500 毫升。

【用法】將洋蔥去皮，切薄片，用冷水浸一會兒，然後隔去水分。將醋及鹽放入煲內，加熱至 36 度。熄火，加入蜂蜜，徐徐攪拌，使其溶解，加入洋蔥。變涼後把洋蔥和醋放入密封容器內，放入冰櫃冷藏一星期後，便可開始服用。如果怕酸，可增加蜂蜜的劑量，或用蘋果醋代替。經過一段時間適應其酸味之後，便可用原來的醋洋蔥了。早晚各吃一次，每次大約吃 60 克。如不適應，可改為一日一次，但見效時間相對要長。

【功能】祛風利竅，減肥降脂。適用於肥胖症、高脂血症、糖尿病、動脈硬化、急慢性胃腸炎以及維生素 C 缺乏等症。

【附注】 本法減肥無需強制食量，但亦要維持營養均衡。如想見效更快，可適當配合些輕便運動，如步行等。附加吃法：浸過洋蔥

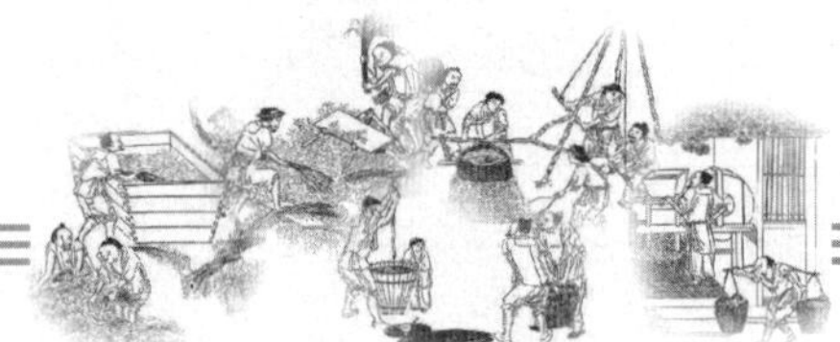

的醋，因有部分洋蔥的營養成分溶解其中，所以吃洋蔥時，不妨每日飲用此醋 1 小杯（10 ～ 20 毫升），亦可分二次服用。 據現代藥理研究證實：洋蔥能抑制高脂肪飲食引起的血漿膽固醇升高，並使纖維蛋白溶解活性下降，故可用於動脈硬化症。動物實驗證明，洋蔥對胃腸道能提高張力，增加分泌，可試用於腸無力症及非痢疾性腸炎。本劑有殺菌作用，能殺金黃色葡萄球菌、白喉杆等，婦科可用於治療滴蟲性陰道炎。民間將洋蔥作為利尿劑及祛痰劑。對四氧嘧定及腎上腺素性高血糖具有抗糖尿病作用。

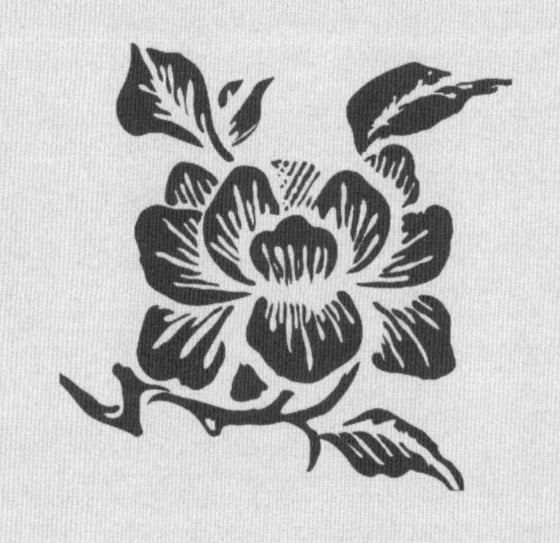

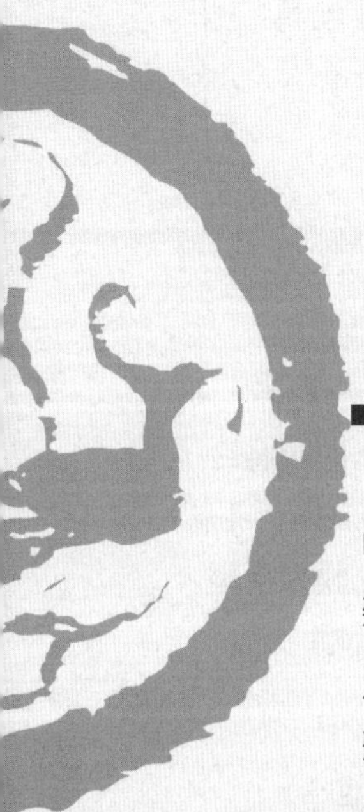

第四章 中醫婦科疾病

婦科是中醫療法中不可或缺的一部份，在傳統中醫學中佔有非常重要的地位。中醫將婦科分為經、帶、胎、產及雜病五大類分門別治，認為婦科病的常見原因主要是先天不足、早婚多產、房室不節、勞逸過度、飲食失調、跌仆外傷、邪毒感染等，而發病的內在因素，則主要與臟腑功能、氣血的失調有關。

第一節 月經病症

月經病是婦產科常見的疾病，本病主要包括痛經、月經失調、崩漏、閉經、帶下病等諸症。月經病症，多因外感寒、熱、濕邪，內由精神因素、飲食、房事不節，再加機體正氣不足，氣血失調所致。

一、痛經（子宮內膜異位症、膜樣痛經等）

婦女正值經期或行經前後，出現週期性小腹疼痛，稱為痛經，亦稱「行經腹痛」。疼痛劇烈時，可伴噁心、嘔吐、面色蒼白，四肢發冷，甚至虛脫等現象發生。本病多因內傷氣血，外受寒濕，氣血運行不暢所致。以青年婦女較為多見。現代醫學的子宮內膜異位症、膜樣痛經、骨盆腔炎、放置避孕器等所致的腹痛，均屬中醫「痛經」範疇。

（1）醋磨青木香方

【來源】明・李時珍（東璧）《本草綱目・草部第十四卷》。

【處方】醋、青木香各適量。

【用法】用醋磨青木香，取汁，頓服之。

【功能】祛風散瘀，行氣止痛。治療血氣痛（即痛經）。

（2）荔附醋服方

【來源】明・胡濙（源潔）撰《衛生易簡方》。

【處方】荔枝核（燒存性）15克，香附子（炒）30克，醋適量。

【用法】荔枝核、香附子，共研為末。每服6克，用醋調服，數服即癒。

【功能】理氣暖宮，化瘀止痛。治療婦人血氣刺痛（即痛經）。

【附注】本方明・李時珍《本草綱目・果部第三十一卷》中，亦

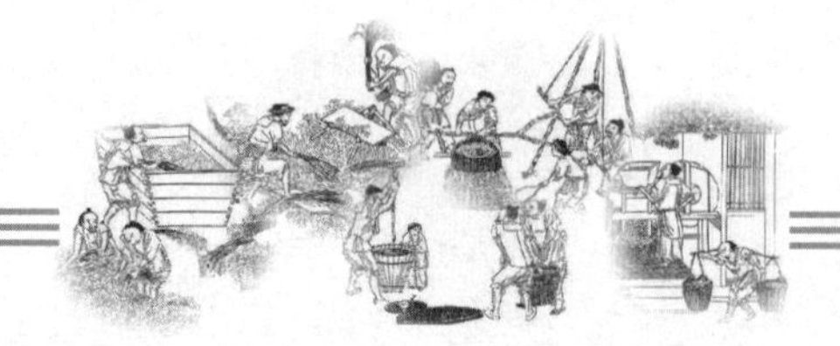

有收載。

（3）紫荊皮醋丸方

【來源】明・熊宗立編著《黃帝內經素問靈樞音釋補遺》。

【處方】紫荊皮不拘多少，醋適量。

【用法】紫荊皮，研為末，醋糊丸櫻桃大，每酒化服一丸。

【功能】行氣活血，散瘀止痛。治療婦人血氣痛。

【附注】本方明・李時珍《本草綱目・木部第三十六卷》中，亦有收載。

（4）經驗方

【來源】明・武之望（陽紆山人）《濟陰綱目・調經門卷一方》。

【處方】木通（去皮）、芍藥（炒）、五靈脂（炒）各等分，醋半盞。

【用法】上前3味，咀，每次用量為15克，每味藥材各5克，醋、水各半盞，煎七分，溫服。

【功能】散瘀通經，行氣止痛。治療婦人臍腹疼痛，不省人事。只一服立止。人不知者，云是心氣痛，誤矣。

【附注】咀，出《靈樞・壽夭剛柔》，咬嚼之意。古代把藥物咬成粗粒入煎劑，後世雖改用刀切碎，仍通稱咀。

（5）沉香散

【來源】元・沙圖穆蘇《重訂瑞竹堂經驗方・婦人門》。

【處方】沉香、木香、當歸、白茯苓、白芍各20克，全陳皮一個，乳香、沒藥各一塊，好醋一盞。

【用法】將前5味切片，搗碎，混勻，收貯備用。每取3～6克藥末，入水三盞，於砂鍋內小火煎沸；入全陳皮一個，又煎十數；入好醋一盞，又煎數十沸，再入乳香、沒藥如皂角子大一塊，同煎至一盞，去渣，通口服，不拘時候。

【功能】疏肝理氣，散瘀止痛。治療婦人一切血氣刺痛不可忍者，兼治男冷氣痛。

（6）追氣丸

【來源】明·王肯堂（西念居士）《證治準繩·女科》引《靈苑方》。

【處方】芸薹子（微炒）、桂心各30克，高良薑15克，醋適量。

【用法】將前3味共研細末，醋糊為丸，如梧桐子大。每服5丸，不拘時，用淡醋湯送下。

【功能】溫經通絡，補血破氣。治療婦人小腹疼痛不可忍者。

【附注】本方明·李時珍《本草綱目·菜部第二十六卷》亦有收載。

（7）莪朮散

【來源】清滿族人·伊精阿（共庵）撰《坤中之要》。

【處方】三稜、莪朮、紅花、牛膝、蘇木各等分，醋適量。

【用法】將前兩味用醋炒過，再加後3味用水煎，空腹服。

【功能】破血化瘀，通經止痛。主治經來未盡、遍身潮熱、口渴、小腹疼痛、頭痛。

（8）當歸煎丸

【來源】北宋·王袞《博濟方·卷四方》。

【處方】當歸（去土）60克，檳榔、赤芍藥、牡丹皮、延胡索各15克，米醋250克。

【用法】先將當歸用米醋慢火熬成膏，入諸藥末和為丸，如梧桐子大。每服20丸，空腹時用溫酒送下，每日2次。

【功能】活血化瘀，行氣止痛。主治婦人血瘀氣滯，少腹時發刺痛，肌瘦乏力，月經不調。

（9）楊氏醋煎散

【來源】南宋·楊倓（子靖）《楊氏家藏方·卷十六》。

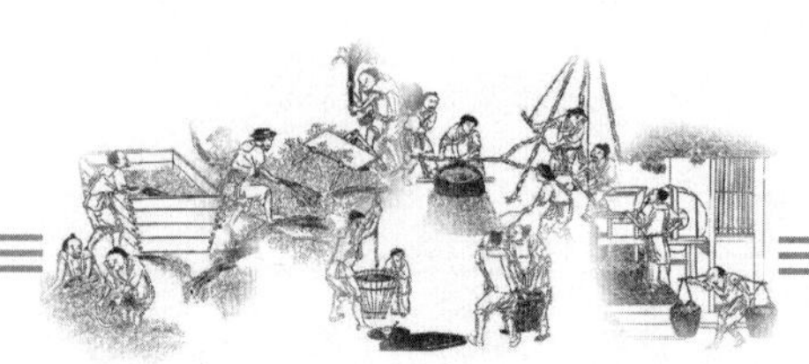

【處方】高良薑30克，當歸（洗，焙）、肉桂（去粗皮）、白芍藥、陳橘皮（去白）、烏藥各15克，釅醋半盞。

【用法】上藥共研細末，每取9克，水半盞，入釅醋半盞，同煎至7分。通口服之，不拘時候。

【用法】溫經散寒，活血化瘀。主治婦人血氣，腹脇刺痛不可忍；產後敗血，兒枕急痛。

（10）張氏醋煎散

【來源】清・張璐（路玉）等《張氏醫通・卷十五方》。

【處方】三稜、莪朮、香附、烏藥、赤芍藥、甘草、肉桂各等分，醋適量。

【用法】前8味藥用醋炒，共為細末，每服9克，空腹砂糖水調下。

【功能】活血逐瘀，行氣止痛。治療經行少腹結痛，及產後惡露不行。

二、月經失調

月經失調，係指月經提前、推後或月經前後無定期。若月經週期提前，主要因氣虛和血熱所致；月經週期延後，虛者因營血虧損而致，實者因氣鬱血滯或寒凝血瘀所致；月經先後無定期，多因肝氣鬱滯或腎氣虛衰所致。上述三種情況，均以「月經不調」論之。

（1）二氣丸

【來源】明・武之望（陽紆山人）《濟陰綱目・卷之一經閉門》。

【處方】醋1000毫升，大黃120克，當歸、白芍藥各60克。

【用法】大黃，為末，以醋1000毫升，慢火熬為膏子；當歸、白芍藥另研為末，以膏子和丸，如桐子大，每服20丸，淡醋湯下，食前服，日進3服。

【功能】行滯益血，散瘀除熱。治療月水不調，斷絕不產，面黃肌瘦，憔悴不欲食。

（2）芩心丸

【來源】元·沙圖穆蘇（字謙齋，或作沙理彌實）《瑞竹堂經驗方·卷四方》。

【處方】黃芩二兩，米醋適量。

【用法】取黃芩心枝條者，用米醋浸七日，炙乾又浸，如此七次，為末，醋糊丸梧子大。每服70丸，空腹溫酒下，日進二服。

【功能】清熱涼血，散瘀行滯。治療婦人四十九歲以後，天癸當住，每月卻行，或過多不止者。

【附注】本方明·李時珍《本草綱目·草部第十三卷》、明·武之望《濟陰綱目·卷之一調經門》、《中藥大辭典》及《中醫婦產科學》等醫籍中，均有收載。

（3）醋附丸

【來源】南宋·陳自明（良甫）《婦人良方大全·卷一方》。

【處方】香附子500克，米醋2000毫升。

【用法】上兩味，相浸半日，砂鍋煮乾，搗焙，石臼為末，米醋煮糊為丸，如梧桐子大，每服50丸，醋湯送下。

【功能】疏肝理氣，散瘀調經。主治婦人室女經候不調，血氣刺痛，腹脇膨脹，心忪乏力，面色萎黃，頭暈噁心，崩漏帶下；或頭眩，少食，渾身寒熱，腹中急痛，赤白帶下，心忪氣悶，血中虛寒，胎氣不固；或便血。癥瘕積塊，及婦人數墮胎，由氣不升降，服此尤妙。

【附注】室女，指未婚女子。宋·齊仲甫《女科百問》第十三問：「室女者，乃未出閨門之女也。」本方元·孫允賢輯《醫方大成·卷十》引《澹寮方》、明·李時珍《本草綱目·草部第十四卷》、明·武之望《濟陰綱目·卷之一調經門》中，均有收載。武氏方名為「澹寮煮附丸」，其藥物組成、功能主治與上同。

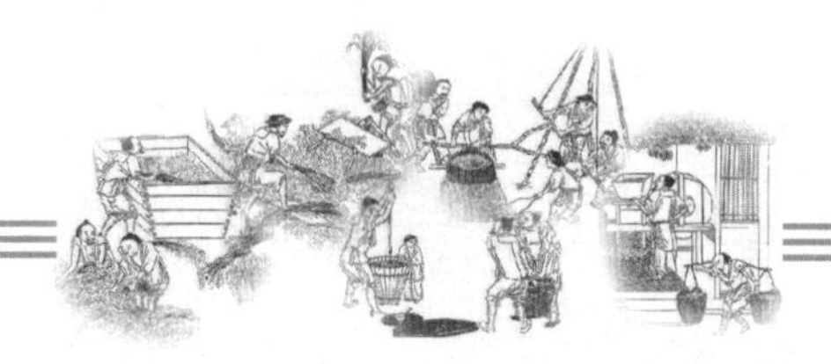

（4）艾附丸

【來源】元・釋繼洪編《澹寮集驗祕方》。

【處方】香附子 500 克，熟艾 120 克，當歸 60 克，醋適量。

【用法】前兩味，醋煮。當歸酒浸，搗焙，為末，醋糊為丸梧子大，每服 50 丸，醋湯送下。

【功能】疏肝理氣，散瘀暖宮。主治婦人室女經候不調，血氣刺痛，腹脇膨脹，心忪乏力，面色萎黃，頭暈噁心，崩漏帶下，便血，癥瘕積塊，及婦人數墮胎，由氣不升降，服此尤妙。

【附注】本方明・李時珍《本草綱目・草部第十四卷》中，亦有收載。

（5）九製香附丸

【來源】清・尤怡（飼鶴山人）《飼鶴亭集方》。

【處方】香附 420 克，艾葉 120 克。

【用法】將上藥：一次用酒，二次用醋，三次用鹽，四次用童便，五次用小茴香 60 克，六次用益智仁 60 克，七次用丹參 60 克，八次用薑汁，九次用萊菔子 60 克，先後分別煎汁，按春三日、夏一日、秋三日、冬七日浸制，隨後曬乾研為細粉，糊丸。每服 9 ～ 12 克，開水送下。

【功能】開鬱健脾，調經安胎。主治婦人經事不調，赤白帶下，氣血凝滯腹痛，胸悶脇脹，噁心嘔吐，氣塊血塊。

（6）紫金丹

【來源】宋・竇材《扁鵲心書》。

【處方】代赭石（燒紅，醋淬七次）、赤石脂（燒紅，醋淬七次）、禹餘糧（燒紅，醋淬七次）各 150 克，醋適量。

【用法】前 3 味共研細末，入瓷罐，鹽泥封固 3 公釐厚，陰乾，大火煅三炷香，冷定，再研極細，醋糊為丸，如芡實大。每服 10 丸，用熱酒送下。

【功能】收澀止血，散瘀溫經。主治下元虛憊，子宮寒冷，月信不調；臍腹連腰疼痛，面黃肌瘦；泄瀉精滑。

(7) 當歸澤蘭丸

【來源】明・張時徹(維靜)《攝生眾妙方・卷十方》。

【處方】當歸(去鬚，酒浸)60克、白芍(炒)60克，熟地黃(酒製)60克，生地黃90克，澤蘭葉、艾葉、白朮各45克，黃芩30克，川芎60克，香附480克(分為四份，每份各120克，分別用童便、酒、醋、米泔各浸一宿)。

【用法】上藥為末，醋糊為丸，如紅豆大。每服60丸，空腹時用白水或酒下。

【功能】補肝益腎，化瘀調經。主治婦人經水不調，赤白帶下，日久不孕。

【附注】本方明・武之望《濟陰綱目・卷之一調經門》中，亦有收載。

(8) 皺血丸

【來源】北宋・官修方書《太平惠民和劑局方》。

【處方】菊花(去梗)、茴香、香附(炒，酒浸一夜，焙)、熟乾地黃、當歸、肉桂(去粗皮)、牛膝、延胡索(炒)、芍藥、蒲黃、蓬莪各90克，烏豆700克，醋800毫升。

【用法】先把烏豆用醋煮，候乾，焙為末，再入醋煮至200毫升，將前10味藥共研細末，和為丸，如梧桐子大。每服20丸，溫酒或醋湯送下；若血氣攻刺，炒薑酒下；癥塊絞痛，當歸酒下。

【功能】補腎溫經，行氣活血。主治婦人血海虛冷，氣血不調，時發寒熱，或下血過多，或久閉不通，崩中不止，帶下赤白，癥瘕癖塊，攻刺疼痛，小腹緊滿，脇肋脹痛，腰重腳弱，面黃體虛，飲食減少，漸成勞狀，及經脈不調，胎氣多損。

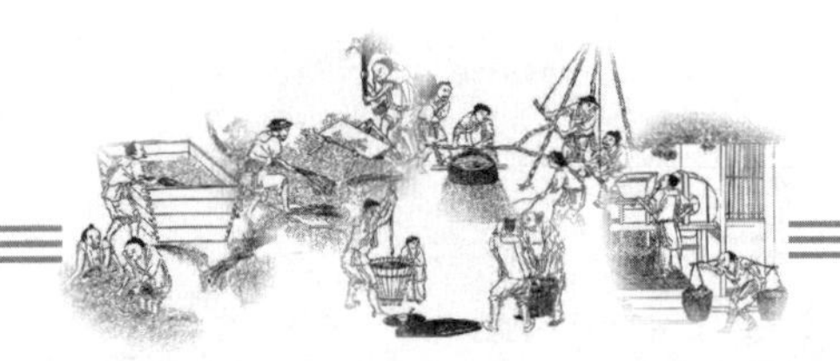

【附注】本方在《中醫大辭典》、《中華名醫方劑大全》中，均有收載。

三、閉經

女子年逾十八周歲，月經尚未初潮，或已行經而又中斷達三個月以上者，稱為閉經。妊娠期、哺乳期暫時性的停經、停經期的停經或有些少女初潮後，一段時間有停經現象等，均屬生理現象，不作閉經論。如因先天性生殖器官發育異常或後天器質性損傷而無月經者，如先天性無子宮、無卵巢、陰道閉鎖等器質性病變等，不屬本治療範疇。

（1）大黃膏（又名「將軍丸」）

【來源】明・武之望（陽紆山人）《濟陰綱目・卷之一經閉門》。

【處方】錦紋大黃 120 克（一方加香附），釅醋、酒各適量。

【用法】錦紋大黃，酒浸焙乾，為末，用釅醋熬成膏子，丸如雞蛋大，每服 1 丸，酒化開，臨睡前溫服，大便利一二行，紅脈自下，是調經之仙藥也。

【功能】破積行滯，散瘀通經。治療婦人乾血氣，月經閉止，血塊有熱，脈弦數。

（2）楊氏艾附丸

【來源】南宋・楊倓（子靖）《楊氏家藏方・卷十五》。

【功能】白艾葉、枳殼（去瓤，取淨）、肉桂（去粗皮）、附子（炮，去皮、臍）、當歸（洗，焙）、赤芍藥、沒藥（別研）、木香（炮）各 30 克，沉香 15 克，米醋適量。

【用法】上藥為細末，將艾葉並枳殼用米醋於砂鍋內煮，令枳殼煮爛，同艾葉研為膏，和藥末為丸，如梧桐子大。每服 50 丸，溫酒或米飲送下，空腹時服。

【功能】溫經散寒，行氣活血。主治婦人血海虛冷，月水不行，臍腹疼痛，筋脈拘攣，及積年堅癥積聚。

（3）通經甘露丸

【來源】清・陳可冀、郭士魁《慈禧光緒醫方選議》。

【處方】當歸240克，蘇木120克，丹皮120克，枳殼60克，陳皮60克，靈脂90克，砂仁60克，熟地120克，生地120克，元胡（炙）120克，熟軍240克，赤芍90克，青皮90克，香附（炙）750克，炮薑60克，桂心60克，三稜240克，莪朮240克，藏紅花60克，甘草60克，醋1500毫升。

【用法】先用醋煎煮蘇木，取其汁，將餘藥共為細末，和合，泛為小丸。每服6～9克，溫開水送下。

【功能】理氣活血，化瘀消癥。主治婦人月經不通，或有癥瘕癖塊，少腹脹痛，骨蒸勞熱。

（4）七製香附丸

【來源】《全國中藥成藥處方集》（天津方）。

【處方】香附（醋製）3.42千克，生地、生白芍、當歸、川芎、熟地、茯苓（去皮）各120克，山萸肉（酒製）、炒棗仁、生阿膠、黃芩、天冬各60克，延胡索（醋製）、砂仁各45克，人參（去蘆）、甘草各30克。

【用法】先將主藥香附拌醋製過，待用；另用生艾葉、小茴香、大米各30克，熬透去渣取汁，再和鮮牛奶210毫升，大鹽（化水）21克。拌醋製過的香附，浸透微炒，合群藥共研為細粉，黃酒泛小丸。每服6克，白開水送下。

【功能】開鬱順氣，調經養血。主治血滯經閉，胸悶氣鬱，兩脇脹痛，飲食減少，四肢無力；或腹內血塊，攻竄作痛，及寒濕白帶等。

【附注】本方在《中華名醫方劑大全》中，亦有收載。另：本方孕婦忌服。

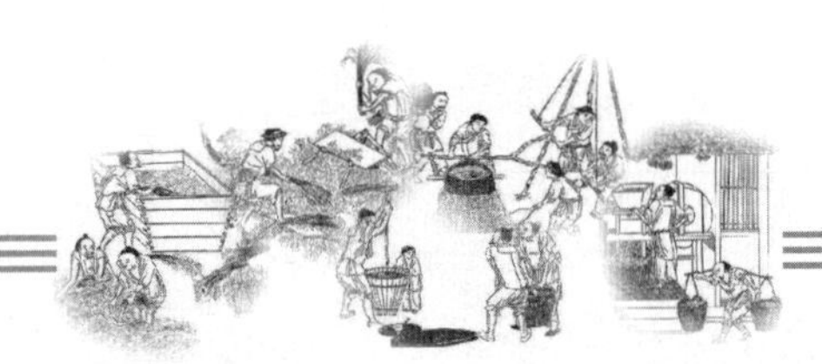

（5）硇砂皂角丸

【來源】北宋・王懷隱等奉勅撰《太平聖惠方》。

【處方】硇砂 30 克，皂角五挺，陳橘皮末 90 克，頭醋一大盞。

【用法】硇砂、皂角（去皮），銼為末，以頭醋一大盞，熬膏，入陳橘皮末，搗 300 杵，丸如梧子大，每溫酒下 5 丸。

【功能】消積破瘀，通經止痛。治療月水不通，臍腹積聚疼痛。

【附注】本方明・李時珍《本草綱目・石部第十一卷》中，亦有收載。另：方中硇砂有毒，用時宜慎，切勿過量。

（6）硝黃苦酒方

【來源】唐・孫思邈《千金翼方・卷第八方》。

【處方】大黃六升，朴硝五兩，桃仁（去皮尖及雙仁）、虻蟲（去翅足）各一升，淳苦酒（醋）四升。

【用法】前4味，搗篩為末，別搗桃仁如膏，以淳苦酒（醋）四升，以銅鐺著火上煎減一升，納藥三校之，又減一升，納朴硝，煎如錫可止，丸如雞子，投一升美酒中，當宿不食服之。至日西下（次日下午），或如豆汁，或如雞肝凝血蝦蟆子，或如膏，此是病下也。

【功能】逐瘀通下，破癥通經。治療帶下、月經閉不通。

【附注】本方中虻蟲有毒，且大黃、朴硝相伍，對腸胃有刺激性，瀉下通便力較強，服用時宜慎，不可過量，體弱及大便稀者慎用。

（7）五通丸

【來源】明・武之望（陽紆山人）《濟陰綱目・卷之一經閉門》。

【處方】當歸、牡丹皮、莪朮、乾漆（炒）、官桂、丁香、紅花各 15.6 克，醋適量。

【用法】上前7味，共研為末，醋糊丸，如梧桐子大，每服30丸，當歸酒下，米飲亦得。

【功能】破積行滯，逐瘀通經。治療婦人月水不通，臍腹硬痛，寒熱盜汗。

【附注】本方中乾漆有毒，使用時宜慎，不可過量，非醫者不可妄投。

四、崩漏（功能性子宮出血等）

崩漏，亦名崩中漏下。崩，指不在經期突然陰道大量出血，來勢急劇，出血如注；漏，是指出血量少，以其出血淋漓不斷，如器之漏，故名。兩者在發病過程中常易互相轉化，故臨床中多以崩漏並稱。西醫的功能性子宮出血、女性生殖器炎症及腫瘤等疾病所出現的陰道出血，都屬中醫「崩漏」範疇。

（1）貫眾治崩方

【來源】唐・孫真人《海上仙方》。

【處方】貫眾 30 克，米、醋各適量。

【用法】貫眾同米炒，研為細末，每取 6 克，醋湯送下。

【功能】清熱解毒，涼血止血。治療婦人崩漏。

（2）獨聖丸

【來源】清・程國彭《醫學心悟・卷五方》。

【處方】五靈脂 30 克、米醋適量。

【用法】五靈脂，揀淨泥沙，放砂鍋內炒，煙盡以現白煙為準，研成細末，撥去火毒，醋丸綠豆大。每服 3 ～ 6 克，淡醋水送下（清酒亦可）。

【功能】活血化瘀，行血止血。治療瘀血凝積所致的崩漏、腹痛，虛人以補藥相間而用。

（3）地榆苦酒方

【來源】宋・王懷隱、王佑等《太平聖惠方》。

【處方】地榆炭 90 克，苦酒（醋）1000 毫升。

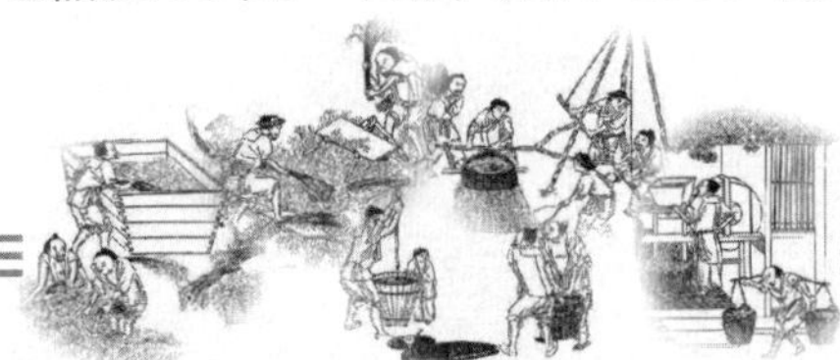

【用法】地榆炭，用米醋煮十餘沸，去渣取汁，食前稍熱服 100 毫升。

【功能】涼血止血，散瘀斂血。治療婦人漏下，赤白不止，令人黃瘦。

【附注】山東青州市中醫院葛銀燕用本方臨床驗證 125 例，治癒 113 例，有效 8 例，無效 4 例，總有效率為 96.8%。本方明·李時珍《本草綱目·草部第十二卷》亦有收載。

（4）楮皮煎

【來源】元·危亦林《世醫得效方》。

【處方】楮樹皮、荊芥各等分，醋 1 盞。

【用法】上兩味，為末。每取 6 克，醋、水各半煎服，神效不可具述。

【功能】涼血止血，順氣利水。主治婦人血崩（功能性子宮出血、血痢）。

【附注】本方明·李時珍在《本草綱目·木部第三十六卷》與《中藥大辭典》中，均有收載。

（5）桑耳鹿茸醋方

【來源】唐·孫思邈《備急千金要方·卷第四》。

【處方】桑耳二兩半，鹿茸十八銖，醋五升。

【用法】上兩味，以醋五升漬，炙燥，漬盡為準，治下篩（為末），服方寸匕（1 克左右），日三。

【功能】壯元陽，補氣血，散瘀澀血。治崩中、漏下，赤白不止，氣虛竭。

（6）如聖散

【來源】明·武之望（陽紆山人）《濟陰綱目·卷之一崩漏門》。

【處方】棕櫚、烏梅肉各 30 克，甘草（半生半熟）二寸，醋適量。

【用法】上前3味，共研為末，每服6～9克，淡醋湯服。

【功能】疏肝理氣，散瘀破血。治療婦人血山崩。

【附注】血山崩，病名。指血崩，指不在經期而突然陰道大量出血者。多因勞傷過度，氣虛不能攝製經血，或暴怒傷肝，肝不藏血，以致經血妄行，臨床上須防暈厥虛脫。

（7）複方地榆苦酒煎

【來源】出自《民間驗方》。

【處方】生地榆30克，烏賊骨30克，益母草20克，黃耆15克，枳殼15克，當歸10克，苦酒（醋）150毫升。

【用法】先將前6味藥置砂鍋內，加入適量溫水與苦酒100毫升，浸泡半小時，繼以小火慢煎，以醋味揮發盡為準，取藥液頓服。二煎在藥渣內再加醋50毫升，溫水適量，餘法同前。每日1劑，早、晚分2次服。5日為1個療程，如未見效，再繼服1個療程。

【功能】補氣行血，澀經固沖。治療崩漏。

【附注】江蘇鹽城市城區人民醫院胥桂生用本方臨床驗證118例，治癒91例（77.1%），有效13例（11.0%），無效14例（11.9%），總有效率為88.1%。

（8）逍遙散加地榆苦酒方

【來源】出自《民間驗方》。

【處方】地榆15克，柴胡、當歸、白朮、白芍、茯苓各10克，炙甘草5克，苦酒（即米醋）250毫升。

【用法】先將前7味藥用水煎沸15分鐘，然後再入苦酒煎煮10分鐘即可。每日1劑，分2次煎服。

【功能】疏肝理脾，收澀止血。治療肝鬱脾虛、氣不攝血所致的崩中漏下（功能性子宮出血）。

【附注】此方由古方逍遙散合地榆、苦酒組成。具有疏肝理脾，

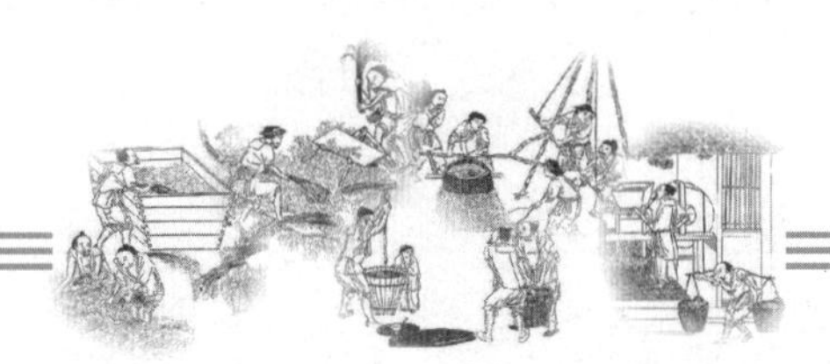

收澀止血之功效。方用逍遙散疏肝解鬱，理脾益氣以攝血，加地榆善治下部出血；苦酒酸澀入肝，收斂止血，並祛瘀健脾。湖南省中醫學校鄧小琴，曾用本方治療吳某，女，19歲，學生，有「宮血」病史2年，經治療後已癒。1週前與人爭吵後又出現陰道不規則流血，量多，有少量血塊，伴少腹隱痛，納差神疲。給服本方3劑，血大減，續服2劑血止如常，隨訪半年未復發。

五、帶下病（帶症）

帶下病，指婦女陰道流出一種黏性液體，連綿不斷，其狀如帶，故名。是女性生殖系統疾病中的常見病。本病多因濕邪影響任、帶二脈，以致帶脈失約，任脈不固所致。現代醫學中的陰道炎、子宮頸炎、子宮頸癌、子宮肌瘤等所出現的帶下病，均在本病治療範圍之列。

（1）韭菜子酒醋方

【來源】明・李時珍（東璧）《本草綱目・菜部第二十六卷》。

【處方】韭菜子7000克，醋（約）14000毫升，蜜、酒各適量。

【用法】韭菜子，用醋煮千沸，焙乾，研為末，煉蜜做成丸子，如梧子大，每服30丸，空腹溫酒送下。日服2次，連服兩7～8日，陰虛火旺者不宜服用。

【功能】補腎陽，暖腰膝，澀精止帶。治療腎氣不足所致的帶下症，症見帶下清稀，色白如涕，帶量甚多，連綿不斷，小便頻數，腰痛如折，腿軟無力，面色蒼白等。此方亦治男子腎虛冷，夢遺。

（2）羊胰醋方

【來源】唐・王燾《外台祕要》。

【處方】羊胰臟1具，醋適量。

【用法】用醋洗淨羊胰臟，加水煮熟，空腹食之。

【功能】溫陽補腎，散瘀止帶。治療婦人帶下症。

【附注】本方明・李時珍《本草綱目・獸部第五十卷》中，亦有收載。其曰：「婦人帶下：羊胰（白羊者良）一具，以酢洗淨，空腹食之，不過三次。忌魚肉滑物，犯之即死。」

（3）如聖丹

【來源】金・張從正（子和）《儒門事親》。

【處方】枯礬 120 克，蛇床子 60 克，醋適量。

【用法】前兩味，共研為末，醋糊丸，如彈子大，用胭脂為衣，綿裹納人陰戶（即陰道）中。定坐半日，熱極再換。大抵月水不通，赤白帶下，多因子宮不潔，服藥難效，下取易痊，且速效而不傷臟氣也。另：一方用枯礬、川烏各等分，煉蜜丸，如彈子大，綿裹納陰中，治帶下絕產。

【功能】溫補腎陽，收澀燥濕。治療婦人經脈不調，赤白帶下。

【附注】本方明・武之望撰《濟陰綱目・卷之一赤白帶下門》、明・李時珍《本草綱目・草部第十四卷》中，均有收載。

（4）醋煎丸

【來源】宋・楊倓（子靖）揖《楊氏家藏方・卷十五方》。

【處方】高良薑（銼碎，入油炒黃）60 克，乾薑（炮）60 克，附子 120 克（重 6 錢者，去皮臍尖），金毛狗脊（去毛）30 克，釅醋 300 毫升。

【用法】上為細末，另用艾葉末 60 克，釅醋 300 毫升，煎至 150 毫升，加入麵 30 克，再熬成膏，和前藥末為丸，如梧桐子大。每服 30 丸，空腹、食前淡醋湯送下。

【功能】溫中散寒，健脾除濕。主治血海久冷，赤白帶下，月候不調，臍腹刺痛。

（5）茨蛸散

【來源】出自《民間驗方》。

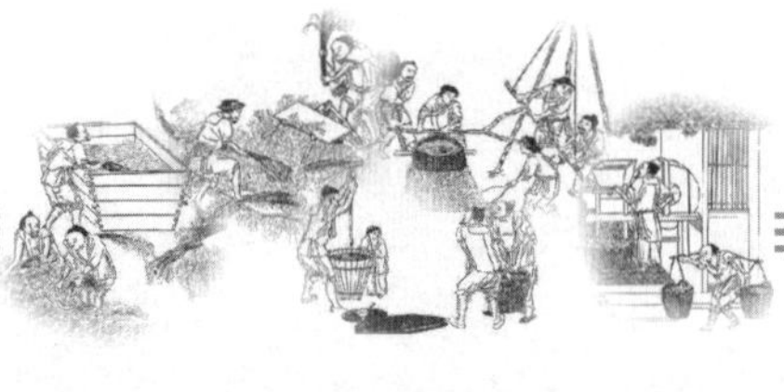

【處方】芡實、桑螵蛸各 30 克，白芷 20 克，醋適量。

【用法】將前 3 味藥共研細末，貯瓶備用。每取本散適量，用米醋調成糊狀，敷於臍中，用膠布固定，每日換藥 1 次，連用 5 ～ 6 天，一般用藥 5 ～ 7 天即獲顯效或痊癒。

【功能】固腎健脾，燥濕止帶。治療腎氣不足，脾虛濕盛所致的白帶過多。

【附注】據稱：用此法治療白帶 21 例，痊癒 19 例，好轉 2 例，總有效率為 100%。本方在 1990 年的《中醫報》、《常見病貼敷療法》中，均有收載。

（6）桑螵蛸散

【來源】出自《民間驗方》。

【處方】肉桂 15 克，白芷、桑螵蛸各 30 克，補骨脂、芡實各 20 克，食醋適量。

【用法】將前 5 味藥共研細末，貯瓶備用。每取本散適量，用米醋調成糊狀，敷於臍中，外用傷濕止痛膏固定，次日起床時取下，每日換藥 1 次，連續用 1 週為 1 個療程。

【功能】溫腎健脾，澀精止帶。主治寒濕帶下。

【附注】湖南省安化縣創傷外科醫院趙海燕曾用本方臨床驗證 15 例，痊癒（治療 1 個療程後症狀消失）12 例，顯效（治療 1 個療程後症狀緩解）1 例，無效（治療 2 個療程後症狀無明顯改善）2 例，總有效率為 93%。

第二節 妊娠病症

妊娠病，是指在妊娠期間，所發生與妊娠有關的疾病，稱爲妊娠病。妊娠病不但影響孕婦的健康，同時也影響胎兒的發育，甚至導致墮胎、小產。因此，加強妊娠期保健，預防和調治妊娠病是十分重要的。

一、妊娠惡阻（妊娠嘔吐）

妊娠後出現噁心嘔吐、頭暈厭食或食入即吐者，中醫稱為惡阻。也有稱「子病」、「病兒」、「食病」等。妊娠早期最常見的症候。本病多因懷孕後陰血聚以養胎，影響氣機調達所致，也有因體質或受某些致病因素影響而使胃失和降，沖氣上逆發生本病。現代醫學認為可能與絨毛膜促性腺激素有關，若終止妊娠，嘔吐也隨之停止。

（1）白糖醋蛋方

【來源】出自《民間驗方》。

【處方】白糖30克，雞蛋1個，米醋60毫升。

【用法】將米醋煮沸，加入白糖使其溶解，打入雞蛋，待雞蛋半熟即成。

【功能】養陰清熱，和胃止嘔。治療肝胃不和而偏熱之妊娠嘔吐。

（2）紅糖米醋雞蛋方

【來源】出自《民間驗方》。

【處方】雞蛋1個，紅糖30克，米醋60毫升。

【用法】先將米醋煮沸後，加紅糖溶化，再打入雞蛋，當半熟時，全部食之，每日2次。

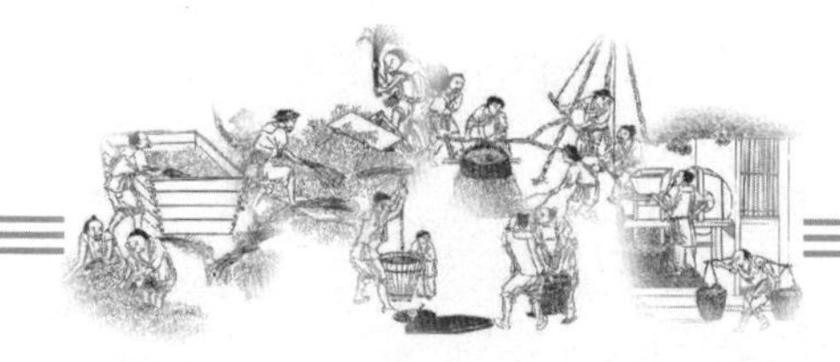

【功能】養陰潤燥，溫胃止嘔。治療肝胃不和型偏寒之妊娠惡阻。

（3）敷臍止嘔方

【來源】出自《民間驗方》。

【處方】鮮生薑1小杯，刀豆殼（燒灰存性）10克，米醋適量。

【用法】先取生薑搗爛絞汁1小杯，再取刀豆殼燒灰研細末，將薑汁加入刀豆殼灰中調和，摻入米醋適量製成膏備用。用時取藥膏如紅棗大，貼於患者臍孔內，蓋以紗布，用膠布固定，每日貼膏1～3次。

【功能】溫胃散寒，降逆止嘔。治療妊娠嘔吐。

二、胎漏胎動不安（先兆流產）

妊娠期陰道少量出血，時下時止而無腰痠腹痛者，稱為胎漏，若妊娠期僅有腰痠腹痛或下腹墜脹，或伴有少量陰道出血者，稱為胎動不安。本病多因母體身體虛弱，或因房事不節，耗損腎精；或氣血虛弱，邪熱動胎，或受孕之後兼患其他疾病，干擾胎氣。此外，跌仆閃挫，手術和藥物的影響，亦可引起胎漏、胎動不安，此乃墮胎、小產的先兆，現代醫學稱為「先兆流產」。

（1）治胎動迫心方

【來源】唐・許仁則《子母祕錄》。

【處方】艾葉，雞蛋大，頭醋4000毫升。

【用法】艾葉，以頭醋煎艾葉，煎至2000毫升，即分數次溫服。

【功能】溫經散寒，安胎通脈。治療胎動迫心，作痛。

【附注】本方明・李時珍《本草綱目・草部第十五卷》中，亦有收載。

（2）黃連湯

【來源】唐・孫思邈《備急千金要方・卷二方》。

【處方】黃連一兩，人參一兩，吳茱萸五合，生薑三兩，生地黃五兩（一方用阿膠）。

【用法】上5味，咀，以醋漿七升，煮取三升，分四服，日三夜一，十日一修合。若頗覺不安，加烏梅一升，不用漿，直用水耳。一方用當歸半兩。

【功能】益氣暖宮，養血安胎。適用於「若曾傷二胎者（類似於習慣性流產），當預服之」。

【附注】咀，即咬嚼之意。古代把藥物咬成粗粒入煎劑，後世雖改用刀切碎，仍通稱咀。本方明・武之望《濟陰綱目・卷之二胎前門》中，亦有收載，其藥物組成、使用方法、功能主治基本相同。

（3）茯神湯

【來源】明・武之望（陽紆山人）《濟陰綱目・卷之三胎前門》。

【處方】茯神、丹參、龍骨各30克，人參、當歸、阿膠、甘草各60克，大棗21枚，擘，紅豆20粒，酢（醋）漿10公升。

【用法】上咀，以酢（醋）漿10公升，煮取3公升，分四服，先食服，七日後服一劑。腰痛者，加桑寄生60克。

【功能】補中益氣，養血安胎。適用於「若曾傷三胎者（類似於習慣性流產），當預服此。」

三、子腫（妊娠水腫）

子腫，是以孕後出現肢體、面目浮腫為特徵，多發於妊娠中、後期。臨床根據水腫程度，一般分為輕、中、重三級。輕者，小腿及足部明顯浮腫；中者，水腫延及大腿、外陰，甚至涉及腹部；重者，全身浮腫，有時伴有腹水。

（1）醋者鯉魚消腫方

【來源】明・李時珍（東璧）《本草綱目・鱗部第四十四卷》。

【處方】大鯉魚一頭，醋3000毫升。

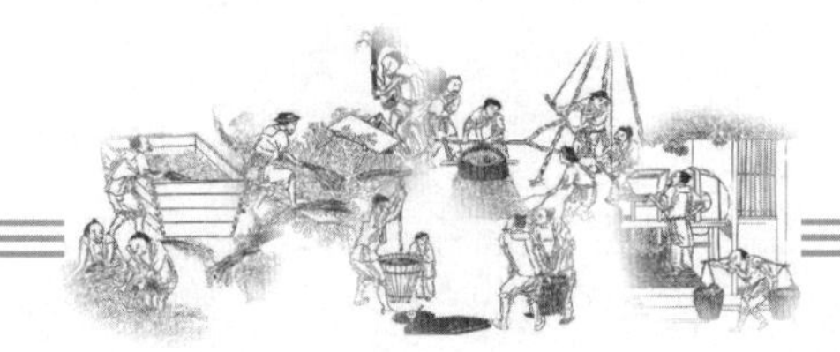

【用法】將鯉魚剖殺洗淨，用醋煮乾食之，每日一次。

【功能】安胎通乳，利水消腫。治療妊娠水腫。

【附注】大鯉魚，異名：赤鯉魚（《爾雅》郭璞注），頳鯉《埤雅》，性味甘，平。有「利水，消腫，下氣，通乳」之功。主治水腫脹滿，腳氣，黃疸，咳嗽氣逆，乳汁不通等症。

四、妊娠感冒

妊娠感冒，係指妊娠期間出現發熱惡寒，頭痛鼻塞，有汗或無汗等病症。由於孕婦體虛，外感風寒或風熱之邪，邪氣束表，營衛失和，正邪相爭，肺失宣暢引起。明·武之望《濟陰綱目》中云：「凡妊娠傷寒，六經治例皆同，但要安胎為主。凡藥中有犯胎者，則不可用也。」

（1）治妊娠感寒方

【來源】明・李時珍（東璧）《本草綱目・鱗部第四十四卷》。

【處方】大鯽魚一條，酒、醋各適量。

【用法】用大鯽魚一條，燒灰，酒服方寸匕（1 克左右）；無汗腹中緩痛者，以醋服，取汗。

【功能】辛溫解肌，發散表邪。治療妊娠感寒時行者。

【附注】方寸匕：古代量取藥末的器具名。其形狀如刀匕，大小為古代一寸正方，故名。一方寸匕約等於 2.74 毫升，盛金石藥末約為 2 克，草木藥末為 1 克左右。

五、妊娠腫毒

妊娠腫毒，是指婦女在妊娠期，因肝氣不疏，氣滯血瘀等，以致風寒熱毒之邪客於經絡所致者，稱為妊娠腫毒。臨床中，治宜調氣安胎，托裡解毒。對於妊娠禁忌藥，諸如活血、攻下、破氣及有毒之類方劑，則不用或慎用。

（1）蕪菁根醋方

【來源】唐・孫思邈《備急千金要方・卷二方》。

【處方】蕪菁根、醋各適量。

【用法】將蕪菁根淨洗，去皮，搗，醋和如薄泥，勿令有汁，猛火煮二沸（四庫本作「二三」），適性薄腫，以帛急裹之，日再易。寒時溫覆，非根時用子，若在喉中，取汁含嚥之。

【功能】清熱利濕，消腫解毒。治療妊娠腫毒。

（2）秦皮醋敷方

【來源】唐・孫思邈《備急千金要方・卷二方》。

【處方】秦皮、醋各適量。

【用法】將秦皮燒，研細末，醋和敷之，乾則易，亦可服方寸匕（1克左右）。

【功能】清熱燥濕，消腫解毒。治療妊娠腫毒。

六、妊娠積聚

妊娠積聚，即胎兼癥瘕，是指腹腔內結聚成塊的一類疾病。婦女在妊娠期間，若出現積聚，有孕又難以服用峻劑者，該怎麼辦呢？黃帝問曰：「婦人身重，毒之何如？岐伯曰：有故無損。」帝曰：「願聞其故。」岐伯曰：「大積大聚，其可犯也？衰其太半而止，過者死。」

（1）香粉丸

【來源】明・武之望（陽紆山人）《濟陰綱目・卷之三胎前門》。

【處方】香附120克，海粉60克，桃仁（去皮、尖）、白朮各30克，醋適量。

【用法】香附，用醋炙，海粉，用醋煮過，與桃仁、白朮共研為末，麵糊為丸，服之（本方未注服用劑量）。

【功能】化積散瘀，健脾安胎。治療血塊如盤。有孕難服峻劑，

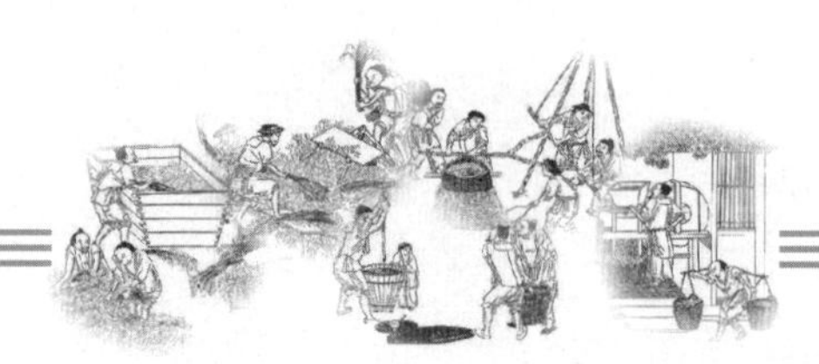

此方主之。

七、妊娠下痢

妊娠下痢，亦名子痢、即胎前赤白痢。本病多因孕後內傷飲食生冷，或外受暑濕熱毒之邪，臨床可見裡急後重，腹痛，下痢赤白，日夜無度，若陽氣下陷則胎易墜。故治療妊娠下痢，則當早期診斷，早期治療，審證求因，辨證施治，方可避免損傷胎氣。

（1）蒙薑黃連丸

【來源】明・武之望（陽紆山人）《濟陰綱目・卷之三胎前門》。

【處方】乾薑（炮）、黃連（炒）、川芎、阿膠（蛤粉炒）、白朮各 30 克，乳香（另研）6 克，枳殼（去白，麩炒）15 克，烏梅三個，醋適量。

【用法】上前 7 味，共研為末，用烏梅三個取肉，入少醋糊同杵為丸，如桐子大，每服 40 丸。白痢，乾薑湯下；赤痢，甘草湯下；赤白痢，乾草、甘草湯下（注：一方有木香二錢）。

【功能】健脾燥濕，澀腸安胎。治療妊娠下痢赤白，穀道腫痛。冷熱皆可服。

第三節 產後病症

產婦在新產後至產褥期中所發生與分娩或產褥有關的疾病，稱爲「產後病」。產後病有虛有實，須根據病情，結合產後多虛多瘀的特點，以照顧氣血爲先。應掌握補虛不致滯邪，攻邪不致傷正的原則進行施治。

一、產後血暈

產婦分娩後，突然頭暈眼花，不能坐起或心胸滿悶，噁心嘔吐，痰湧氣急，心煩不安，甚則口噤神昏，不省人事，稱為產後「血暈」。導致血暈的病因，虛者乃由陰血暴亡，心神失養；實者則為瘀血上攻，擾亂心神所致。

（1）治產乳暈厥方

【來源】唐・孫思邈《備急千金要方・卷二方》。

【處方】釅醋適量。

【用法】含釅醋潠（噴灑）面即癒。凡悶即潠之，癒。或取釅醋和產血服之。

【功能】散瘀活血，醒神通竅。治療產乳暈厥。

【附注】產乳，病名。係指臨產時忽然暈厥。明・武之望在《濟陰綱目・卷之四產後門上》亦云：「產後如覺暈，即以醋噀面醒來，仍與醋細細呷之，又以醋塗口鼻，並置醋於旁，使其聞其氣。」

（2）醋雞蛋

【來源】北宋・趙佶敕撰《聖濟總錄・卷一六〇方》。

【處方】生雞蛋1枚，釅醋半盞。

【用法】先以釅醋煎數沸，打破雞蛋，投於醋中，熟攪令勻，頓服之。

【功能】滋陰養血，補虛醒神。主治產後血運迷悶，不省人事，面唇青冷。

（3）石醋方

【來源】北宋・寇宗奭《本草衍義》。

【處方】好醋100毫升，淨白石一塊。

【用法】將醋盛碗內，然後再將淨白石燒紅，投入醋碗中。以所

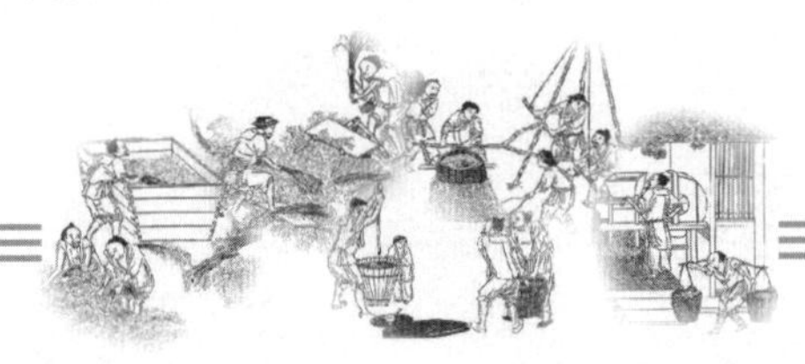

淬的熱氣熏產婦鼻孔 2 ～ 3 分鐘。

【功能】散瘀解毒，通竅醒神。治療產後血暈。

【附注】本方在《傅青主女科》以及《土家族方》、《佘族方》中，均有記載，即用燒紅的鐵塊或石頭放入醋盆內，扶產婦聞及升騰之蒸氣，其大意基本相似。北宋・寇宗奭說：「產婦房中常得醋氣則為佳，醋益血也。」

（4）鐵醋方

【來源】清・王士雄（孟英）《隨息居飲食譜》。

【處方】鐵器 1 件，醋 1 碗。

【用法】將鐵器（如舊秤錘或鋤頭一隻即可）燒紅，入醋淬，連煅淬數次，趁熱用醋氣熏鼻孔。

【功能】醒神開竅，散瘀解毒。治療產後血暈。

【附注】《河北省中醫中藥集錦》一書介紹，閻某之妻，產後血暈，不省人事，口涼氣冷，抽搐，即用本法治癒。本方在羅元愷主編的《中醫婦產科學》及《中藥大辭典》中，均有收載。

（5）韭醋方

【來源】南宋・陳自明（良甫）《婦人良方大全》。

【處方】韭菜 1 把，醋適量。

【用法】用新鮮韭菜一把，切碎，入淨瓶（保溫瓶更佳），注以熱醋適量，以瓶口對準患者鼻孔熏吸。

【功能】溫中行氣，散瘀通竅。治療產後血暈，全不省人事，急危殆者。

【附注】明・傅山在《傅青主女科》中說：「分娩之後，眼見黑花，頭眩昏暈，不省人事者：一因勞倦甚而氣竭神昏；二因大脫血而氣欲絕；三因痰火乘虛泛上而神不守。當急服生化湯二三帖，外用韭菜細切，納有嘴瓶中，用滾醋二盞沖入瓶內，急沖產母鼻中，即醒。若偏信古方，認為惡血搶心，而輕用散血之劑；認為疫火，而用無補消降之方，誤甚矣。又產婦枕邊，行醋韭投醋瓶之法，決無暈症。」本方元・朱震亨《丹溪心法》、明・李時珍《本草綱目・菜部第二十六卷》、明・武之望《濟陰綱目・卷之四產後門上》，均有收載。

（6）備急丹

【來源】日本・永觀二年（西元984年）丹波康賴（宿彌）《醫心方・卷六方》引《拯要方》。

【處方】錦紋新大黃30克，頭醋半升。

【用法】將錦紋新大黃羅為末，用頭醋同熬成膏，丸如梧桐子大。每服五丸，用溫醋湯下，須臾血下即癒。

【功能】活血逐瘀，推陳致新。主治產後惡血沖心，神志昏迷；或胎衣不下，腹中血塊；跌打損傷，瘀血不下。

【附注】產後惡血沖心，病症名。又名產後惡血入心。指產後由於正氣虧損，虛火上炎，以致惡血攻心。出現煩悶欲絕，神志昏迷的症候。本方唐・孫思邈《千金翼方・卷第六》、北宋・王袞《博濟方・卷四》、明・李時珍《本草綱目・草部第十七卷》、明・武之望《濟陰綱目・卷之四產後門上》、《中華名醫方劑大全》中，均有收載。

二、產後心痛

產後心痛，包括產後心包絡痛、產後真心痛。症見心胸悶痛，甚至胸痛徹背；傷於心之正經者，亦稱真心痛，症見指甲青黑，手足冷而過節，旦發夕死，夕發旦死。

（1）治產後心痛方

【來源】明・李時珍（東璧）《本草綱目・草部第十四卷》。

【處方】鬱金（燒存性）6克，醋適量。

【用法】將鬱金研細末，以米醋一呷（一口），調灌即甦，可轉

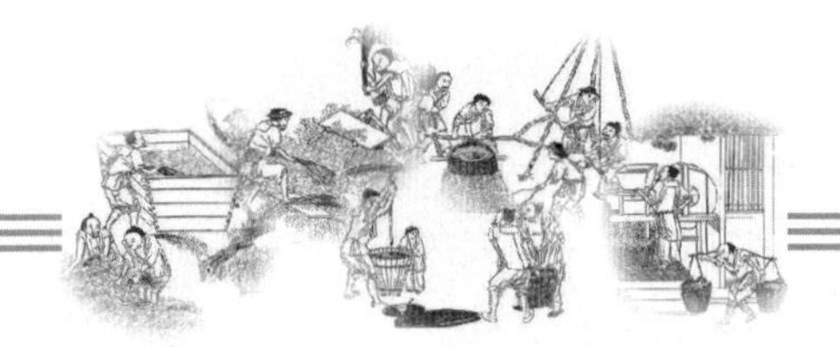

危為安。

【功能】行氣解鬱，破瘀醒神。治療產後心痛，血氣上沖欲死，並下胎。

【附注】本方源自《袖珍方》，為李恒奉藩王周定王朱橚之命輯，該方在《中藥大辭典》中，亦有收載。

（2）莪朮酒醋方

【來源】唐・甄權撰《藥性論》。

【處方】莪朮、酒、醋各適量。

【用法】用酒、醋各半，取莪朮摩取漿汁，飲服。

【功能】行氣破血，消積止痛。治療女子血氣心痛，破痃癖冷氣。

（3）失笑散

【來源】明・武之望（陽紆山人）《濟陰綱目・卷之四產後門上》。

【處方】蒲黃（炒）、五靈脂各等分，釅醋適量。

【用法】上前兩味，研為細末，每服6克，用釅醋調膏，入水一盞煎服。

【功能】活血化瘀，行氣止痛。治療產後惡血上攻，心腹痛欲死，及兒枕痛，或牙關緊急，一服可癒。

三、產後腹痛（宮縮痛）

婦人產後，由於子宮收縮而引起以小腹疼痛為主證者，稱「產後腹痛」，又稱「兒枕痛」。如《女科經綸》引大全曰：「兒枕者，由母胎中宿有血塊，因產時其血破敗，與兒俱下則無患。若產婦臟腑風冷，使血凝滯在小腹，不能流通，令結聚疼痛，名曰兒枕痛。」西醫稱其為「宮縮痛」。

（1）獨聖湯

【來源】明・王肯堂（西念居士）《證治準繩女科・卷五方》。

【處方】狀如刺蝟的大貫眾一個，好醋適量。

【用法】將貫眾揉去毛及花萼，以好醋浸濕，慢火炙令香熟，候冷研細末。每服 9 克，空腹米飲調下。

【功能】涼血止血，散瘀止痛。治療婦人產後失血過多，心腹徹痛，血下久而不止，及赤白帶下，日久不癒者。亦治赤白帶下，年深，諸藥不能療者，良驗。

【附注】本方明・李時珍《本草綱目・草部第十二卷》、明・武之望《濟陰綱目・卷之四產後門上》及《中醫大辭典》中，均有收載。

（2）草木灰熨方

【來源】唐・陳藏器《本草拾遺》。

【處方】草木灰不拘多少，食醋適量。

【用法】取草木灰（熱灰）一碗，入熱醋 1 ～ 2 碗調，趁熱熨心腹疼悶處，冷即易，頻熨之。

【功能】溫經散寒，化瘀止痛。治療心腹冷氣痛及血氣絞痛，陰冷疼悶腫滿。

【附注】草木灰，為柴草燒成的灰。本品性味辛、溫。治大骨節病，蝕癧疽惡瘡。唐・陳藏器在《本草拾遺》中曰：「草木灰「和醋熨心腹冷氣痛及血氣絞痛，冷即易。」

（3）當歸散

【來源】明・武之望（陽紆山人）《濟陰綱目・卷之四產後門上》。

【處方】當歸、乾薑各等分，鹽、醋少許。

【用法】上為末，每服 9 克，水煎，入鹽、醋少許，食前熱服。

【功能】溫經散寒，化瘀止痛。治療產後腹痛，脇肋脹滿。

（4）醋煮大黃膏

【來源】明・武之望（陽紆山人）《濟陰綱目・卷之四產後門上》。

【處方】錦紋大黃不拘多少，陳年米醋適量。

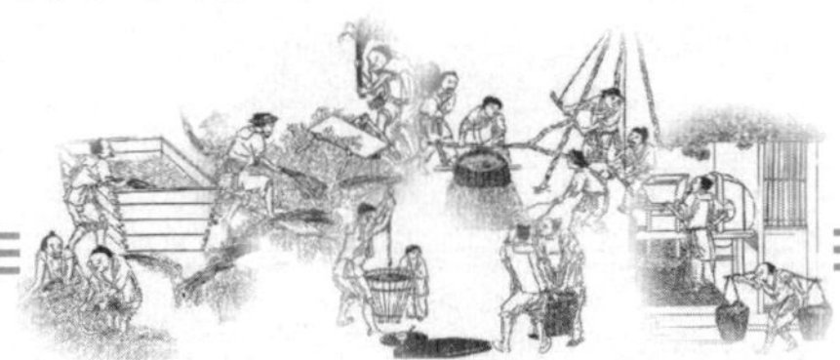

【用法】錦紋大黃，米泔浸經宿，去粗皮，焙乾，為細末，用陳年米醋，酌量多少，先熬稠黏，旋入大黃末，不住手攪，令極勻，以瓷器貯之，紙封口，毋致蒸發，臨用量輕重虛實，人壯病實者半彈子大，已下漸少，或以膏子圓如小彈子大，或如圓眼大，或如皂子大，陰乾收之密器內，臨用旋看虛實，以一丸令患人嚼破，以熱醋浸化入藥服之。

【功能】活血化瘀，潤燥止痛。治療惡露作痛，俗名兒枕痛，及大便不利祕結者，並煎四物湯浸化一丸同服。本方大能活血蕩穢，潤燥清神，開胃倍食，兼治男女老幼血疾，除傷寒大病，表未解者，一切服之如神。

（5）斷弓弦散

【來源】宋・蘇軾（子瞻）、沈括（存中）《蘇沈良方・卷八方》。

【處方】蒲黃（炒香）、五靈脂（酒炒，淘去砂土）各等份，釅醋適量。

【用法】將前兩味，研末，每服 6 克，先用釅醋 30 毫升，熬藥成膏，入水一盞（約 150 毫升），煎七分（約 100 毫升），食前熱服。

【功能】活血散瘀，行血止痛。治療產後腹痛欲絕、或產後惡露不行，或月經不調，小腸氣及心腹痛，現用於產後腹痛、心絞痛、胃痛、痛經、子宮外孕等屬於瘀血停滯者。

【附注】本方明・李時珍撰《本草綱目・禽部第四十八卷》、明・武之望《濟陰綱目・卷之四產後門上》、何時希編校《珍本女科醫書輯佚八種》及《中華名醫方劑大全》、《中藥大辭典》等醫籍中，均有收載。

（6）癸日丸

【來源】出自《傅青主驗方祕方》。

【處方】川大黃 45 克，當歸 90 克，紅花 90 克，巴豆 90 克，山西老陳醋 250 毫升。

【用法】前 3 味藥，用山西老陳醋浸透，再將巴豆去油，共為細末，煉蜜為丸，梧桐子大，每服 9 克，白開水送下。

【功能】活血逐瘀，消癥除積。主治產後腹痛、不思飲食及產後惡血不行所致之各種疾患。

【附注】癸日丸，又名「烏雞丸」。本方為傅青主傳世的婦科成藥，藥名雖不相同，而所用藥品和主治則無差異，行銷已近三百年，著名於世。另：方中巴豆去油成霜後，雖量少而劫性輕。但使用時亦宜慎，不可過量。

四、產後口噤

產後口噤，多因產後敗血不去，停積於心；產後氣血兩脫，心氣虛不能上通於舌，或痰熱乘心，心氣閉塞所致。古人有採用急刺眉心的方法，認為血出即語。因腎脈挾舌本，大腸經散舌下，當這些臟腑有病，亦能出現產後不語。

(1) 芥子煎

【來源】北宋・王懷隱等奉敕編撰《太平聖惠方》。

【處方】芥子 250 克，醋 750 毫升。

【用法】將芥子研細，置砂鍋內，入醋小火煎熬，約得 250 毫升，收貯備用。每取適量，頻塗敷頷頰下。

【功能】溫中散寒，利氣豁痰。主治婦人中風，口噤，舌根捲縮。

五、產後遍身疼痛

產後遍身疼痛，多因產後氣血虧損，運行無力，敗血入於關節之中；或產後血脈空虛，風寒襲之，流注筋脈所致。氣血運行不暢者，兼見骨節不利，筋脈拘急；若敗血入於關節者，以手按之，局部疼痛

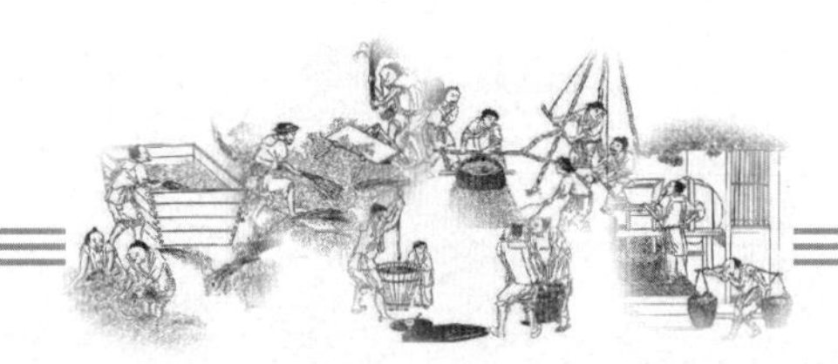

益甚，兼見惡露甚少，血色紫黑。

（1）木防己膏方

【來源】唐・孫思邈《備急千金要方・卷第三婦人方中》。

【處方】木防己半升，茵芋五兩，苦酒九升，豬膏四升。

【用法】上兩味，咀，以苦酒九升漬一宿，豬膏四升，煎三上三下膏成，炙手摩千遍瘥（癒）。

【功能】祛風燥濕，散瘀解痙。治療產後中風，舉體疼痛，自汗出者，及百餘疾。

【附注】本方孫思邈《千金翼方・卷七方》、明・李時珍《本草綱目・草部第十七卷》中，均有記載。另：方中茵芋有毒，使用時宜慎，切忌內服，非醫者不可妄投。

六、產後痙證（產後抽搐）

產後發生四肢抽搐，項背強直，甚則口噤，角弓反張，稱為「產後痙證」，又稱「產後發痙」。是古人稱為新產三病之一。本病的發生，多因產後亡血傷津，心肝血虛，筋脈失養；或亡血復汗，邪毒乘虛直竄氣血筋脈所致。本病之感染邪毒型，實為產後「破傷風」症，為產後急重症之一，若治療不及時，可危及產婦生命。

（1）黑木耳醋方

【來源】出自《民間驗方》。

【處方】黑木耳 30 克，醋 50 毫升。

【用法】將黑木耳用醋浸 2 小時，煮熟分 2 次服用，可連續服用，至癒為準。

【功能】補氣益血，活血通絡。治療產後虛弱，手足麻木，抽筋。

（2）產後抽搐方

【來源】出自《民間驗方》。

【處方】桂枝10克，青皮6克，雞蛋黃3枚，老陳醋30毫升。

【用法】將前3味水煎2次，共煎汁500毫升，兌入老陳醋，每隔6小時服1次，分4次服完，連服3日。

【功能】滋陰潤燥，養血息風。治療產後手足抽搐，手足厥冷。

(3) 產後補養方

【來源】出自《民間驗方》。

【處方】甜醋10份，豬蹄3份，生薑3份，雞蛋2份，紅糖適量。

【用法】 將生薑刮去外皮，切成6～7公釐厚的片，置於匾上晾至外表乾。在鍋內放入油、鹽，然後加入生薑，用小火炒至五成乾。另將雞蛋連殼煮熟後，去殼備用。豬蹄去淨毛煮熟，切成塊備用。將甜醋置於砂鍋內煮沸，加入生薑片、雞蛋，煮15分鐘，再加紅糖至酸甜適口為準，然後浸漬15～30日。將醋煮沸，放入豬蹄塊煮15分鐘左右，再浸漬5～6日即可食用。豬蹄不宜過早加入，否則醋會把肉皮溶化。

【功能】補虛活血，祛風散寒。治療產後婦女素體虛弱，動風抽搐，月經不調等血虛諸症。

【附注】《補藥和補品》介紹，廣東地區產婦在產褥期（產後6週左右）身體虛弱或月經不調，常食用甜醋豬腳薑（即此方），在較短時間內，諸症悉除，身強體壯。因它有祛風散寒，活血補虛的功效，並不亞於藥物，而且具有地方風味。

七、產後水腫

產後脾腎俱虛，水濕溢於四肢者，即為產後水腫。《絳血丹書》曰：「因素體脾腎虛弱，產後脾腎之陽益虛，水濕不得敷布，溢於肌膚四肢所致。」如產後敗血未盡，流入經絡，出現四肢浮腫者，名曰產後四肢虛腫。《經效產寶・續編》曰：「產後四肢虛腫如何？答曰：產後敗血乘虛停積於五臟，循經流入四肢，留淫入深，回還不得，腐

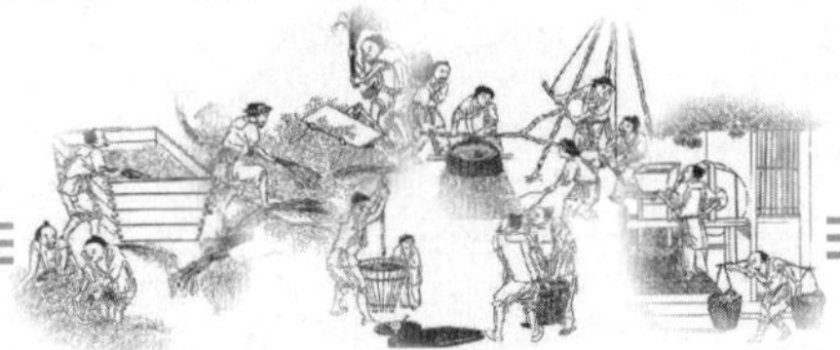

敗如水，故令四肢面目浮腫。」

（1）假蒟煎（治產後腳腫）

【來源】清・趙其光《本草求源》。

【處方】假蒟葉 15 ～ 30 克，魚 1 條。

【用法】上兩味，醋煮食，頓服之。

【功能】益氣溫中，行氣消腫。治產後腳腫。

（2）治產後水腫方

【來源】明・李時珍（東璧）《本草綱目・草部第十四卷》。

【處方】澤蘭、防已各等分，醋、酒各適量。

【用法】前兩味，共研為末，每服 6 克，用醋湯送下。

【功能】養血活血，散瘀消腫。治療產後水腫，證屬血虛浮腫者。

【附注】本方明・武之望《濟陰綱目・卷之五產後門下》亦有收載。其曰：「張氏方，治產後血虛風腫水腫，澤蘭葉、防已各等分，為末，每服二錢，醋湯調服。」

八、產後癆

產後癆，又名蓐勞。《經效產寶》曰：「產後虛弱，喘乏作寒熱狀如瘧，名為蓐癆。」因產後氣血耗傷，調理失宜，感受風寒，或憂勞思慮等所致。症見虛羸喘乏，寒熱如瘧，頭痛自汗，肢體倦怠，咳嗽氣逆，胸中痞，腹絞痛或刺痛等。治宜扶養正氣為主。

（1）豬腰子粥

【來源】明・李時珍（東璧）《本草綱目・獸部第五十卷》。

【處方】豬腰子一對，粳米 100 克，鹽、酒、醋各適量。

【用法】用豬腰子一對，切細片，以鹽、酒拌之。先用粳米 100 克，入蔥、椒煮粥，鹽、醋調和。將豬腰子鋪於盆底，以熱粥傾於上蓋之，如作盦生粥食之（盦，古時盛食物的器具）。

【功能】和理腎氣，益氣健脾。治療產後蓐勞寒熱。

【附注】本方源自《濟生方》，南宋・嚴用和（子禮）撰。明・武之望《濟陰綱目・卷之五產後門下》中，亦有收載。方名為「豬腎粥」。其曰：「治產後蓐勞發熱。豬腎一個，去白膜，切作柳葉片，用鹽酒拌，先用糯米一合，入蔥椒煮粥，鹽醋調和，將腰子鋪盆底，以熱粥蓋之，如作盦狀，空腹食之。」

九、產後痞悶

產後痞悶，係指素有胃氣虛弱，產後飲食不節，重傷脾胃，胃失和降所致。症見胃脘部痞滿不舒。陳無擇評曰：「產後口乾痞悶，未必只因麵食，或產母內積憂煩，外傷燥熱，飲食肥甘，使口乾痞滿。當隨其所因調之可也。……若外傷燥熱，看屬何經，當隨經為治，難以備舉。飲食所傷，但服『見丸』卻能作效。」

（1）見丸

【來源】明・武之望（陽紆山人）《濟陰綱目・產後門卷五》。

【處方】三稜（醋煨）、蓬術（醋煨）、薑黃（炒）、華澄茄、良薑、人參、陳皮（去白）各等分，醋適量。

【用法】上藥，共研為末，用慢火煮令極熱，研爛取餘汁煮麵糊丸，如桐子大，每服 30 ～ 50 丸，蘿蔔湯或白湯下。

【功能】益氣暖胃，行氣散瘀。治療產後血氣虛弱，飲食停滯，口乾煩悶，心下痞痛。

【附注】本方源自《婦人產育保慶集》，由宋代醫家郭稽中撰於 12 世紀初。郭氏曾任醫學教授。以擅長治療產科聞名，用藥常有奇效。

十、產後腹脹

產後腹脹，多因敗血阻滯，沖氣上攻於脾胃，運化受損；或傷於

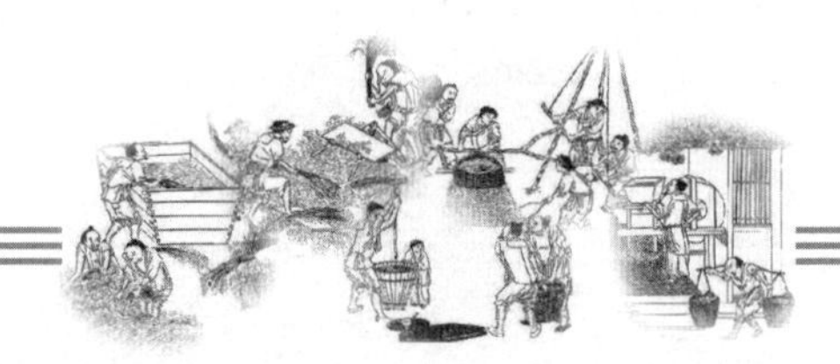

飲食，損傷脾胃所致。若因敗血阻滯者，症見不惡食，或嘔多血腥氣味，治宜調養氣血，佐以消導；若因於傷食者，症見惡食或嘔多食臭，治以健脾消脹。《廣嗣五種備要》還曰：「胎前素弱，產後又虧，胃難納穀，脾不健運。或因傷食而停滯，或因血虛而便閉，誤進消耗等藥，胃氣益損，滿悶益增，氣不升降，滋熱助積，鬱積之久，遂成膨脹。」治當審證求因。

（1）紫金丹

【來源】明・武之望（陽紆山人）《濟陰綱目・產後門卷五》。

【處方】代赭石、磋礪石各等分，醋適量。

【用法】前兩味，共研為末，醋糊丸，如梧桐子大，每服 30 ～ 50 丸，酒下。胸中痛，加當歸湯下，久服治血癖。

【功能】平肝降逆，散瘀消積。治療產後沖脹，胸中有物，狀如噎氣。

十一、產後下痢

產後下痢，多因產後飲食傷及脾胃，飲食停積於內；或因產後氣血虛少更兼熱邪傷陰，或惡露不下，以致敗血滲入大腸所致。傷於飲食者，症見下利兼腹脹痛，裡急窘迫等；若因產後氣血虛少更兼熱邪傷陰，症見下利膿血，發熱腹痛，裡急後重等；若惡露不下，亦稱產後痢，症見便痢鮮血，腹中刺痛。

（1）治產後虛痢方

【來源】唐・甄權撰《藥性論》。

【處方】雞蛋 1 ～ 2 枚，醋 2 盅。

【用法】將雞蛋取出黃，加醋兩盅蒸煮，頓服之。

【功能】益氣化瘀，溫中止瀉。治產後虛滑瀉痢，主小兒發熱。

（2）龜甲醋炙方

【來源】北宋・蘇頌奉勅撰《本草圖經・龜甲條卷二十》。

【處方】敗龜板一枚，醋適量。

【用法】龜甲板，用米醋炙，研為細末，每服3克，醋湯調下，日服2次。

【功能】益腎補血，散瘀止痢。治療產後諸痢。

【附注】本方明・武之望《濟陰綱目・卷之五產後門下》、明・李時珍《本草綱目・介部第四十五卷》中，均有收載。

（3）白頭翁丸

【來源】北宋・趙佶敕撰《聖濟總錄》。

【處方】白頭翁（去蘆頭）15克，艾葉（微炒）60克，米醋1000毫升。

【用法】前兩味為末，入藥一半，先用醋熬成煎，再入餘藥末，和丸梧桐子大，每服30丸，空腹食前，米飲下。

【功能】理氣血，逐寒濕，止瀉痢。治療婦人產後瀉痢及帶下。

十二、產後泄瀉

產後泄瀉，又名產泄。《張氏醫通》曰：「產後泄瀉，其因有五。一者因胎前泄利未止，產後尤甚；一者因臨產過傷飲食，產後滑脫；一者因新產驟食肥腥，不能克運；一者因新產煩渴恣飲，水穀混亂；一者因新產失護，臍腹臟腑受冷。其致瀉之由雖異，皆中氣虛寒，傳化失職之患……若見完穀不化，色白如糜，此脾胃大虛，元氣虛脫之候，十有九死。惟猛進溫補之劑，庶可挽回。」

（1）神效參香散

【來源】明・武之望（陽紆山人）《濟陰綱目・卷之五產後門下》。

【處方】罌粟殼（去蒂，穰）、陳皮各30克，人參、木香各60克，

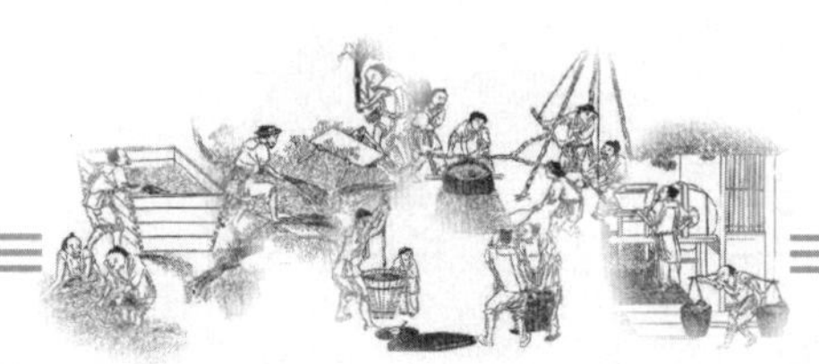

肉豆蔻（煨）、白茯苓、白扁豆各 12 克，醋適量。

【用法】罌粟殼，用醋炙，與餘藥共研細末，每服一錢匕（約 2 克），清米飲調下，食遠（空腹）服。

【功能】益氣健脾，溫中散寒，澀腸燥濕。治療產後脾胃虛寒，泄瀉洞下，及痢疾日久，穢積已盡，滑溜不止，用此收澀如神。

【附注】武氏在《濟陰綱目》中稱：「萬曆己亥，余官金陵，內人十二月產難，經宿始娩。越旬日洞瀉，點水入口即下。內人恐懼大哭，自謂必死。余偶有此藥，用一錢（3 克），以米飲調服。才下嚥，瀉即止，真起死回生之藥也。」

十三、產後腰痛

產後腰痛，多因產時勞傷腎氣，腰無所主，敗血阻滯經脈，真氣內虛，外邪乘之；或產後起居不慎，閃挫腰部，傷及腎經帶脈所致。產傷腎氣者，症見腰部隱痛，耳鳴等症；若敗血流入腎經及閃挫腰部，症見局部脹痛如刺，時作時止，手不可近者。

（1）青娥丸

【來源】清・傅山（青竹、青主）《傅青主女科》。

【處方】胡桃 12 個（胡桃一本作二十個），破故紙（酒浸、炒）250 克，杜仲（薑汁炒、去絲）500 克，山西老陳醋適量。

【用法】將前 3 味藥共為細末，煉蜜為丸，如梧桐子大，用淡醋湯送 60 丸。

【功能】補腎固精，益氣養血，強腰壯腎。主治產後腰痛，以及產後日久，氣血兩虛之症，常服本方可烏鬚髮，益顏色。

十四、產後頭痛

產後頭痛，多因產後失血過多，不能上榮於腦，或惡露停留胞宮

（厥陰之位，其脈貫頂），循經上沖於腦所致。《大全》曰：「夫頭者，諸陽之會也。凡產後五臟皆虛，胃氣虧弱，飲食不充，穀氣尚乏，則令虛弱。陽氣不守，上湊於頭，陽實陰虛，則令頭痛也。又有產後敗血頭痛，不可不知。」

（1）芎附散

【來源】明·武之望（陽紆山人）《濟陰綱目·卷之四產後門上》。

【處方】川芎30克，大附子（去皮、臍）一個，釅醋一碗。

【用法】先將大附子，切四片，拌釅醋一碗，炙附子蘸醋盡，與川芎共研為末，每服6克，清茶調服。

【功能】溫腎助陽，活血行氣。治療產後氣虛頭痛，及敗血作梗頭痛，諸藥不效者。

（2）加減五積散

【來源】出自《民間驗方》。

【處方】黨參3克，茯苓6克，炙甘草3克，蒼朮3克，厚朴2克，枳殼3克，陳皮3克，當歸3克，川芎3克，白芍3克，桂枝3克，白芷3克，桔梗3克，防風3克，黑豆9克，生薑3片，大棗3枚，好醋一小酒杯。

【用法】上諸藥，以好醋一小酒杯，水半杯，和勻，將藥濕炒成黃色為準，再加水慢火煎服。

【功能】益氣養血，攻補兼施。主治產後受風，症見產後惡露未盡，頭痛身疼，惡寒不發熱，微汗出，背及兩膝關節發涼，飲食如常，大便乾結，小便通暢，舌質淡，苔薄白，脈浮緩尺弱。

【附注】此方係我國近代名醫蒲輔周先生之經驗方。他認為，產後氣血虛弱，風邪乘虛而入，瘀常未盡，營衛未和。此時純補則礙邪，驅邪則傷正，治當攻補兼施。該患者服上藥3劑後，頭痛身疼解除，但惡露未盡，繼以膠艾四物湯與黃耆建中湯合方，調氣血，和營衛，

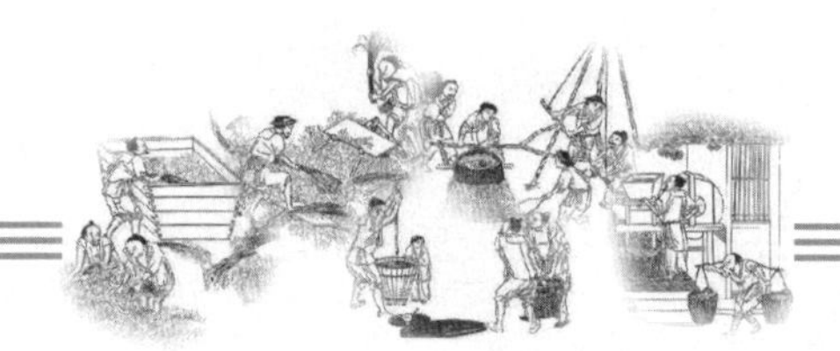

佐以續斷，炮薑溫以行瘀而癒。

十五、產後血瘕

產後血瘕，《經效產寶》曰：「產後血瘀，與氣相搏，名曰瘕。謂其痛而無定處，此因夙有風冷而成，輕則否澀，重則不通。」《雜病源流犀燭・積聚癥瘕痃痞源流》云：「血瘕，留著腸胃之外及少腹間，其苦橫骨下有積氣，牢如石，因而少腹急痛，陰中若有冷風，抑或背脊疼，腰疼不可俯仰。」《難經》云：「任脈之病，男子為七疝，女子為瘕聚。」

（1）血竭靈脂醋丸方

【來源】明・武之望（陽紆山人）《濟陰綱目・卷之五產後門下》。

【處方】血竭、五靈脂各等分，醋適量。

【用法】上兩味，共研為末，醋糊丸服（未具量）。

【功能】活血行瘀，消積止痛。治療產後血塊。

（2）血竭靈脂醋丸方

【來源】明・武之望（陽紆山人）《濟陰綱目・卷之五產後門下》。

【處方】滑石 9 克，沒藥、血竭各 6 克，醋適量。

【用法】上前 3 味，為末，醋丸服（未具量）。

【功能】活血行瘀，消積止痛。治療產後血塊極好。

（3）當歸血竭丸

【來源】明・武之望（陽紆山人）《濟陰綱目・卷之四產後門下》。

【處方】當歸、血竭、芍藥、蓬朮（炮）各 60 克，五靈脂 120 克，醋適量。

【用法】上前 5 味，共為細末，醋糊和丸，如梧桐子大。每服 50 丸，食前溫酒送下。

【功能】活血行瘀，消癥除積。治療產後惡露不下，結聚成塊，心胸痞悶，及臍下堅痛。

十六、產後盜汗

產後盜汗，本病多因產時氣血暴虛，血虛陰虧所致。症見睡中汗出，醒來即止。產後盜汗與內科雜病盜汗的治法有所不同。一般盜汗患者用當歸六黃湯；而產後盜汗卻應以調補氣血、兼以斂汗為主治。

（1）治產後盜汗方

【來源】出自《民間驗方》。

【處方】五倍子 4.5 克（研粉），分三等份。

【用法】上 1 味，加米醋適量，敷臍部。每次用藥末 1.5 克，每日換 1 次，共敷 3 天。

【功能】治陰虛型產後汗出，寐中汗出較多，醒後即止。本方在《中醫婦產科學》中，亦有收載。

十七、產後嘔逆不食

產後嘔逆不食，多因產後勞傷臟腑，寒邪乘於脾胃，氣逆嘔吐；或瘀血上沖，胃失和降；或痰濁中阻，胃氣上逆所致。寒邪乘於脾胃者，治宜溫中散寒；瘀血上沖者，治宜活血祛瘀，降逆止嘔；若痰濁中阻者，則宜除濕祛痰，降逆止嘔。

（1）紫金丹

【來源】金・劉完素（守真）《素問病機氣宜保命集・卷下》。

【處方】代赭石、礪石各等分，醋適量。

【用法】前兩味，共研為末，醋調為丸，如梧桐子大。每服 30 ～ 50 丸，用酒送下；胸中痛，用當歸湯送下。

【功能】重鎮降逆，散瘀和胃。主治婦人肝氣上沖，胃氣不能順下，如有物狀，噎食不能遽下。

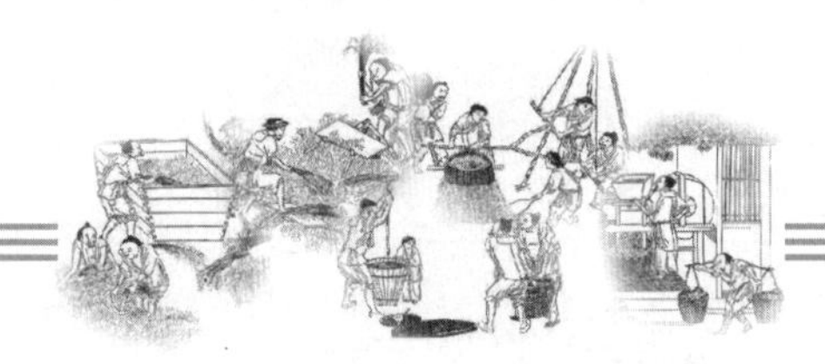

【方論】婦人產後肝氣上逆，胃氣不能順下，故上沖做脹而噎食，不能達下。方中代赭石鎮肝和血，礪石鎮逆平肝，合用則沖脹自退，食不噎而能下矣。

【附注】本方明·李時珍《本草綱目·石部第十卷》中亦有收載，與上方略有差異。其曰：「產後脹沖，氣噎。礪石、代赭石等分，為末，醋糊丸梧子大。每服三五十丸，醋湯下。」

十八、產後虛煩

虛煩，是指因虛而致心胸煩熱者。多由傷寒汗、吐、下後，邪熱乘虛客胸中，或病後餘熱留戀，或津涸、血虛、腎虧、痰飲、虛勞等所致。產後虛煩而致心胸煩熱者，則多因產後氣血虧虛，虛火上擾所致。症見煩熱少氣，疲倦，胸膈滿悶，甚者虛煩不得眠。

（1）沒藥丸

【來源】明·武之望（陽紆山人）《濟陰綱目·卷之五產後門下》。

【處方】沒藥、高良薑、延胡索、當歸、乾漆（炒）、桂心、牛膝、牡丹皮、乾薑各等分，醋適量。

【用法】上前 9 味，共研為末，醋煮麵糊為丸，如梧桐子大，煎曲湯下 10 ～ 15 丸。

【功能】溫中散寒，活血化瘀。治療產後虛煩，惡血不快。

【附注】本方明·王肯堂《證治準繩·女科》中亦有收載，方中除缺二味藥（當歸、桂心）外，功能、主治均與本方相同。

十九、產後虛羸

《產寶》云：「產後虛羸，皆由產後虧損血氣所致。須當慎起居，節飲食六淫七情，調養百日。若中年及難產者，毋論日期，必須調養平復，方可涉喧。否則氣血複傷，虛羸之證作矣。」

（1）艾煎丸

【來源】明・武之望（陽紆山人）《濟陰綱目・卷之二虛勞門》。

【處方】北艾葉、大當歸各 60 克，香附子 120 克，醋適量。

【用法】上藥，用醋煮半日，焙乾研為末，再用醋煮糊丸，艾醋湯下。

【功能】疏肝理氣，益血暖宮。治療婦人諸虛。

【附注】本方未注藥丸大小與用量。

（2）李氏烏雞煎丸

【來源】明・李恒（伯常）奉王命輯《袖珍方》。

【處方】黃耆、當歸各 180 克，生、熟地黃、香附子各 120 克，茯苓 90 克，人參、官桂、地骨皮各 60 克，烏骨白雞（雄）一隻，酒、醋各一瓶。

【用法】上藥用烏骨白雞（雄），將黃耆末和炒麵丸，如雞頭大，餵雞服，生眵（眼屎），吊死，腸肚洗淨，撏毛椎碎骨，入前藥雞腹內，用酒、醋煮一宿，取骨焙枯，研，共為細末，用汁打糊，丸如梧桐子大。每服 50 丸，鹽湯下。

【功能】補氣養血，育陰退熱。治療婦人百病，虛勞血氣，赤白帶下。

【附注】本方明・武之望《濟陰綱目・卷之二虛勞門》亦有收載，其用法用量、功能主治與本方相同，僅是藥物組成、用量略有差別，故附錄如下：「黃耆、當歸各 180 克，香附子 120 克，白茯苓 90 克，人參、官桂、熟地黃、生地黃、地骨皮各 30 克，烏骨白雞（男用雌，女用雄）一隻，酒、醋各一瓶。」

（3）官修方烏雞煎丸

【來源】北宋・官修方書《太平惠民和劑局方・卷九方》。

【處方】烏雄雞一隻，烏藥、石床、牡丹皮、人參（去蘆）、白

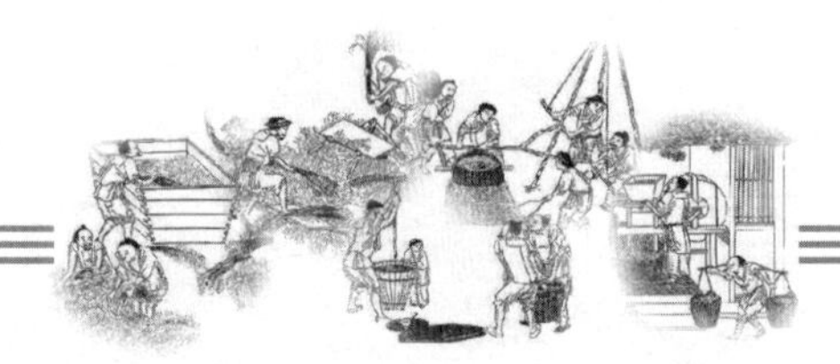

朮、黃耆各30克，蒼朮（米泔浸）45克，海桐皮、肉桂（去粗皮）、炮附子（炮去皮臍）、白芍藥、莪朮、炮川烏、紅花、陳皮各60克，延胡索、木香、琥珀、熟地黃、肉豆蔻、草果各15克，醋適量。

【用法】將烏雄雞去毛及腸肚，餘藥為細末，放入雞腹中，置新瓷瓶內，以好酒6.6升，同煮令乾，去雞骨，油單盛，焙乾為末，醋和為丸，梧桐子大，每服30丸，溫酒或醋湯任下。

【功能】補中益氣，消積健脾。治療婦人胎前產後諸虛疾。

二十、產後房勞

產後房勞，又稱產後房室傷、色欲傷、色勞。是指婦人產後，本來由於失血過多，內損真氣，但卻早犯房事，甚至性生活過度，使腎精虧損，是導致產後房勞與虛損的重要原因之一。

（1）延胡索散

【來源】清・顧儀卿《醫中一得方》。

【處方】元胡、生赤芍、生蒲黃、上肉桂、琥珀、當歸、紅花各6克。

【用法】上7味，粗碎，用好醋浸一宿，曬乾，研細末，收貯備用。每服6克，陳酒送下。

【功能】活血化瘀，理氣溫經。治婦人產後房勞。

二十一、產後淋

產後淋，係指產後小便頻數，澀痛的病症。多因產後陰血驟虧，虛熱內生，或產後邪熱客於胞中，致使熱迫膀胱。症見小便頻數，澀痛不已。治宜清熱利濕。《大全》云：「產後諸淋，因產有熱氣客於脬中。內虛則頻數，熱則小便澀痛，故謂之淋。」

（1）滑石散

【來源】唐·孫思邈《備急千金要方·卷三方》。

【處方】滑石150克，通草、車前子、冬葵子各120克，酢（醋）漿水適量。

【用法】上4味，為末，每服1～2方寸匕（1～2克），用酢漿水送下。

【功能】清熱滲濕，利水通淋。治療產後淋，小便不利。

【附注】本方唐·孫思邈《千金翼方·卷八方》及《中醫大辭典》中，均有收載。

第四節 乳房病

一、產後乳無汁（產後缺乳）

產後乳無汁或甚少，多因產後氣血虧虛，乳汁化源不足；或肝鬱氣滯，氣血運行不暢，乳汁壅滯不行所致。氣血虧虛者，乳房無脹痛感，唇色淡白，面白，食少體倦。肝鬱氣滯者，乳房脹滿疼痛，甚則身熱，胸悶不舒。

（1）醋煮豬蹄方

【來源】出自《民間驗方》。

【處方】生薑300克，豬腳2隻，食醋600毫升。

【用法】將生薑去皮切塊，豬腳切塊，加食醋同煮，分數日吃完。

【功能】補虛養血，疏經通絡。治療產後缺乳、產後動風抽搐諸症。

（2）大蔥熗醋方

【來源】出自《民間驗方》。

【處方】陳醋100毫升，大蔥、食用油各適量。

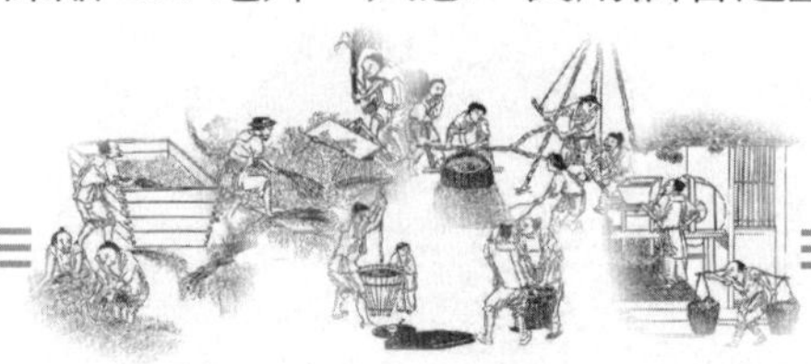

【用法】將油加熱後，熗蔥於醋中，每日吃飯時作調味品，每次2湯匙，或根據個人口味酌情調服，連服2～3日。

【功能】補氣養血，溫陽通乳。治療產後乳汁不下。

【附注】甘肅省通渭縣雞川中心衛生院金四海曾用本法臨床驗證，連服2～3日乳汁即可增多。

(3) 木瓜生薑食醋方

【來源】出自《民間驗方》。

【處方】木瓜500克，生薑30克，醋500毫升。

【用法】將木瓜與生薑放入鍋內，加食醋煮熟後，分次服食。

【功能】疏肝解鬱，散瘀通乳。治療產後乳汁不下。

二、乳頭破碎（乳頭皸裂）

乳頭破碎，俗稱乳癬，亦稱「乳頭風」。是以症狀命名的一種疾病。症見乳頭皮膚裂傷或糜爛，痛如刀割，本症常見於哺乳期婦女。主要因暴怒或抑鬱，以致肝氣不能疏泄，肝經濕熱蘊積，外發肌膚而成。

(1) 治乳頭皸裂方

【來源】出自《民間驗方》。

【處方】荷花瓣不拘多少，醋60～90毫升。

【用法】將荷花瓣放入醋內浸泡半小時，備用。用時以鹽水洗淨乳頭，拭乾，用荷花瓣貼於患處。每日換藥3～5次，上藥後稍有刺激感，5～10日痊癒。

【功能】清熱解毒，化瘀潤燥。治療婦女乳頭皸裂出血，疼痛難忍。

三、妬乳（乳房脹硬掣痛）

妬乳，又名妒乳。指兩乳脹硬疼痛或乳頭生瘡的病症。因產後無兒吮乳或產婦壯盛乳多，兒小未能飲盡，乳汁積蓄，與氣血相搏，而致乳房脹硬掣痛，手不得近；或乳頭生細小之瘡，或痛或癢，搔之則黃水浸淫。

（1）蔓菁根鹽醋方

【來源】唐・孟詵撰，張鼎增補改編《食療本草》。

【處方】生蔓菁根、鹽、醋各適量。

【用法】生蔓菁根，搗爛，和鹽、醋、漿水煮汁洗之，五六度良。

【功能】寬中下氣，清熱利濕，散瘀止痛。治療婦人妒乳（又作妬乳）。

【附注】本方明・李時珍《本草綱目・菜部第二十五卷》中，亦有收載。

（2）治妬乳方

【來源】明・李時珍（東璧）《本草綱目・土部第七卷》。

【處方】梁上塵、醋各適量。

【用法】用醋調梁上塵，如糊狀，塗之。

【功能】清熱解毒，消腫止痛。治療婦人妬乳。

（3）蜂房苦酒方

【來源】唐・孫思邈《備急千金要方・卷二十三方》。

【處方】蜂房、豬甲中土、車轍中土各等分。

【用法】上3味，研末，苦酒（醋）和，敷之。

【功能】和中解毒，化瘀散結。主治妒乳，乳生瘡。

【附注】本方明・武之望《濟陰綱目・卷之五乳病門》中，亦有收載，與上方同。

四、吹乳

吹乳，即乳癰之早期，又叫產後吹乳。《校注婦人良方》稱：「產

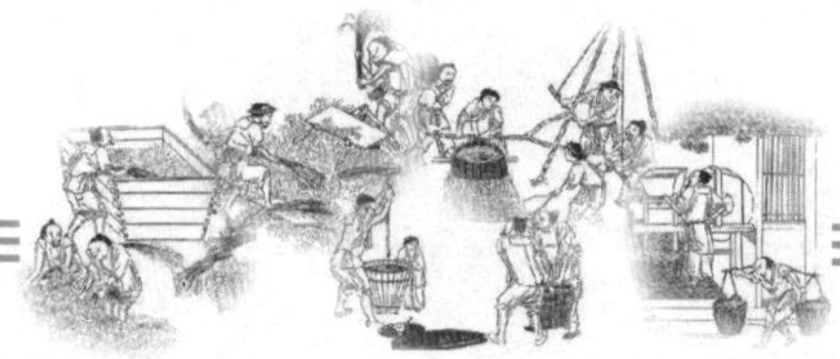

後吹乳，因兒飲口氣所吹，令乳汁不通，壅結腫痛。不急治多成癰。」《大全》亦云：「產後吹乳者，因兒吃奶之次兒忽自睡，呼氣不通，乳時不泄，蓄積在內，遂成腫硬。壅閉乳道，津液不通，傷結疼痛。亦有不癢不痛，腫硬如石。若不急治，腫甚成癰。」

（1）地龍醋敷方

【來源】明・李時珍（東璧）《本草綱目・土部第七卷》。

【處方】蚯蚓屎不拘量，米醋適量。

【用法】用韭菜地中蚯蚓屎，研細篩過，米醋調。厚敷乳上，乾則換，3 次即癒。

【功能】清熱解毒，散瘀消腫。治療產後吹乳。

五、乳癰（急性乳炎）

乳癰，是最常見的急性化膿性感染性疾病。以乳房腫脹疼痛，甚則化膿破潰為特徵。多因哺乳失當，乳汁蓄積，鬱久化熱釀毒；七情所傷，肝鬱化火；或因產後過食腥葷厚味，胃腸積熱，熱毒壅滯而成。本病與現代醫學所稱的急性乳炎基本一致。多見於產後尚未滿月的哺乳婦女，其中以初產婦為多見。

（1）野葡萄根食醋方

【來源】出自《民間驗方》。

【處方】新鮮野葡萄根內皮、食醋各適量。

【用法】將新鮮野葡萄根內皮切碎、搗爛，加入食醋拌勻，塗敷患處，每日 2 次。

【功能】行血活血、消積止痛。治療乳癰，症見紅腫熱痛有結塊者。

【附注】雲南省文山州衛生學校楊學況、陳遠瓏介紹：該用本法治療急性乳炎，經治 31 例，均在 3 天內治癒。

(2) 公英紅花食醋方

【來源】出自《民間驗方》。

【處方】紅花 15 克，蒲公英 18 克，食醋 200 毫升。

【用法】將前兩味放入醋內，浸泡半小時後撈出，直接敷於患側乳房，為發揮藥效，可用泡藥之醋不斷在患處塗擦，使敷藥保持濕潤。一般 3 小時後將藥除去。

【功能】清熱解毒，活血消腫。適用於急性乳炎。

【附注】安徽省鳳台縣建陶鍋廠總醫院曹學溪用本法臨床驗證 108 例，治癒（乳房腫脹縮小，紅、腫、熱、痛消失，體溫恢復正常）106 例，無效（症狀、體徵無改善）2 例，總有效率為 98.1%。

(3) 蕎麵食鹼醋方

【來源】出自《蒙古族方》。

【處方】食醋 15 毫升，蕎麵 50 克，食鹼 10 克。

【用法】將醋、蕎麵、食鹼攪拌後，敷於患處，1 日 2 次。

【功能】軟堅消結，散瘀下氣。主治急、慢性乳炎。

【附注】內蒙古自治區哲里木盟蒙醫研究所格日樂、包光華介紹，該用本方治療急、慢性乳炎療效頗佳，對急、慢性腮腺炎、無名腫痛也有療效。

(4) 大黃三七醋敷方

【來源】出自《民間驗方》。

【處方】大黃 60 克，三七 48 克，黃連 36 克，青黛 15 克，陳醋適量。

【用法】將前 3 味，共研細末，與青黛混勻，過 100 目篩，裝瓶備用。每取藥末適量，用陳醋調為糊狀，敷於患處，再以紗布覆蓋，膠布固定，乾燥時以醋淋之，保持濕潤，12 ～ 24 小時換藥 1 次。

【功能】清熱燥濕，化瘀解毒。主治乳癰及皮下組織炎、化膿等。

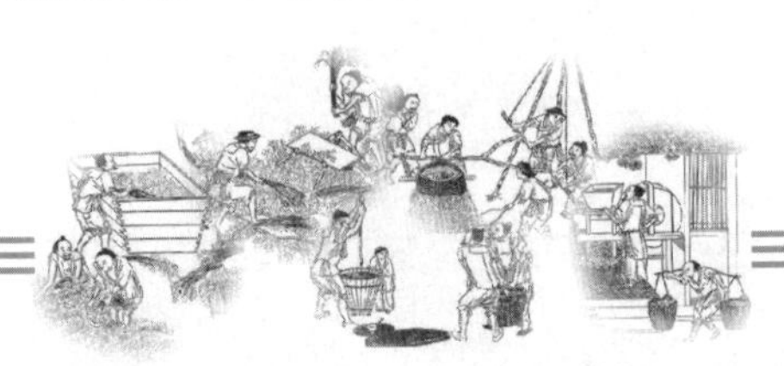

【附注】本方經吉林長春市中醫院梁平安驗證，臨床效果顯著。如一例 25 歲女性患者，產後 40 日左側乳房脹痛，有硬塊，局部紅腫灼熱，寒熱往來，頭痛，全身不適。檢查見左乳房中上部有個 7 公釐 ×5 公釐 ×2 公釐的扁平硬塊，觸痛明顯。舌質紅，苔薄黃少津，脈洪數。證屬乳癰（急性乳炎），乃氣血鬱滯，痰瘀阻塞竅絡，瘀久化熱所致。治宜清熱解毒，散瘀通竅，軟堅化結。用上藥末 30 克，分 3 次醋調作藥餅敷患處，每日 1 次。1 次症狀減輕，2 次告癒。

（5）通和湯

【來源】明・武之望（陽紆山人）《濟陰綱目・卷之五乳病門》。

【處方】自然銅 15 克，穿山甲（炮黃）、木通各 30 克，醋適量。

【用法】自然銅，用醋淬七次，同餘藥共研為末，每服 6 克，熱酒調下，食遠（空腹）服。

【功能】搜風通絡，消腫止痛。治療婦人乳癰疼痛不可忍者。

（6）丹參豬脂醋敷方

【來源】明・李時珍（東壁）《本草綱目・草部第十二卷》。

【處方】丹參、白芷、芍藥各 60 克，豬脂 250 克，醋適量。

【用法】前 3 味，咀，以醋淹一夜，加豬脂 250 克，微火煎成膏。去渣，取濃汁敷乳上。

【功能】活血化瘀，消腫止痛。治療婦人乳癰。

【附注】本方源自《必效方》，唐・孟詵撰，又名《孟氏必效方》。

（7）治乳腫不消方

【來源】隋僧・梅師（文梅）撰《梅師集驗方》。

【處方】莽草、小豆各等分，苦酒適量。

【用法】前兩味，共研為末。苦酒調和，敷於患處。

【功能】祛風消腫，解毒利濕。治療乳腫不消。

【附注】本方明・李時珍《本草綱目・穀部第二十四卷》、明・

胡源潔撰《衛生易簡方》，均有收載。另：方中莽草有毒，僅供外用，不可內服，皮膚潰破處慎用。

（8）敷乳癰方

【來源】東晉・葛洪（稚川）撰《肘後備急方》。

【處方】桂心 0.6 克，甘草 0.6 克，炮川烏 0.3 克，好米醋適量。

【用法】上藥，共為細末，用好米醋調，塗敷患處。

【功能】破瘀滯，消癰解毒。治療乳癰腫痛。

【附注】本方明・李時珍在《本草綱目・木部第三十四卷》中亦云：「乳癰腫痛，桂心、甘草各二分，烏頭一分炮，為末，和苦酒（醋）塗之，紙覆住，膿化為水，神效。」另：方中川烏有毒，僅供外用，不可內服，皮膚潰破處慎用。

六、乳發

乳發是以乳房紅腫痛熱，潰後大片皮肉腐爛壞死，甚至熱毒內攻為主要表現的急性化膿性疾病。《外科啟玄・乳癰》云：「乳腫最大者名曰乳發。」《醫宗金鑒》云：「此證發於乳房，鍬赤腫痛，其勢更大如癰，皮肉盡腐，由胃腑濕火凝結而成。」本病相當於現代醫學的乳房部蜂窩組織炎。

（1）治乳發苦酒方

【來源】梁・陶弘景（東晉・葛洪原著）增補《補輯肘後方》。

【處方】鹿角、苦酒（醋）各適量。

【用法】燒鹿角，搗末，以苦酒和塗之。

【功能】行血消腫，益腎解毒。治療乳發，諸癰疽發背。

七、乳核（乳腺纖維腺瘤）

乳核，即乳結核，又名乳中結核。以乳房結塊為早期特徵的多種

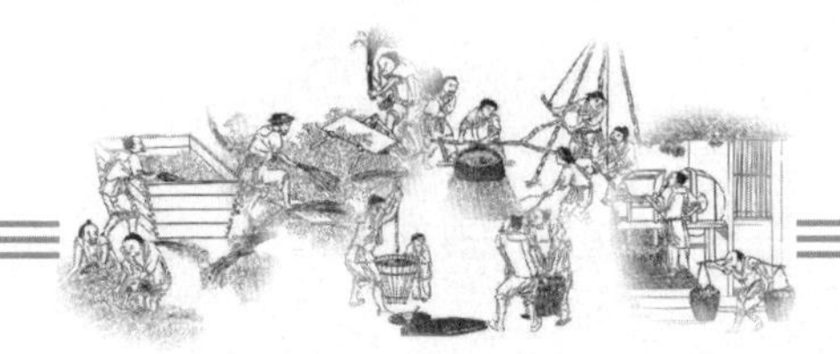

乳病總稱。是乳房部位出現形狀大小不一的硬結腫塊。相當於西醫的「乳房纖維瘤」、「乳腺增生病」等。本病常見於 20 ～ 25 歲的青年女性，其發生與雌激素刺激有關。

（1）藥罩療法

【來源】出自《民間驗方》。

【處方】夏枯草、浙貝母、川貝母、生白芥子、橘核、海浮石、馬錢子、乳香、沒藥、青皮、皂刺、芒硝、天葵子、貓爪草各等份，陳醋適量。

【用法】除陳醋外，其餘各藥混合，低溫烘乾，碾碎過 200 目篩，用時，可視病灶大小取藥，按 5：1 的比例加入冰片或麝香裝布袋內。局部先用藥棉蘸陳醋推按至乳房微紅，將選好的藥袋貼敷於患處，以膠布或乳罩固定。每週換藥 1 次，連續 3 個月為 1 療程。

【功能】疏肝解鬱，化瘀散結。治療乳腺纖維瘤、乳腺囊性增生、急性乳炎等。

【附注】天津市塘沽醫院陳亦飛用本法臨床驗證 100 例，痊癒 70 例（70.0%），顯效 26 例（26.0%），無效 4 例（4.0%），總有效率為 96.0%。另：本方中馬錢子有大毒，使用時宜慎，皮膚潰破處禁用。

八、乳癖（乳腺增生等）

乳癖，乳中結核之一種。又名乳栗、奶栗。因肝氣不舒、鬱結而成。此核可隨喜怒而消長，大小不等，形如雞卵或呈結節狀。質硬，推之可移，不破不潰，皮色不變。乳癖可見於西醫學的乳腺增生、乳房囊性增生、乳房纖維瘤等疾病。乳腺腺纖維瘤：最常見於 20 ～ 25 歲青年婦女。一般多為單發性，也可有多個在一側或兩側乳腺內出現者。

（1）熱醋漬乳方

【來源】唐・孫思邈《備急千金要方・卷二十三》。

【處方】石一塊，醋不拘多少。

【用法】以罐盛醋，燒石令熱納中，沸止，更燒如前，少熱，納乳漬之，冷更燒石納漬。

【功能】軟堅化結，散瘀消癰。治療乳癰堅。

【附注】安徽省舒城縣城關醫院莫測運用本法（煮取醋液熱敷患處）臨床驗證 104 例，其中 77 例均在治療 8 小時內腫塊、硬結消失，腫脹疼痛及寒熱症狀解除；另 27 例症狀較嚴重，用本法在 12 小時內治癒。本方《本草綱目・穀部第二十五卷》中亦有收載，其曰：「乳癰堅硬，用罐裝醋，燒熱石投入二次，溫漬之。冷則更燒石熱之，不過三次即癒。」

（2）麥飯石軟膏

【來源】出自《民間驗方》。

【處方】麥飯石、蜂蜜、食醋各適量。

【用法】將麥飯石研為細末，用蜂蜜、食醋調成軟膏，外敷患處，每日換藥 1 次。

【功能】活血解毒，疏肝益腎，軟堅化結。治療乳腺增生。

【附注】福建武夷山市立醫院李倩用本法臨床驗證 50 例，治癒（臨床症狀和腫塊均消失，乳房冷強光透照透光度正常）43 例，顯效（臨床症狀消失，腫塊縮小 1/2 以上，乳房冷強光透照透光度明顯增強）5 例，有效（乳房疼痛減輕，腫塊縮小 1/2 以下，或結節變軟，乳房冷強光透照透光度增強）2 例，總有效率達 100%。

（3）消癖方

【來源】出自《民間驗方》。

【處方】丁香 10 克，肉桂 10 克，生南星 8 克，生川烏 8 克，乳香 5 克，沒藥 5 克，麻黃 5 克，細辛 5 克，冰片 5 克，牙皂 4 克，麝香 0.6 克，食醋適量。

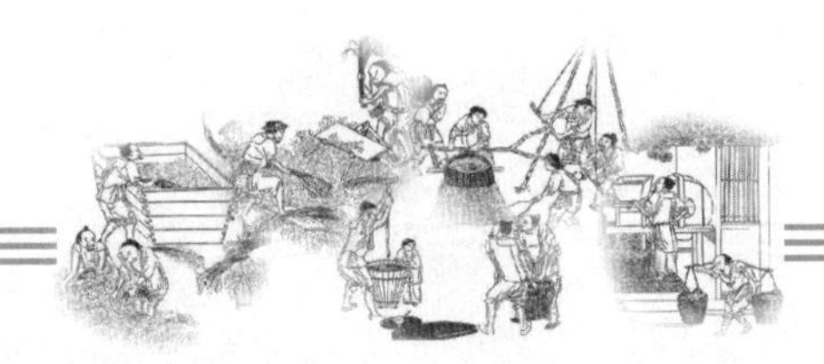

【用法】前 11 味藥，共研細末，用食醋調成糊狀，外敷患處，每日換藥 1 次。

【功能】化瘀散結，消腫止痛。治療乳腺小葉增生。

【附注】江蘇南京市第一醫院潘瑞亮用本方驗證 32 例，痊癒 15 例，好轉 15 例，無效 2 例，總有效率為 93.8%。另：本方中生南星、生川烏有大毒，使用時宜慎，皮膚潰破處禁用。非醫者不可妄投。

九、乳岩（乳癌）

乳岩，是發生在乳房部的惡性腫瘤，其特點是乳房腫塊，質地堅硬，凹凸不平，邊界不清，推之不移，按之不痛，或乳竅溢血，晚期潰爛則凸如泛蓮或菜花，相當於西醫的乳腺癌，是女性最常見的惡性腫瘤之一，其發病率僅次於子宮頸癌。

（1）蟾蜍膏方

【來源】出自《民間驗方》。

【處方】蟾蜍（癩蛤蟆）1 隻，花椒 200 克，醋 1000 毫升。

【用法】將 3 味共熬成膏，取膏敷於患處，中間留出乳頭。

【功能】破癥積，行水濕，殺蟲定痛。治療乳腺癌。

【附注】蟾蜍有毒，只供外用，切忌內服。

（2）複方五倍子膏

【來源】出自《民間驗方》。

【處方】五倍子 60 克，乳香 60 克，沒藥 60 克，昆布 15 克，鴉膽子（去殼，另研）100 ～ 200 粒，食醋 1250 毫升。

【用法】前 5 味，共和一處，入食醋，小火熬成膏。視患部大小，酌取藥膏攤於紗布敷之。另取逍遙丸（市售有中成藥），每次服 10 ～ 15 克，早、晚各服一次。配合治療。

【功能】軟堅化結，破瘀止痛。治療乳腺癌、乳癰。

【附注】本方在《中醫祕方驗方彙編第一集》中，亦有收錄。

(3) 乳癌外敷方

【來源】出自《民間驗方》。

【處方】仙人掌30克，三丫苦30克，馬鞭草15克，夜香牛15克，蘭花草15克，半邊旗9克，白骨四方拳9克，小猛虎9克，馬齒莧9克，蜂窩草9克，大果9克，曼陀羅葉6克，小果6克，醋適量。

【用法】上藥均以鮮品為佳，共搗爛，醋調為糊，分為3份，每日1份外敷。

【功能】清熱解毒，消腫散結。治療乳腺癌。

【附注】廣東省文昌縣抱羅衛生院用本法並配以內服方臨床觀察治療5例，其中3例獲臨床治癒，2例好轉。

附：內服方：半邊蓮30克，水珍珠菜30克，地膽頭15克，夜香牛15克，白花蛇舌草12克，穿心蓮9克，半邊旗9克，馬鞍藤9克，蘭花草9克，坡地膽9克，白粉藤9克，大刺芋9克，鵝不食草9克，散血丹草12克。水煎服，每日或隔日1劑。如癌腫在乳頭線以上，可加入乳香、沒藥各9克。

第五節 婦科雜病

凡不屬經、帶、胎、產以及乳房疾病範疇，同時又與女性生理病理特點有密切關係的疾病，均歸於中醫婦科雜病範疇。其中包括婦人癥瘕（子宮頸癌、腹部腫瘤）、陰挺（子宮脫垂）、陰癢（陰道炎）、不孕症以及其他雜症。

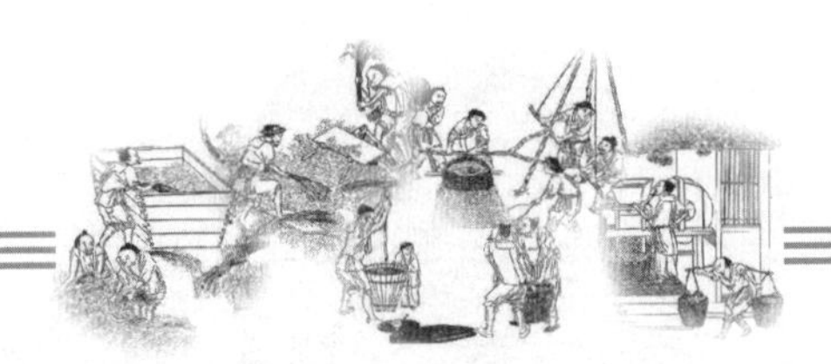

一、婦人癥瘕、痃癖（子宮頸癌、腹部腫瘤等））

婦人癥瘕，是指婦女下腹部胞中有結塊，伴有或痛、或脹、或滿，甚或出血為主要臨床特徵的一類病症。癥者，堅硬不移，痛有定處；瘕者，推之可移，痛無定處。大抵癥屬血病，瘕屬氣病，彼此密切相連，難於分割。癥瘕的形成，多因正氣虛弱，七情內傷，肝氣鬱結，血氣失調所致。本病類似於西醫的婦女腹部良性、惡性腫瘤及子宮頸癌等病症。其發病率與早婚、早育、多產、子宮頸創傷及心情鬱結等因素有關。

（1）山蒜漿

【來源】北宋・蘇頌奉勅撰《本草圖經》。

【處方】山蒜一把，醋適量。

【用法】取新鮮山蒜一大把，洗淨，切碎，加米醋磨取漿汁。內服，溫熱頓服之，未癒再作。

【功能】溫中去積，散瘀止痛。主治婦人積塊及血瘕。

【附注】血瘕，屬婦女癥瘕一類疾病。多因月經期間，邪氣與血結塊，阻於經絡而成。症見少腹有積氣包塊，急痛，陰道內有冷感，或見背脊痛、腰痛不能俯仰等症。在《雜病源流犀燭・積聚癥瘕痃癖痞源流》中曰：「血瘕，留著腸胃之外及少腹間，其苦橫骨下有積氣，牢如石，因而少腹急痛，陰中若有冷風，抑或背脊痛，腰痛不可俯仰。」

（2）大硝石丸

【來源】明・武之望（陽紆山人）《濟陰綱目・積塊門卷二方》。

【處方】硝石（朴硝亦得）180 克，大黃 250 克，人參、甘草各 60 克，三年苦酒 3000 毫升。

【用法】上前 4 味，為末，以三年苦酒，置銅石器中，先入大黃微火熬，微沸，常攪不息，至七分，入餘藥複熬成膏，至可丸即丸，如雞蛋中黃大。每服 2 丸。若不能服大丸者，可分為小丸，然亦不可過4丸也。羸者少與，強者可20日5服。婦人服之，或下如雞肝，或如米泔，赤黑等物2～3升，後忌風冷，作一杯粥食之，然後做羹臛自養。

【功能】除癥破積，扶正祛邪。主治七癥八瘕，聚結杯塊，及婦人帶下絕產，腹中有癥瘕者，當先下，此藥但去癥瘕，不下水穀，不令人困。

【附注】本方源自《備急千金要方・卷第十一》，唐・孫思邈撰。本方在《中醫大辭典》中，亦有收載。

（3）三稜煎

【來源】南宋・陳言（無擇）《三因極一病症方論・卷十八方》。

【處方】三稜120克，莪朮120克，青皮90克，半夏（湯洗7次）90克，麥芽90克，好醋6000毫升。

【用法】上5味，入好醋，煮乾焙為末，醋糊丸，如梧桐子大。每服30～40丸，醋湯送下；治痰積，用薑湯送下。

【功能】行氣導滯，逐瘀化積。主治婦人血瘕血癥、食積痰滯。

【附注】血癥，癥病之一。《溪醫述・外候問答》：「血癥者何，曰，臟腑氣虛，風冷相侵或飲食失節，與血氣相搏，適值經水往來，經絡痞塞，惡血不除，結聚成塊也。」本方明・武之望撰《濟陰綱目・積塊門卷二》，清・沈金鏊《雜病源流犀燭・六淫門卷十四方》以及《中醫大辭典》、《中華名醫方劑大全》等醫積中，均有收載。

（4）理沖湯

【來源】清・張錫純《醫學衷中參西錄》。

【處方】生黃耆9克，黨參6克，於朮6克，生山藥15克，天花粉12克，知母12克，三稜9克，莪朮9克，生雞內金（黃者）9克，好醋1盅。

【用法】前9味，先用水二盞，煎至將成，再加好醋一盅，滾數沸，

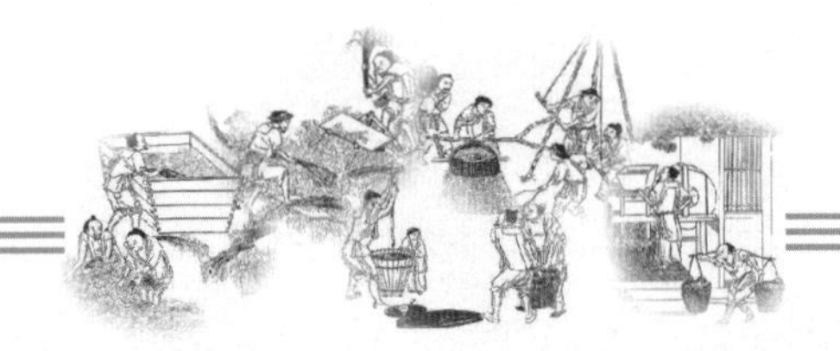

取渣取汁。溫飲，頓服之。

【功能】補氣育陰，逐瘀散結。治療婦女經閉不行或產後惡露不盡，結為癥瘕。以致陰虛發熱，陽虛發冷，食少勞嗽，並治男子勞瘵，癥瘕積聚，氣鬱痞脹，脾弱滿悶，不能飲食。具有開胃進食，扶羸起衰之功。

（5）大黃煎

【來源】北宋・王懷隱等奉敕編撰《太平聖惠方・卷七十一方》。

【處方】炒大黃 90 克，鱉甲（塗醋，炙令黃，去裙襴）60 克，牛膝、乾漆（炒令煙盡）各 30 克，米醋 1000 毫升。

【用法】前 4 味，共研為末，用米醋煎為膏，每服 3 克，食前熱酒調下。

【功能】軟堅化積，蕩滌積滯，散瘀止痛。治療婦人積年血氣，癥塊結痛，食積痰滯。

【附注】本方明・武之望《濟陰綱目・積塊門卷二方》及《中醫大辭典》中，均有收載。另：本方中乾漆有毒，服用時宜慎，切勿過量。

（6）三稜丸

【來源】北宋・王懷隱等奉敕編撰《太平聖惠方》。

【處方】京三稜 30 克（微煨，銼），木香 15 克，硇砂 0.9 克（研細），芫花 15 克（醋拌炒乾），巴豆 0.3 克（去心，皮，紙裹壓去油），米醋 2000 毫升。

【用法】上藥，搗羅為末，研入前拌硇砂、巴豆令勻，以米醋熬令減半，下諸藥，慢火熬令稠可丸，如綠豆大。每服 2 丸，空腹以醋湯下。

【功能】行氣破血，消癥散結。治產後癥塊。

【附注】本方中硇砂、芫花、巴豆有毒，服用時宜慎，切勿用量過大，體虛者忌服。

（7）消積通經丸（調經化瘀丸）

【來源】明・龔廷賢《壽世保元・卷七方》。

【處方】南香附（醋炒）300克，艾葉（醋炒）60克，當歸（酒洗）60克，南芎30克，赤芍30克，紅花（酒洗）30克，三稜（醋炒）30克，莪朮（醋炒）30克，乾漆（炒）30克，醋適量。

【用法】將前9味藥共研細末，醋糊為丸，如梧桐子大。每服80丸，臨臥淡鹽湯送下。

【功能】行氣解鬱，破血通經。主治婦人血瘀血滯，腹有血瘕，經血不調，行經腹痛，經閉不通，發熱體倦者。

【附注】本方中乾漆有毒，用量不可過大，體虛者宜慎服。

（8）桃仁煎

【來源】唐・孫思邈《備急千金要方・卷第四》。

【處方】桃仁、虻蟲各一升，朴硝五兩，大黃六兩，醇苦酒（醋）四升。

【用法】前4味，為末，別治桃仁，以醇苦酒四升，納銅鐺中，炭火煎取二升，下大黃、桃仁、虻蟲等，攪勿住手；當欲可丸，下朴硝，更攪勿住手，良久出之，可丸乃止。取一丸如雞子黃投酒中，預一夜勿食服之。至晡時（申時，即下午三點至五點鐘的時間），下如大豆汁，或如雞肝、凝血、蝦蟆子，或如膏，此是病下也。未下再服。如鮮血來即止，續以調補氣血藥補之。

【功能】逐瘀破結，峻下通便。治療婦人帶下，經閉不通。亦治臍下堅結，大如杯升，發熱往來，下痢羸瘦，此為氣瘕（一作血瘕）。

【附注】例案：宋・許叔微在《本事方》中曰：「頃年在毗陵，有一貴宦妻患小便不通，臍腹脹不可忍。眾醫皆作淋治，以八正散之類癒甚。予診之曰，此血瘕也，非瞑眩藥不可去。用此藥更初服，至日午，大痛不可忍，遂臥，少頃下血塊如拳者數枚，小便如黑豆汁一二升，痛止得癒。此藥猛烈大峻，然猛烈傷人，氣虛血弱者不可輕

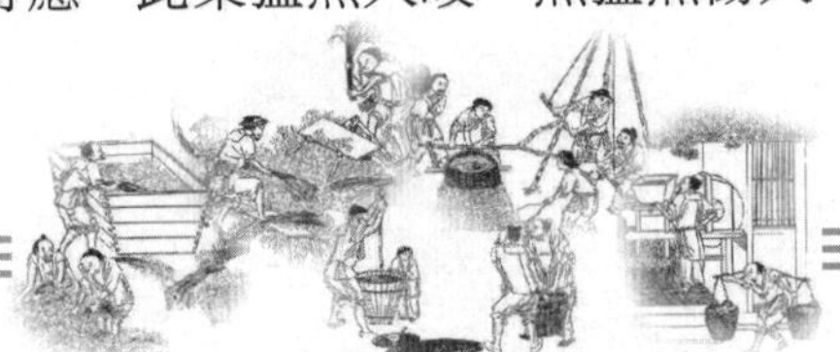

用也。」本方宋·楊士瀛《仁齋直指》、明·張景岳《古方八陣》、明·武之望《濟陰綱目·積塊門卷二》以及《中醫大辭典》中，均有收載。另：方中虻蟲有毒，且逐瘀破血力量較大，用時宜慎，切勿過量。

二、陰挺（子宮脫垂等）

陰挺，亦名陰脫、陰菌等。《濟陰綱目·前陰諸疾門》曰：「婦人陰挺下脫，或因胞絡損傷，或因數臟虛冷，或因分娩用力所致。」治以「虛者補之」、「陷者舉之」、「脫者固之」的原則，須益氣升提，補腎固脫為主治。相當於現代醫學的子宮脫垂與陰道壁膨出。

（1）補腎固脫方

【來源】出自《民間驗方》。

【處方】杜仲、枳殼、烏梅、白芷各 30 克，食醋適量。

【用法】將前 4 味藥共研細末，用醋調成糊狀，敷於臍部，外用膠布固定，每日換藥 1 次。

【功能】溫陽補腎，酸收固脫。治療子宮脫垂。

【附注】河北中醫學院代桂滿曾用本方進行臨床驗證，療效顯著。如一例 31 歲女患者，1989 年 12 月 7 日就診。稱其產後 3 個月，子宮下垂，自覺陰中有物突出，伴少腹墜脹，腰膝痠軟，陰中乾澀，小便頻數，頭暈耳鳴，氣短乏力，脈沉弱。遂用本法 1 週後好轉，繼用 3 週痊癒，追蹤 1 年未見復發。

（2）蓖麻子醋敷方

【來源】出自《彝族方》。

【處方】蓖麻子 30 ～ 50 粒，陳醋 5 ～ 10 毫升。

【用法】將蓖麻子去皮搗爛，用陳醋調成膏狀，塗攤在白布上，薄敷於臍下約 3 公釐處，每日更換 1 次，7 天為 1 療程，一般 2 ～ 3 個療程見效。

【功能】消腫拔毒，酸斂固脫。治療子宮脫垂。

【附注】本方中蓖麻子有毒，用時宜慎，皮膚潰破處忌用。

（3）治陰痔方

【來源】明・王肯堂（西念居士）《證治準繩・雜病》。

【處方】烏頭7個，濃醋適量。

【用法】烏頭，煆存性，用濃醋熬後，薰洗患處。（注：若有因肝鬱或濕熱者，陰戶流黃水，宜解鬱清熱利濕，內服龍膽瀉肝丸或丹梔逍遙散；若陰戶流白水，宜健脾益氣，用補中益氣湯或歸脾湯，局部用上方）。

【功能】酸收、固脫。治療肝鬱濕熱型或脾虛型陰痔。

【附注】陰痔，古病名。《坤寧集》：「凡九竅有肉突出，皆名為痔。婦人陰中突肉，名陰痔。」本病相當於現代醫學的子宮脫垂、子宮黏膜下肌瘤。本方明・武之望《濟陰綱目・卷之二前陰諸證門》亦曰：「治陰痔，用烏頭7個，煆存性，用小瓦罐盛釃醋淬之，趁熱熏，候通手沃之良。」另：本方中烏頭有大毒，使用時宜慎，皮膚潰破處忌用，非醫者切勿妄投。

三、陰癢（陰道炎等）

陰癢，又名陰門癢。多因肝鬱化熱，脾虛聚濕，濕熱壅結，流注於下；或因外陰不潔，久坐濕地，病蟲乘虛侵襲；也有因陰虛血燥而致者。症見外陰部或陰道內搔癢，甚則奇癢難忍。類似於西醫外陰炎、子宮頸炎、黴菌性陰道炎、滴蟲性陰道炎等。

（1）食醋沖洗方

【來源】出自《民間驗方》。

【處方】食醋適量。

【用法】每次以食醋10毫升，加入100毫升涼開水，沖洗陰道。

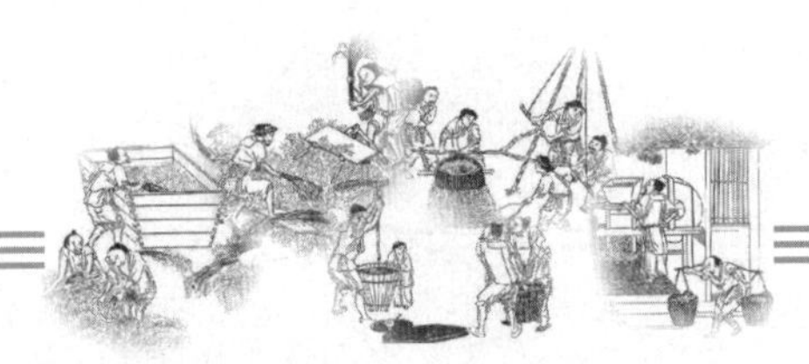

【功能】散瘀解毒、殺蟲止癢。治療外陰瘙癢（滴蟲性陰道炎）。

（2）青木香釅醋外夾方

【來源】明・李時珍（東璧）《本草綱目・草部第十四卷》。

【處方】青木香、好醋各適量。

【用法】青木香，以好醋浸，夾於陰下、或研末敷患處。

【功能】散瘀除濕，殺蟲止癢。治療陰下濕臭，或已成瘡。

【附注】本方源自《外台祕要》，唐・王燾撰於天寶十一年（西元752年）。

（3）清熱燥濕止癢方

【來源】出自《民間驗方》。

【處方】黃柏24克，枯礬5克，青黛5克，黃連5克，陳大蒜5克，苦參18克，蛇床子12克，冰片3克，食醋適量。

【用法】上藥除醋外，共研細末。每晚溫水與食醋以100：3的混合溶液清洗外陰，再用消毒帶線棉球蘸藥末約2克納入陰道深處，線頭留於陰道外，次晨取出。每次經淨3天後納用10天，連用3月。

【功能】清熱利濕，殺蟲解毒。治療滴蟲性陰道炎所致帶下、外陰瘙癢及子宮頸炎。

【附注】此方係天津中醫學院已故老中醫哈荔田之經驗方。據山西省壽陽縣中醫院趙景明介紹，本方功能清熱利濕，殺蟲止帶。對泡沫樣赤白帶，黃綠帶下，量多、質稀，外陰灼癢，或經西藥治療，反覆不得痊癒者，療效甚佳。經期及產後兩月內禁用。

四、骨盆腔炎

骨盆腔炎，泛指女性內生殖器官及其周圍的結締組織、骨盆腔腹膜等處發生的炎症，為婦科常見病之一。臨床可分為急、慢性兩種。急性以下腹部疼痛為主並伴有發熱等症；慢性則以下腹墜脹，疼痛及腰骶部痠痛等。根據其主要臨床表現，散見於中醫婦科的「產後發熱」、「產後惡露不絕」、「經期延長」、「月經過多」、「癥瘕」等病症。

（1）大黃牡丹湯

【來源】出自《民間驗方》。

【處方】大黃300克，牡丹皮200克，桃仁150克，瓜子100克，芒硝120克，食醋適量。

【用法】上藥除芒硝、食醋外，共研細末，分成3份加食醋拌勻，以潤而不滲為宜，然後每份拌入芒硝40克，裝入事先做成的布袋內（布袋大小約20公釐×20公釐），放鍋內蒸至熱透，溫度以熱而不燙為宜，敷於下腹部。每袋藥可用2～3日，早、晚各敷40分鐘左右，3份藥共用6～9日為1個療程。

【功能】瀉熱化瘀，散結消腫。治療慢性骨盆腔炎。

【方解】大黃牡丹湯為《金匱要略》主治腸癰方。方中大黃、芒硝除濕熱，排瘀毒；牡丹皮活血祛瘀，清熱涼血；桃仁活血化瘀止痛；瓜子助潤滑；食醋助諸藥消腫散結，蒸熱後又可助諸藥溫通化瘀。諸藥共用，有瀉熱化瘀，散結消腫、止痛之功效。

【附注】河南新野縣中醫院徐漢敏用本方臨床驗證50例，痊癒42例（84.0%），好轉6例（12.0%），無效2例（4.0%），總有效率為96.0%。

五、不孕（原發性、繼發性不孕）

不孕，又名無子、全不產、絕產、斷緒。係指女子結婚後，夫妻同居二年以上未避孕而不懷孕者，稱為原發性不孕；曾孕育過，並未採取避孕措施，又間隔三年以上未再次懷孕者，稱為繼發性不孕。女子常見如腎虛、胞寒、血虛、痰濕、肝鬱、血瘀等引起沖任失調，難以攝精受孕者，須當求其源而治之。

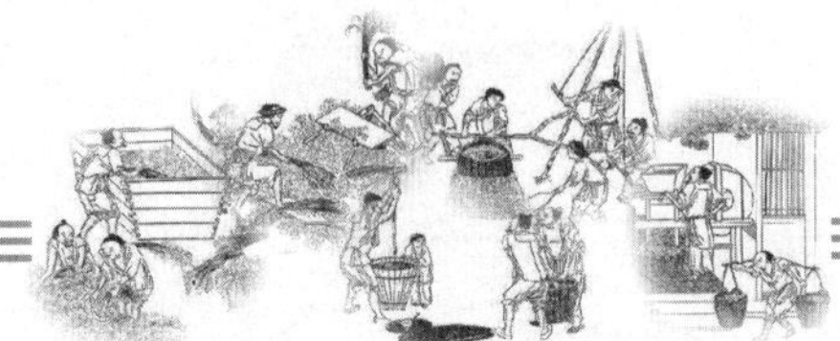

（1）婦人歸附丸

【來源】明・武之望（陽紆山人）《濟陰綱目・卷之三求子門》。

【處方】香附子（大者）500克，當歸（大者）30克，鹿角（大者）60克，醋適量。

【用法】香附子，選大者，置砂罐內，入醋煮極熱，水洗，焙乾研末；當歸，選大者，去蘆稍，用身，酒洗，切片，焙乾為末；鹿角，選大者，刮去粗皮，鎊末，二三兩，棉紙墊，鍋內小火炒為細末。三味和勻，醋糊丸如桐子大，每服9克，早起臨睡（早晚）各一服，白滾湯下，一月，經後入房即孕。

【功能】益腎養血，理氣育胎。主治血虛不孕。此方不但種子，且無小產，亦治產後諸症。

（2）暖宮丸

【來源】北宋・官修方書《太平惠民和劑局方・卷九方》。

【處方】禹餘糧（醋淬，手黏為準）270克，生硫黃180克，赤石脂（火緞紅）、附子（炮，去皮、臍）、海螵蛸（去殼）各90克，醋適量。

【用法】將前5味，共研細末，醋糊和丸，如梧桐子大。每服30丸，空腹溫酒或醋湯送下。

【功能】助陽暖宮，澀精止遺。主治沖任虛損，元陽不足，下焦久冷，月經不調，不能受孕，及崩漏下血，赤白帶下。

【附注】本方在《中醫大辭典》、《中華名醫方劑大全》中，均有收載。另：方中生硫黃有毒，使用時宜慎，用量不宜過大，或遵醫囑。

（3）交感丹

【來源】明・李時珍（東璧）《本草綱目・草部第十二卷》。

【處方】茅山蒼朮（刮淨）500克，川椒紅、小茴香各120克，酒、醋、米泔、鹽湯各適量。

【用法】蒼朮，分四份，用酒、醋、米泔、鹽湯各浸七日，曬研為末；川椒紅、小茴香，炒研為末，陳米糊和丸梧子大。每服 40 丸，空腹溫酒下。

【功能】補虛損，固精氣，烏髭髮。此鐵甕城申先生方也，久服令人有子。

【附注】本方源自《聖濟總錄》，宋徽宗時由朝廷組織人員編撰。

（4）正元丹

【來源】明・王肯堂（西念居士）《證治準繩・女科卷四方》。

【處方】香附 500 克，艾葉 90 克，阿膠（蛤粉炒）60 克，枳殼（半生用，半麩炒）120 克，懷生地（酒洗）、熟地（酒浸）、當歸身（酒洗）、川芎（炒）各 120 克，白芍藥（半生，半酒炒）250 克，醋 600 毫升。

【用法】先將香附子與艾葉，用醋同浸一宿，然後分成四等份，分別用酒、鹽、酥、童便各制 125 克。另外，再將餘藥共研細末，醋糊為丸，如梧桐子大。空腹服時，用鹽湯吞下 50 ～ 60 丸。

【功能】補腎益血，調經種子。主治月經不調，久不受孕。

（5）四製香附丸

【來源】明・張時徹（維靜）《攝生眾妙方・卷十一方》。

【處方】香附米 500 毫升，當歸（酒浸）、川芎、熟地黃（薑汁炒）、白芍藥（酒炒）各 120 克，白朮、陳皮、澤蘭葉各 60 克，黃柏（酒炒）、甘草（酒炒）各 30 克，酒、鹽湯、童便、醋各 120 毫升。

【用法】先將香附米分為四份，分別用酒、鹽湯、童便、醋各浸三日，濾乾，炒，再與餘藥共為細末，酒糊為丸，每服 70 丸，空腹服。

【功能】調經種子，順氣健脾。治療月經不調，久不受孕。

（6）紫石英暖宮丸

【來源】託名華佗撰《青囊真祕》，天臺老人校訂。

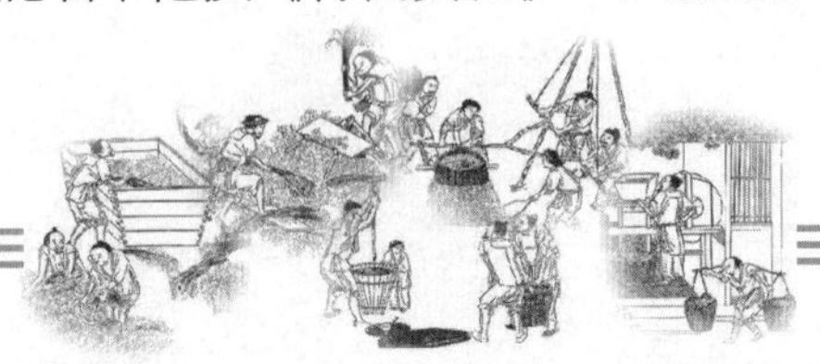

【處方】紫石英 60 克，香附、當歸、川芎、白朮、枸杞、熟地黃各 90 克，食醋適量。

【用法】先將紫石英用醋淬 7 次，研細末，水飛過；再將香附用醋炒後。同餘藥共研為末，煉蜜為丸，如梧桐子大。每早晚各服 9 克，好酒送下。

【功能】益氣養血，益腎暖宮。主治婦人胎胞虛冷，久不受孕，或受孕多小產者。

（7）艾附暖宮丸

【來源】南宋・楊士瀛（仁齋）《仁齋直指方論・卷二十六方》。

【處方】香附子（去毛）180 克，艾葉（大葉者，去枝、梗）、當歸（酒洗）各 90 克，黃耆（取黃色、白色軟者）、吳茱萸（去枝、梗）、川芎（雀腦者）、大白芍（酒炒）各 60 克，生地黃（酒蒸）30 克，續斷（去蘆）45 克，官桂 15 克，上好醋 5000 毫升。

【用法】將艾葉用米醋，以石罐煮一晝夜，搗爛為餅，慢火焙乾；再與餘藥共為細末，用米醋打糊為丸，如梧桐子大。每服 50 ～ 70 丸，空腹時用淡醋湯送下。

【功能】溫經暖宮，種子安胎。治療婦人子宮虛寒，帶下白淫，面色萎黃，四肢疼痛，倦怠無力，飲食減少，經脈不調，面色無澤，肚腹時痛，久無子息。服藥更宜戒惱怒生冷，累用經驗。

【附注】服藥期間，忌惱怒，生冷。本方在明・武之望《濟陰綱目・求子門卷三》及《中醫大辭典》、《中華名醫方劑大全》中，均有收載。

（8）女金丹

【來源】明・徐春甫（汝元）《古今醫統大全・卷八十四方》。

【處方】香附 450 克，當歸（酒洗）、芍藥、川芎、人參、白朮（炒）、白茯苓、炙甘草、白薇（酒洗）、白芷、赤石脂、牡丹皮、延胡索、桂心、槁本、沒藥各 30 克，醋適量。

【用法】將香附子用醋同浸三日，炒香曬乾為末；餘藥除石脂、沒藥二味另研外，餘皆一處磨羅，上16味共為末，煉蜜為丸，如彈子大，銀器或瓷器封固收貯。空腹時用溫酒化下一丸。服至49丸為一劑，以癸水調平受妊為準。妊中3～5日服一丸，產後2～3日服一丸，醋湯下尤妙。

【功能】益氣養血，理氣調經。主治婦人久虛無子，及產前產後一切病患；男子下虛無力，積年氣血虧，手足麻痹，半身不遂，赤白帶下，血如山崩。此藥善調經候，每日一丸。若胎前三日一丸，產後二日一丸。去一切雜證，效難具述，珍之寶之。

【附注】本方之方名：亦稱「不換金丸」、「勝金丸」。明・武之望《濟陰綱目・卷之三求子門》中，亦有收載。方名及方藥等，與上方基本相同。

六、冷勞

冷勞，係指虛勞病之屬虛寒者。《太平聖惠方・治冷勞諸方》曰：「夫冷勞之人，氣血枯竭，表裡俱虛，陰陽不和，精氣散失，則內生寒冷也。」症見宿食不消，脘腹痞滿積聚，臍腹疼痛，面色萎黃，口舌生瘡，大便瀉痢，手足逆冷，骨節疼痛，四肢無力，肌肉消瘦等。西醫多種慢性消耗性疾病有類似症狀者，均可參照治之。

（1）煮肝煎

【來源】明・武之望（陽紆山人）《濟陰綱目・卷之二虛勞門》。

【處方】北柴胡、縮砂仁、蒔蘿、華茇各0.9克，白朮、白芷、胡椒、白薑、陳皮、山茵陳、人參、蕪荑仁、紫苑、白芍藥、北細辛、木香、桂心各15.63克，豮豬肝一具，蔥白3寸，鹽、醋各少許。

【用法】前17味，共研細末，以豮豬一具，去脂膜，切如柳葉片，以新汲水洗過，入蔥白，細切入藥末半兩於銚內，以新水兩大盞，入鹽、醋少許，以瓷碗合煮，令水盡，空腹任意食之，吃前飲下，食後

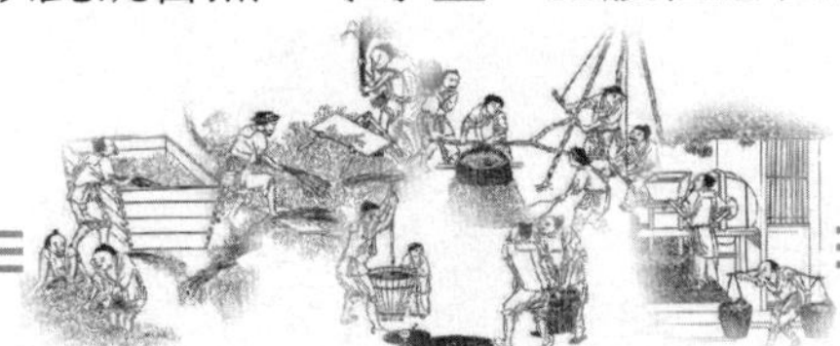

良久，飲暖酒一盞為妙，晚食前熱服。

【功能】益氣健脾，理氣除濕。治療婦人冷勞，脾胃虛乏，大腸轉泄，水穀不化，四肢羸瘦，口內生瘡，不思飲食，漸至無力。

（2）白頭翁丸

【來源】北宋‧趙佶敕撰《聖濟總錄》。

【處方】白頭翁（去蘆頭）15克，艾葉（微炒）60克，米醋1000毫升。

【用法】前兩味為末，入藥一半，先用醋熬成煎，再入餘藥末，和丸梧桐子大，每服30丸，空腹食前，米飲下。

【功能】理氣血，逐寒濕，止瀉痢。治婦人冷勞、瀉痢及帶下症。

（3）硇砂丸

【來源】明‧武之望（陽紆山人）《濟陰綱目‧卷之二虛勞門》。

【處方】鱉甲（醋炙）、桃仁（去皮、尖，麩炒）、木香、五靈脂（炒，去土、石）、當歸各30克，硇砂60克，醋1000毫升。

【用法】前5味，共研細末，另以醋煮硇砂，熬成膏，用硇砂膏入藥末為丸，如梧桐子大，空腹溫酒下20丸。

【功能】軟堅消積，破瘀鎮痛。治療婦人冷勞，心腹積聚，腹脇疼痛，四肢羸瘦不食。

【附注】本方源自《婦人大全良方》，南宋‧陳自明（良甫）撰。另：方中硇砂性味鹹、苦、辛、溫，有毒。該方硇砂用量太多，不宜輕用。

七、熱勞

熱勞，病名。係指虛勞之呈熱象者。《金匱翼‧熱勞》云：「熱勞者，因虛生熱，因熱而轉虛也。」症見身熱，面赤，頭痛，心神煩躁，口渴，怔忡、盜汗，飲食無味，倦怠多臥，消瘦，或口舌生瘡等。治宜養陰益氣，清熱除蒸。西醫多種慢性消耗性疾病有類似症狀者，均可參照治之。

（1）鱉甲散

【來源】 明·武之望（陽紆山人）《濟陰綱目·卷之二虛勞門》。

【處方】 鱉甲、柴胡各45克，麥門冬（去心）30克，知母、川大黃（微炒）、地骨皮、赤芍藥、黃耆、人參、黃芩、桑白皮各22.5克，甘草（炙微赤）15克，醋適量。

【用法】 鱉甲，醋炙黃，去裙襴，與後11味藥共為粗末，每服12克，以水一中盞，人生薑1.5克，蔥白5寸，煎至1.8克，去渣，溫服無時。

【功能】 養陰益氣，清熱除蒸。治療婦人熱勞，發渴壯熱，四肢煩疼，口乾煩渴，漸漸黃瘦，心胸躁悶。

（2）烏骨雞丸

【來源】 明·武之望（陽紆山人）《濟陰綱目·卷之二虛勞門》。

【處方】 當歸（酒洗）、白芍藥（酒炒）、熟地黃（薑汁浸）、白茯苓、香附（童便浸）30克，川芎、陳皮、延胡索、牡丹皮、貝母（去心）、秦艽22.5克，人參、甘草各1.5克，烏骨雞一隻，黃耆末不拘多少，酒、醋各適量。

【用法】 用黃耆末，拌飯餵烏骨雞至肥，眼生眵，縊死燥去毛，破開取出腸穢，好酒洗淨，另將以上前13味藥，共研細末，入雞肚內縫定，用酒、醋等分，煮雞爛撈起，焙乾為末，雞汁打糊為丸，如桐子大，每服50丸，空腹米湯下。

【功能】 養陰益氣，清熱除蒸。治療婦人虛弱，咳嗽吐痰，骨蒸勞熱，帶下，經水不調，四瘦倦無力，口乾舌燥。

八、陰吹

陰吹，係指婦人陰中時時排氣如矢氣之狀。多因穀氣實，胃氣下

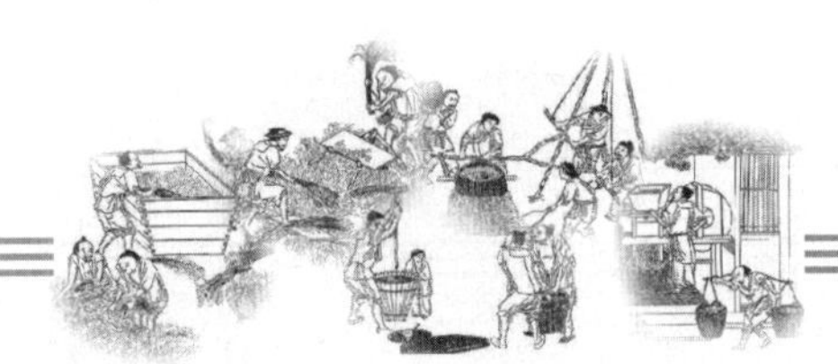

泄；或氣血虛，中氣下陷所致。穀氣實者，兼見大便祕結不通，排出聲音響亮，連續不絕，治宜潤燥導下；中氣下陷者，兼見氣短懶言，倦怠乏力等，治宜補中益氣。

（1）治婦女陰吹方

【來源】明・李時珍（東璧）《本草綱目・土部第七卷》。

【處方】蚯蚓屎、米醋各適量。

【用法】用韭菜地中蚯蚓屎，研細篩過，米醋調，厚敷乳上。乾則換，三次即癒。

【功能】益腎斂陰，解毒通絡。主治婦女陰吹。涼水調亦可。

【附注】陰吹，病名。出《金匱要略・婦人雜病脈證並治》。

九、陰冷

陰冷，又名陰寒。《諸病源候論・卷四十》：「胞絡勞傷，子臟虛損，風冷客之，冷乘於陰，故令冷也。」症見陰部寒冷，甚至小腹冷痛，多影響生育。治宜補腎壯陽。

（1）回春散

【來源】明・龔信（瑞芝）輯，龔廷賢（之才）續編《古今醫鑒・卷上》。

【處方】白礬3克，黃丹2.4克，胡椒0.6克，焰硝0.3克，醋適量。

【用法】將4味藥共研細末，用醋調成糊狀，攤於手內，覆於外陰部。

【功能】殺蟲解毒，溫腎壯陽。主治婦女陰冷。

【附注】陰冷，病徵名，又名陰寒。另：本方中黃丹有毒，皮膚潰破處慎用。

十、外陰白斑

外陰白斑，是指外陰局部或彌漫性皮膚乾燥，肥厚變白，角化並失去彈性，甚至萎縮破潰，伴有奇癢及疼痛，白帶多等症狀。臨床病理檢查，有非典型細胞增生。

治外陰白斑方

【來源】出自《民間驗方》。

【處方】米醋 500 毫升，白礬 10 克。

【用法】將米醋、白礬同放鍋內煮開，趁熱洗患處，每日 1 次。一般洗 5 ～ 10 次白斑可消除。

【功能】散瘀燥濕，殺蟲解毒。治療外陰白斑。

十一、全身脹痛

(1) 香附散（治全身脹痛等）

【來源】明・周之幹（慎齋）《慎齋遺書》。

【處方】香附、烏藥各等分，鹽、酒、童便、醋各適量。

【用法】香附，用鹽、酒、童便、醋各四份製之，與烏梅共研細末，酒下四、五分。

【功能】疏肝理氣，散瘀通絡。治療渾身脹痛，氣血凝滯者。

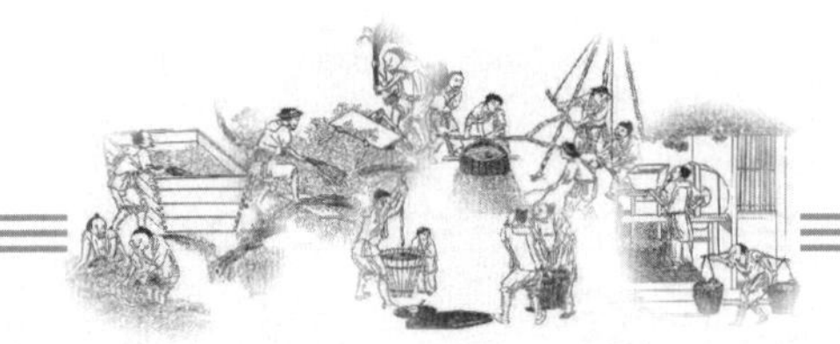

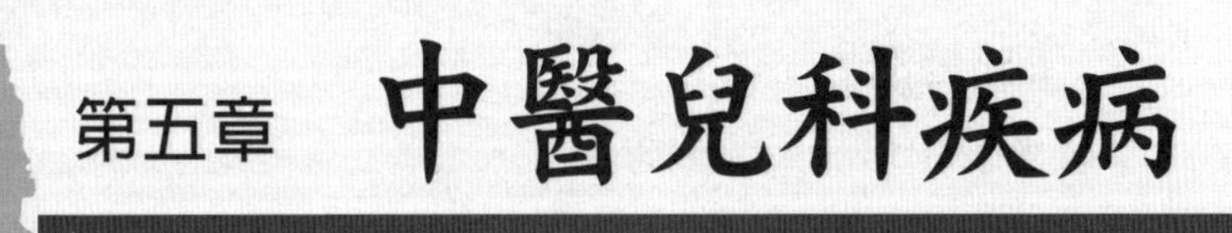

第五章 中醫兒科疾病

小兒從初生到成年，處於不斷生長發育的過程中，《醫學三字經》謂小兒「稚陽體，邪易干」。說明小兒臟腑嬌嫩，形氣未充，稚陰稚陽，體質和功能均較脆弱，因此在其發病機理上，不僅容易發病，而且傳變迅速，年齡越小則表現越為突出。掌握這些特點，對小兒的健康保育，具有極其重要的意義。

第一節 小兒常見病

一、小兒咳嗽

咳嗽是小兒肺部疾患中的一種常見症候。有聲無痰為咳，有痰無聲為嗽，有聲有痰者為咳嗽。由於二者又多並見，故多統稱咳嗽。究其病因，一般分外感咳嗽與內傷咳嗽，臨床上以外感咳嗽為常見。與現代醫學支氣管炎相類似。

（1）膽礬醋方

【來源】出自《民間驗方》。

【處方】生膽礬 30 克，醋適量。

【用法】將生膽礬研末，用醋調勻，貼於足心，每日換藥 1 次。

【功能】止咳化痰。適用於小兒咳嗽。

【附注】本方中膽礬有毒，僅供外用，切忌內服。

（2）沒藥醋敷方

【來源】出自《民間驗方》。

【處方】沒藥 12 克，雄黃 10 克，細辛 3 克，梔子，醋適量。

【用法】將前 4 味共研為細末，與醋調糊，敷於胸、背部。

【功能】活血化瘀，宣肺止咳。主治小兒咳嗽。

【附注】本方中雄黃、細辛有毒，故本方僅供外用，切忌內服。

二、小兒厭食

小兒厭食，是指小兒較長時期食欲不振，甚則拒食的一種常見病。本病主要由於飲食不節，餵養不當，或多病久病，損傷脾胃而致。厭食患兒，一般精神狀態均較正常。病程長者，雖然也可出現面色少華、形體消瘦等症狀，但與疳證的脾氣急躁或精神萎靡等症有所區別。本病以 1 ～ 6 歲小兒為多見。

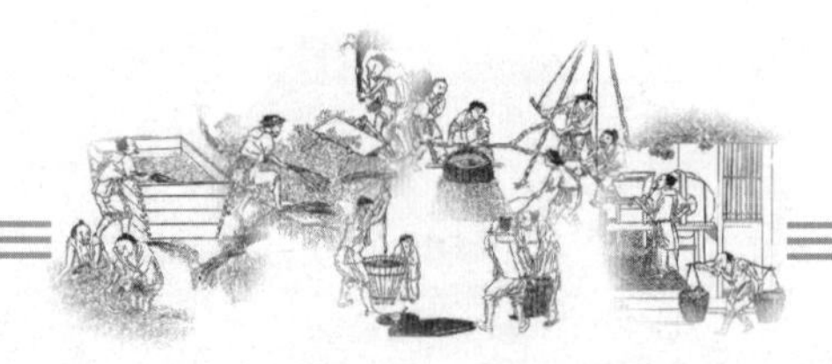

（1）食積餅

【來源】出自《民間驗方》。

【處方】蒼朮 24 克，雞內金、蕎麥粉各 60 克，米醋適量。

【用法】將蒼朮、雞內金研為細末，過篩，與蕎麥粉拌勻，摻入米醋適量，炒熱，調成圓形如 5 分硬幣大的藥餅，將藥餅敷在患兒的臍窩上，蓋以紗布，用膠布固定，2 ～ 3 日換藥 1 次。

【功能】健脾燥濕，消食化積。主治小兒食積，消化不良。

【附注】本方中雞內金運脾消食，用食醋可增加其活性，治療消化不良，療效顯著。據獻方人稱，該同學之子面黃肌瘦，不欲食、腹脹已近2年，服多種中西藥無效，遂投本方2天內食欲增加，腹脹消失，7 天後飲食如常人。故臨床常用此方，每用皆效。

（2）消食散

【來源】出自《民間驗方》。

【處方】砂仁、白朮、雞內金、厚朴各 6 克，丁香、蒼朮各 3 克，食醋適量。

【用法】將前 6 味，共研為細末，用食醋調成糊狀，常規消毒患兒臍部，敷上藥糊，用紗布覆蓋，膠布固定。每日換藥 1 次，5 ～ 7 日為 1 療程。

【功能】芳香悅脾，理氣開胃。主治小兒厭症。

【附注】山西省太原鐵路中心醫院董衛運用本方臨床驗證 67 例，痊癒（治療 1 ～ 2 療程後食欲正常，面色紅潤，體重增加，隨訪 1 年以上無復發）52 例（77.6%），好轉（治療後食欲改善，食量增加，但時好時壞）13 例（19.4%），無效（治療後症狀，體徵無改善）2 例（3.0%），總有效率為 97%。

（3）醒脾散

【來源】出自《民間驗方》。

【處方】神曲 50 克，公丁香 20 克，石菖蒲 20 克，花椒 20 克，小茴香 20 克，枳殼 20 克，蒼朮 20 克，食醋適量。

【用法】將前 7 味藥共研為細末，和勻，裝瓶備用。每取藥末 10 克，用艾線包裹，以熱醋蘸濕後，敷於臍部，每日換藥 1 次。

【功能】消食導滯，理氣醒脾。主治小兒厭食症。

【附注】安徽省中醫學院附院佘惠平介紹，該採用本方臨床驗證 100 例，治癒 66 例（66.0%），好轉 28 例（28.0%），無效 6 例（6.0%），總有效率為 94.0%。

（4）醒脾健胃膏

【來源】出自《民間驗方》。

【處方】紅糖 400 克，明膠 300 克，益智仁 60 克，月石 50 克，火硝 50 克，孩兒茶 40 克，樟腦 30 克，丁香 15 克，阿魏 10 克，陳醋 1000 毫升。

【用法】上藥製成膏狀，每張膏藥面積約 3 公釐 ×3 公釐，外敷中脘穴（前正中線，臍上 4 寸）、神闕穴（肚臍），每穴 1 貼，3 日 1 換，療程 5 ～ 10 次。

【功能】消積殺蟲，開胃暖脾。治療小兒厭食症。

【附注】上海第二醫科大新華醫院孫遠濱用本方臨床驗證 100 例，總有效率為 98%。

（5）挨積丸

【來源】宋・官修方書《太平惠民和劑局方・卷十方》。

【處方】京三稜（炮）90 克，丁香皮（不見火）90 克，丁香（不見火）、青皮（去白）各 30 克，乾薑（炮）、巴豆（去皮、膜、油，研）各 7.5 克，醋適量。

【用法】上藥共為細末，入巴豆拌勻，醋糊為丸，如粟米大。每服 50 ～ 60 丸，二歲兒可服 7 ～ 10 丸，生薑湯吞下，熟水亦得，不拘

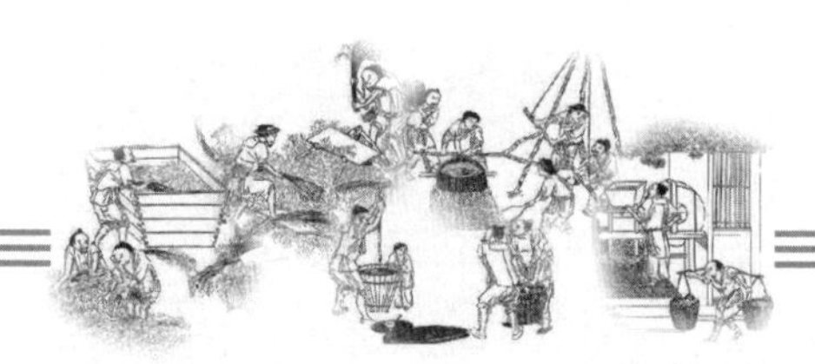

時候。

【功能】溫中消積。主治小兒脾胃不和，宿滯不化，腹脹腸鳴，嘔逆噁心，便利不調，乳食減少；或疳瀉積瀉，大便酸臭；亦治丈夫、婦人胸膈不快，酒積食積，嘔逆噁心，吐瀉脾疼。

【附注】本方中巴豆雖能瀉寒積，治冷積凝滯，胸腹脹滿疼痛。但本品性味辛熱有毒，且瀉下力較強，服用時慎之，用量切勿過大，非醫者不可妄投。

（6）順氣丸

【來源】北宋・趙佶敕撰《聖濟總錄》。

【處方】巴豆10粒，去皮，分作20片，胡椒20粒，丁香20粒，青橘全者皮20枚，湯浸去白，每枚入前三樣各一粒，用棉線纏之。

【用法】上4味，用米醋一大碗煮，使醋盡取出，焙乾為末，爛飯丸如粟米大。每服2粒，米湯下，更量孩兒大小加減。

【功能】溫中健脾，理氣消積。治療小兒乳食不化，腹急氣逆。

【附注】本方中巴豆有毒，且瀉下力較強，服用時慎之，用量切勿過大，非醫者不可妄投。

三、小兒疳積（營養不良）

疳積，是指小兒消化吸收功能長期障礙而致的慢性疾患。如小兒不思乳飲，食而不化，腹部飽脹，形體消瘦，大便不調者，稱「積滯」；若形體乾瘦，肚腹膨大，頭髮乾枯稀少，精神萎靡，飲食異常者，稱「疳證」。因二者病因相同，故統稱「疳積」。古代醫家把疳積列為兒科四大要證之一，與西醫的營養不良等證相類似。

（1）一撚金

【來源】明・龔信（瑞芝）輯，龔廷賢（之才）續編《古今醫鑒・卷十三方》。

【處方】大黃、檳榔、黑牽牛子、白牽牛子、人參各等分，食醋適量。

【用法】將前5味藥共研細末，每取藥末適量，用食醋調成糊狀，敷於臍部，每日1次，以微瀉為準。

【功能】益氣消積，除脹化痰。治療小兒肚腹膨大，不思飲食；或風痰吐沫，氣喘咳嗽。

（2）七聖丸

【來源】明・王肯堂（西念居士）《證治準繩・幼科集八方》。

【處方】三稜、莪朮、川楝子、青皮、陳皮、芫花、杏仁各等分，醋適量。

【用法】先用醋浸芫花一夜，炒漸乾，次入莪朮、三稜，同炒赤色，又入陳皮、川楝子等同炒，微令焦，取出為末。前藥為各15克，杏仁亦用15克，湯浸，去皮尖、雙仁不用，或再研入巴豆20粒，去油和匀，醋糊為丸，黍米大。一歲兒童常服2丸，臨臥溫熱湯送下。

【功能】消食化積，行氣逐瘀。治療小兒疳積黃瘦。

【附注】方中芫花有毒，用時宜慎，不可過量。

（3）大茱連丸

【來源】元・曾世榮《活幼口議・卷十七》。

【處方】蓬莪朮、京三稜各7.5克（醋煮），乾薑（炮）、青皮（去白）、陳皮（去白）、木香、丁香各60克，巴豆（去殼、心、膜，出油）21粒，綠小細茱萸6克，醋適量。

【用法】上藥，共研細末，醋糊為丸，如麻子大，每服7～10丸，大者加服，用生薑、棗子湯送下。

【功能】理氣除滿，消食開胃。治療小兒飲食過度，腹部臌脹，胸膈痞滿，強食不化，口渴煩躁，坐臥不安，肢體倦怠。

【附注】方中巴豆有毒，且瀉下力較強，服用時宜慎，切勿過量。

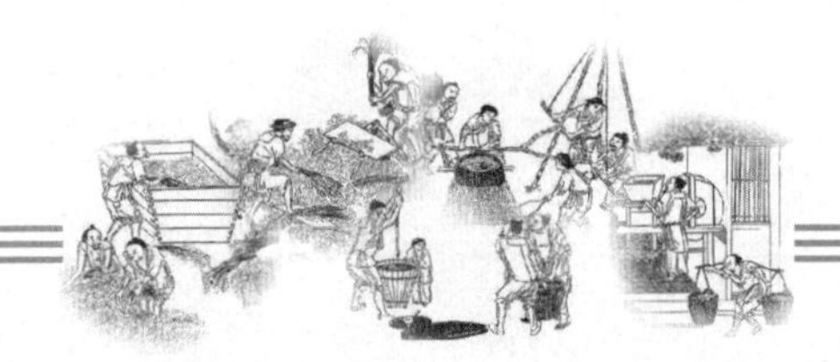

四、小兒腹瀉

腹瀉是以小兒大便次數增多，糞質稀薄或如水樣為其主症。為兒科中最常見的一種疾病，尤以二歲以下的嬰幼兒更為多見，年齡愈小，發病率愈高。本病四季皆可發生，但以夏秋兩季為多。若病情嚴重或治療不當，遷延日久，可影響小兒營養及生長發育。

（1）木香醋糊方

【來源】出自《彝族方》。

【處方】木香 10 克，雞屎藤 10 克，砂仁 10 克，白朮 10 克，酒麴 20 克，陳醋適量。

【用法】將前 5 味共研為細末，加陳醋調如糊狀，洗淨臍孔後，取藥糊敷於上面，上用紗布覆蓋，膠布固定，外加熱敷，每日換藥 1 次。

【功能】理氣消積，健脾止瀉。主治小兒泄瀉。

【附注】據記載，彝族民間常用此法治療 2 歲以內嬰兒泄瀉、腹脹、消化不良等，療效滿意。

（2）玉華丹

【來源】明・莊應棋補要，祝大年、孟繼孔校正《補要袖珍小兒方論》。

【處方】礬（淨瓦盆合定，用火緞過）240 克，醋、木瓜各適量。

【用法】將礬研為極細末，煮醋面和丸、如黍米大，用木瓜煎湯，食後服。

【功能】除風燥濕，酸澀止瀉。主治小兒伏暑泄瀉。

【附注】本方中白礬因其未注明用量，故使用時切忌過量。

（3）雲南白藥

【來源】出自《民間驗方》。

【處方】雲南白藥、食醋適量。

【用法】將2味調成糊狀（以能塗開又不易流失為宜），直接均勻塗於神闕穴及臍周，然後用紗布覆蓋，再加一層塑膠薄膜，最後用膠布固定，每隔24～48小時換藥1次，5日為1個療程。

【功能】活血化瘀，行氣收斂。治療小兒腸炎。

【附注】河北巨鹿縣醫院吉運磊用本法臨床驗證206例，治癒（腹瀉停止，大便恢復正常）160例（77.7%），有效（腹瀉、腹脹減輕）46例（22.3%），總有效率為100%。本方摘自楊氏《食醋療法》。

五、小兒腹痛

小兒腹痛，凡嬰兒出生後，無故啼哭不止，或夜間啼哭，多是腹痛。臨床分寒實腹痛、積熱腹痛、虛寒腹痛、傷濕腹痛、積痛、蟲痛等。清‧陳復正《幼幼集成》云：「……辨之之法，但察其可按者為虛，拒按者為實，痛徐而緩莫得其處者為虛，痛劇而堅一定不移者為實。虛實既確，則治有準則。」

（1）香附止痛方

【來源】出自《民間驗方》。

【處方】生香附12克，皂莢2枚（打碎），食鹽90克，食醋50毫升。

【用法】前兩味搗粗末，共入鍋炒熱出香，加入食鹽、食醋，趁熱包布中，緩熨痛處。涼則再加熱易之，並加食醋120毫升，噴醋再熨。

【功能】溫中散寒，行氣止痛。治療小兒腹痛。

（2）溫臍散

【來源】出自《民間驗方》。

【處方】木香10克，茴香10克，青皮10克，肉桂10克，乾薑10克，烏藥10克，白芍10克，甘草10克，食醋適量。

【用法】將前8味共研細末，裝瓶備用。令患兒仰臥，常規消毒

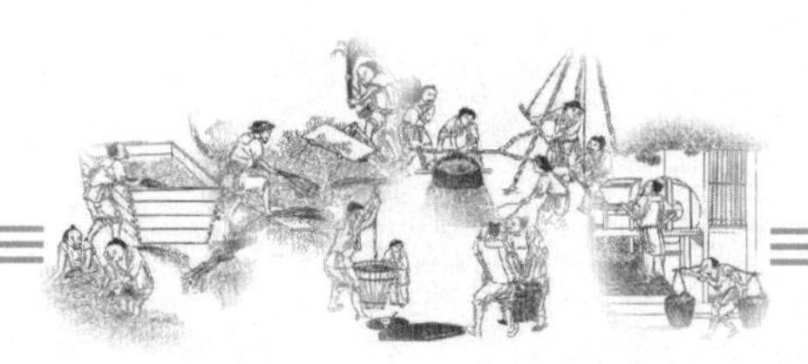

臍部，取藥末與食醋調成糊狀，敷於臍部。每次 10 ～ 15 克，以均勻蓋住臍部為佳，外用敷料固定。每日 1 次，5 次為 1 個療程，隔 2 日後進行第 2 個療程。

【功能】溫中散寒，理氣止痛。治療小兒腹痛。

【附注】山東惠民地區中醫院劉可智用本方臨床驗證 19 例，治癒（臨床症狀消失，隨訪 2 年無復發）9 例（47.4%），顯效（臨床症狀消失，發作次數明顯減少）3 例（15.8%），有效（臨床症狀消失，發作頻率明顯減少）6 例（31.6%），無效（臨床症狀不消失，用解痙藥後症狀消失）1 例（5.3%），總有效率為 94.7%。本方摘自楊氏《食醋療法》。

（3）阿魏丸

【來源】明・樓英（全善）《醫學綱目》。

【處方】阿魏 15 克，黃連（炒）15 克，花鹼（即石鹼，研如粉）9克，山楂肉30克，連翹45克，半夏（皂角水浸一宿）30克，米醋適量。

【用法】上 7 味，將阿魏用米醋浸一夜，研如泥，餘藥研為末，炒神曲糊丸，如蘿蔔子大。每服 20 丸，空腹米飲下。

【功能】消食導滯，化痞除積。治療小兒食積引起的腹痛，以致腹如蜘蛛狀，小便白濁。

六、小兒嘔吐

嘔吐是小兒常見的一種症候，可因各種原因引起。但總屬胃失和降、胃氣上逆所致。小兒嘔吐最易損傷脾胃，長期反覆的嘔吐，致脾胃虛損，氣血不足，而轉疳證，嚴重影響小兒的生長發育。

（1）明礬醋敷方

【來源】出自《民間驗方》。

【處方】明礬、麵粉各等份，陳醋適量。

【用法】上3味共調成糊。每用時敷於兩足心湧泉穴，用紗布包紮固定，一般半小時即可發生止嘔作用。

【功能】消積解毒，清熱散瘀。適用於嘔吐不止、泄瀉。

【附注】《上海中醫報》1963年第11期記載：黃某，女，半歲，嘔吐頻繁，飲水即吐泄瀉每天達20次，眼眶下陷，皮膚皺起，脫水明顯，遂用上方2小時後，吐止，繼用參麥散（人參、麥冬、五味子）加和胃之劑而癒。

（2）白龍丸

【來源】明・李時珍（東璧）《本草綱目・草部第十七卷》。

【處方】熟附子150克，白石脂、龍骨各7.5克，醋適量。

【用法】前3味，共研為末，醋麵糊丸黍米大。每米飲，量兒大小服（未注用量）。

【功能】溫陽補火，澀腸止瀉。治療小兒吐瀉，注下。

【附注】本方源自《全幼心鑒》，明・寇平（衡美）撰。

（3）苦酒白丸子

【來源】南宋・劉昉（方明）撰《幼幼新書・卷二十七方》引《嬰孺方》。

【處方】半夏（洗）9克，人參9克，桔梗1.2克，附子（炮，去皮臍）1.2克，乾薑1.2克，苦酒適量。

【用法】前5味，共為末，以苦酒和丸，如小豆大。一歲兒每服1丸，日3次。

【功能】溫中散寒，和胃止嘔。治療小兒吐利中寒並客忤。

【附注】客忤，病名。又名中客忤、中客、中人、少小客忤。由於小兒神氣未定，如驟見生人，突聞異聲，突見異物，而引起驚嚇啼哭，甚或面色變異，兼之風痰相搏，影響脾胃，以致運化受納失調，引起嘔吐、腹痛、反側瘈瘲，狀如驚癇。

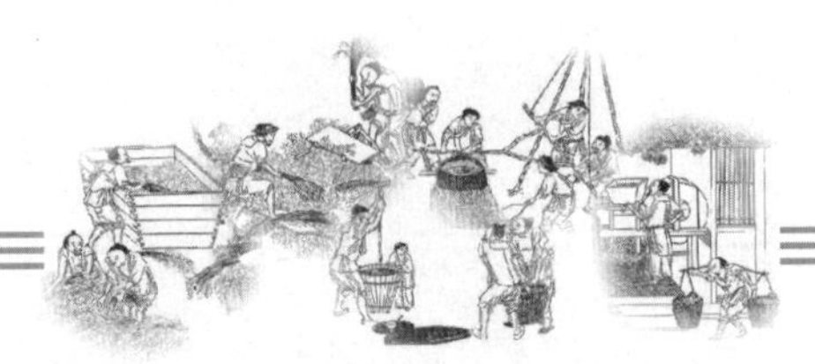

七、小兒驚風

小兒驚風，是小兒時期常見的一種以抽搐伴神昏為特徵的症候。俗稱「抽風」。多由外感時邪、暴受驚恐、飲食積滯、內蘊痰熱及大病久病後脾虛肝旺等所致。一般以 1 ～ 5 歲的小兒為多見，年齡越小，發病率越高。其症情比較兇險，變化迅速，威脅小兒生命。所以古代醫家把驚風列為兒科四大重證之一。

（1）治小兒驚醋方

【來源】唐・許仁則撰《子母祕錄》。

【處方】青竹茹 90 克，醋 1800 毫升。

【用法】取青竹茹，用醋煎為 600 毫升，去渣，服 60 毫升（一日量，數次分服）。

【功能】逐痰化瘀，安神定志。治小兒驚，兼治小兒口噤體熱病。

【附注】小兒驚，病症名。《諸病源候論》：「小兒驚者，由血氣不和，熱實在內，心神不定，所以發驚，甚則掣縮成癇。」

（2）代赭石醋淬方

【來源】明・李時珍（東璧）《本草綱目・石部第十卷》。

【處方】代赭石 30 克，醋適量。

【用法】代赭石，火煅醋淬十次，研細末，水飛後曬乾，收貯備用。每次服 3 克，或 1.5 克，煎真金湯調下。連進 3 劑，如兒腳脛上出現紅斑，即是邪出病癒之證。如始終不現紅斑，即不可治。

【功能】平肝息風，解痙鎮驚。適用於急、慢驚風。症見吊眼撮口，搐搦不定等症。

（3）牛黃膏

【來源】北宋・錢乙（仲陽）《小兒藥證直訣》。

【處方】牛黃小棗大，甘草末、甜消各 9 克，朱砂 1.5 克，龍腦

3克，寒水石（研細）15克，醋350毫升。

【用法】先將牛黃，用獨莖蘿蔔根水並醋煮盡，焙乾，與上藥共研細末，蜜和為劑。每次半皂子大，食後用薄荷湯溫化下。

【功能】清熱鎮驚，安神通竅。主治小兒驚風。

（4）治小兒痛方

【來源】唐・許仁則《子母祕錄》。

【處方】青竹茹90克，醋1800毫升。

【用法】取青竹茹，用醋煎為600毫升，去渣，服60毫升（一日量，數次分服）。

【功能】清熱化痰，散瘀除煩。治小兒痛，兼治小兒口噤體熱病。

八、小兒癎證（癲癎）

小兒癎證，俗稱「羊羔風」。本病以突然仆倒，昏不知人，口吐涎沫，兩目上視，肢體抽搐，或口中如做豬羊叫聲等神志失常為主要臨床表現的一種發作性疾病。發作後在短時間內，甦醒如常。多因小兒形氣未充，神志未定，如被驚恐；或風邪外感、或痰熱等所致。本病與西醫所稱的癲癎基本相同。如不及時解除，往往預後不良。

（1）紅蓖麻根醋蛋方

【來源】出自《民間驗方》。

【處方】蓖麻根（紅莖紅葉者）60克，雞蛋1～2個，黑醋適量。

【用法】先將雞蛋破殼煮熟，再放入黑醋、蓖麻根水煎服。每日1劑，連服數日。

【功能】平肝安神，鎮靜解痙。治療癲癎（羊癲瘋），小兒量酌減。

【附注】《中藥大辭典》臨床報導：經用本方臨床觀察38例，半數病例獲近期療效，有的按方服藥3日即停止發作。

（2）癲癎散

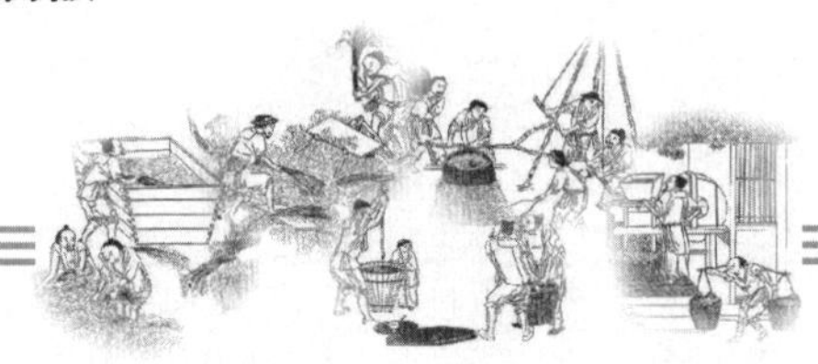

【來源】張奇文主編《幼科條辨》。

【處方】炒牙皂、製香附、製沒藥、陳皮各10克，醋鬱金、木香、紫寇各8克，甘草6克，麝香1克，朱砂5克，真牛黃1.2克，巴豆霜8克，醋適量。

【用法】上藥共研極細末，貯瓶備用。以醋麵糊為丸，如綠豆大，朱砂為衣。每次服4～5粒，每晚1次。

【功能】化痰通絡，鎮驚開竅。主治癲癇（胎癇）。

【附注】用本法驗之臨床，效果確切，屢用特效。

九、鵝口瘡

鵝口瘡，為小兒口腔、舌上滿布白屑，狀如鵝口，故名。因其色白如雪片，故又名「雪口」。本病可因先天胎熱內蘊，或口腔不潔，感受穢毒之邪，以致邪毒蘊積心脾，上熏口舌而發病。嬰幼兒口腔黏膜嫩薄，不耐邪熱熏灼，故易於發生鵝口瘡，尤以早產兒及久病、久瀉、體質羸弱的乳兒更為常見。

（1）吳萸麵粉食醋方

【來源】出自《藏族方》。

【處方】吳茱萸18克，小麥麵15克，食醋適量。

【用法】將吳茱萸研為細末，與小麥麵拌勻，入醋煮成糊狀，分2份，攤在青布上，貼於腳心（雙），乾則換之，一夜為準。

【功能】益氣健脾，導熱下行。主治小兒鵝口瘡。

（2）蚯蚓吳萸醋敷方

【來源】明・李時珍（東壁）《本草綱目・蟲部第四十二卷》。

【處方】蚯蚓、吳茱萸、醋各適量。

【用法】將前兩味，共研為末，調醋生麵和，塗足心，立效。

【功能】清熱解毒，引熱下行。治療小兒口舌糜瘡。

【附注】本方源自《摘玄方》，撰人撰年不詳。

（3）吳萸胡連陳醋方

【來源】出自《民間驗方》。

【處方】吳茱萸15克，天南星6克，胡黃連9克，大黃9克，陳年老醋適量

【用法】前4味共研細末，加陳年老醋，調成糊狀，敷雙足心湧泉穴24小時

【功能】清熱燥濕，引熱下行。主治鵝口瘡。

【附注】本方系吉林省長嶺縣已故老中醫劉萬桐家傳方。遼寧省錦州市解放軍205醫院劉景政臨床驗證，對鵝口瘡不能吮乳，煩躁不安，夜啼不止者患兒。運用本方治療，輕者1～2劑，重者4劑便可痊癒。另：天南星有毒，使用時宜慎，切忌入口。

十、小兒口瘡（口腔潰瘍）

小兒口瘡，是嬰幼兒時期最常見的口腔疾患，以口頰、舌邊、上齶、齒齦等處發生潰瘍為特徵。本病主要因脾胃積熱，或心火上炎而致，亦有由虛火上浮而發者，本病類似於現代醫學的口腔潰瘍。

（1）治咽舌生瘡方

【來源】清・陳復正（飛霞）《幼幼集成》。

【處方】吳茱萸9克，米醋適量。

【用法】將吳茱萸研為細末，加醋調成糊狀，待小兒入睡後敷於雙足心，固定，過夜即癒。

【功能】引熱下行。治療咽舌生瘡。

【附注】 本方在明・龔廷賢《壽世保元》、李時珍《瀕湖集簡方》、清・德豐《集簡方》、趙學敏《串雅內編》等醫籍中，均有記載。用量可視患兒年齡大小酌情加減之。 本方曾在1965年《山東醫刊》

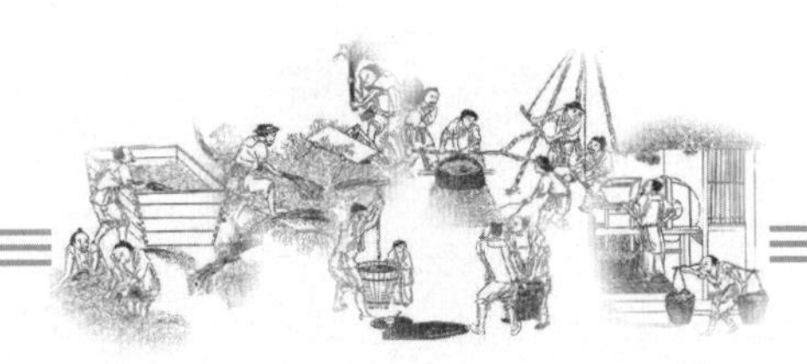

予以登載，據推薦人雲南省宣威縣中醫院符光利稱：他曾用此方治療口瘡256例，痊癒247例，均用1次，在3～5天內潰瘍癒合，5例好轉，4例無效，總有效率為96.5％。 湖南醫科大學二附院李豔芳亦用本法臨床驗證133例，經4～7天的治療，治癒131例，無效2例，總有效率為98.5％。 據《中藥大辭典》臨床數據證明：治療口腔潰瘍，將吳茱萸搗碎，過篩，取細末加適量好醋調成糊狀，塗在紗布上，敷於雙側湧泉穴，24小時後取下。用量：1歲以下用1.5～6克，1～5歲用6～9克，6～15歲用9～12克，15歲以上用12～15克。治療256例，有247例治癒，一般敷藥1次即有效。

（2）山茱萸陳醋方

【來源】出自《民間驗方》。

【處方】山茱萸400克，陳醋200毫升。

【用法】將山茱萸研為細末，用陳醋調成糊狀，分別置於兩塊3cm×3cm乾淨紗布中央，敷貼於雙足湧泉穴處。

【功能】補肝腎，澀精氣，助水臟。治療陰虛火旺所致的口瘡。

【附注】內蒙古哲里木盟蒙醫研究所色音其木格介紹：曾運用本方治療復發性口瘡92例，同時做了追蹤觀察，取得滿意的療效。

（3）吳茱萸蜜醋方

【來源】出自《民間驗方》。

【處方】吳茱萸2克，蜂蜜2克，陳醋2毫升。

【用法】將吳茱萸研細末，用蜂蜜、陳醋調成糊狀，貼敷於兩足湧泉穴，外用紗布包紮，膠布固定，每日換藥1次，3次為1療程。

【功能】祛寒除濕，引熱下行。治療小兒口腔潰瘍。

【附注】浙江上虞市石官鎮南湖醫院俞小珍用本方臨床驗證100例，均獲痊癒，疼痛消失，恢復正常飲食，潰瘍癒合。

第二節 小兒時行疾病

小兒時行疾病的範圍較廣，發病與季節、氣候、時邪密切相關，並有一定的傳染性。

一、小兒感冒

小兒感冒，俗稱「傷風」，是小兒時期最常見的外感疾病。主要由於感受風邪所致。臨床以發熱、惡寒、頭痛、打噴嚏、咳嗽為主要症狀。一年四季均可發生，氣候變化及冬春兩季發病率較高。其發病原因，主要由於小兒臟腑嬌嫩，氣血未充，衛外不固，加之寒暖不能自調，外邪乘虛侵襲而致。

(1) 竹青茹醋方

【來源】唐・許仁則《子母祕錄》。

【處方】竹青茹 90 克，醋 3000 毫升。

【用法】竹青茹，加醋 3000 毫升，煎 1000 毫升。每服 100 毫升，幼兒酌減。

【功能】清熱散瘀，化痰通竅。適用於小兒熱痛，口噤體熱。

【附注】口噤，證名。指牙關緊急，口不能張開的症狀。可因內有積熱，外中風邪，痰凝氣滯，瘀阻經絡所致。本方明・李時珍《本草綱目・木部第三十七卷》亦有收載。

(2) 萸礬麵醋方

【來源】出自《民間驗方》。

【處方】吳茱萸 10 克，白礬 3 克，麵粉 6 克，醋適量。

【用法】將前兩味研為細末，與麵粉混勻，再用醋調成糊狀，敷於患兒兩足心湧泉穴，用布固定。

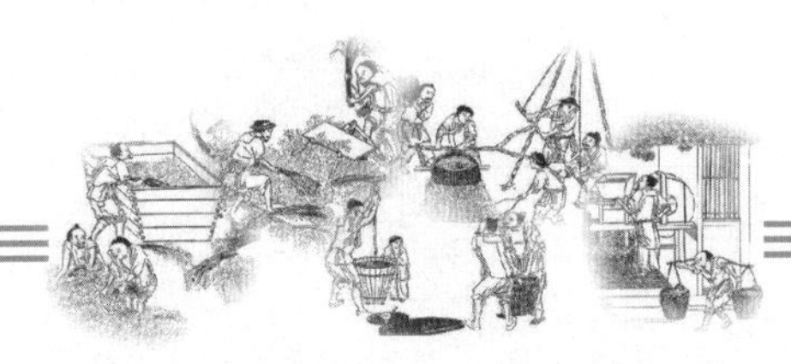

【功能】溫中下氣，退熱止痛。適用於小兒高熱不退而兩足厥冷者。

（3）黃梔醋敷方

【來源】出自《民間驗方》。

【處方】大黃、山梔、僵蠶各 12 克，牛膝 6 克，細辛 3 克，食醋適量。

【用法】將前 5 味共研細末，加醋調為糊狀，每取適量敷於雙足心湧泉穴，上用紗布覆蓋，膠布固定，4 ～ 6 小時取下。如無效或體溫下降而複升者，可連續敷貼。

【功能】通腑泄熱，表裡雙解。適用於感冒高熱不退。

【附注】陝西省綏德縣中醫院蘇世平運用本方臨床驗證 76 例，病種有：上呼吸道感染、扁桃腺炎、支氣管炎等引起的高熱，體溫在 38.4 ～ 40℃。治療 1 小時內體溫降至正常者 9 例，2 小時內體溫降至正常者 27 例，3 小時以上體溫降至正常者 38 例，無效 2 例，總有效率為 97.4%。

二、頓咳（百日咳）

頓咳，即「百日咳」。是小兒時期常見的呼吸道傳染病之一。臨床以陣發性痙攣性咳嗽，咳後有特殊的吸氣性吼聲，即雞鳴樣的回聲，最後傾吐痰沫而止為特徵。本病四季都可發生，但冬春季節尤多，患病年齡以 5 歲以下小兒為多見，年齡愈小則病情愈重。病程較長，可持續 2 ～ 3 個月以上。

（1）甘遂大戟芫花醋方

【來源】出自《民間驗方》。

【處方】甘遂、大戟、芫花各 30 克，麵粉 60 克，醋適量。

【用法】將前 3 味用醋炒至微黃，共研細末，麵粉炒黃，加水煮成粥，調入藥末，製成丸如梧桐子大。1～2歲每次服1丸，每增2歲加1丸，清晨1次服下，重症可日服2次。

【功能】泄水逐痰，化瘀解毒。主治小兒百日咳。

【附注】本方中甘遂、大戟、芫花均係有毒之品，且瀉下力峻烈，內服時宜慎，切勿過量，非醫者切勿妄投。

（2）大蒜白糖醋方

【來源】出自《民間驗方》。

【處方】紫皮大蒜3瓣，白糖適量，醋10毫升。

【用法】將大蒜切片，用白開水200毫升浸泡15分鐘左右，將大蒜取出，加入白糖、醋。頻飲，日服1劑。

【功能】行氣血，暖脾胃，解毒殺蟲。治療小兒百日咳。

三、痄腮（流行性腮腺炎）

痄腮，又名「溫毒發頤」，或稱「蛤蟆瘟」，現代醫學稱為流行性腮腺炎。是小兒常見的一種急性傳染性疾病。主要是由感受風濕病毒所致。臨床以發熱、耳下腮部發生腫脹疼痛為主要特徵。病情預後一般良好，但學齡期較大兒童偶可併發睾丸腫痛等，有的患兒可因溫毒內陷而致神昏、瘛厥等病變。

（1）二味拔毒散

【來源】清・吳謙《醫宗金鑒・卷六十二方》。

【處方】明雄黃、白礬各等份，食醋適量。

【用法】將前兩味藥，共研細末，用食醋拌勻，塗敷於患處。每日3～4次，以癒為準。

【功能】殺蟲解毒，散瘀消腫。治療痄腮（流行性腮腺炎）。

【附注】 本方原是以茶清調化，治療熱癤、痱、痰、疹、疥、風濕癢瘡。後人在原方基礎上，將茶清調化易為食醋調拌，治療流行

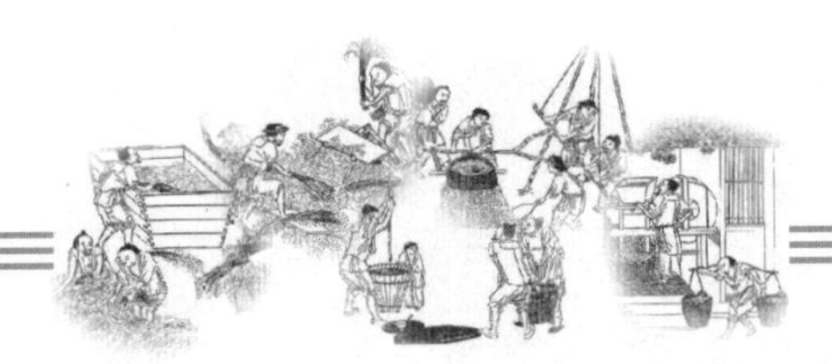

性腮腺炎，取得了顯著療效。 河南三門峽市第二制藥廠鄭丙戎用本方臨床驗證200餘例，有效率達90%以上。

（2）大青葉醋敷方

【來源】出自《民間驗方》。

【處方】鮮大青葉100克，白醋適量。

【用法】將鮮大青葉搗爛，加白醋調成糊狀，塗擦腮部，每日3～4次。

【功能】瀉熱解毒，消腫止痛。治療痄腮（流行性腮腺炎）。

【附注】廣東省康縣中醫院周聯耀用本法治療小兒流行性腮腺炎12例，5日痊癒者8例，10日痊癒者4例。若疼痛甚者，可酌加乳香、沒藥，以增強活血化瘀、消腫止痛之功。

（3）側柏葉蛋清醋敷方

【來源】出自《民間驗方》。

【處方】鮮側柏葉150克，雞蛋清2個，食醋適量。

【用法】將鮮側柏葉搗爛如泥，用蛋清與食醋調成糊狀，外敷患處，乾燥時再換。

【功能】清熱解毒，散瘀涼血。主治流行性腮腺炎，腮部腫痛。

【附注】本方係民間流傳方，據山西省太原銅業公司衛生所常山英介紹，其幼年時患流行性腮腺炎，到鄉鎮趕廟會時，遇到一位老人告訴此方，敷藥3天痊癒。以後臨床上每遇此症，用之無一不效。

四、白喉

白喉，是感染時行疫癘之氣引起的急性呼吸道傳染病。臨床以咽、喉、鼻等部位黏膜上形成灰白色假膜，伴有咽痛或犬吠樣咳嗽、氣喘、發熱和煩躁等全身症狀為特徵。本病有傳染性，任何年齡均可罹患，而以2～6歲兒童發病率最高。一年四季都可發病，但多見於秋冬兩季。

（1）囟地菊醋塗方

【來源】出自《民間驗方》。

【處方】鮮囟地菊全草500克，食醋100毫升。

【用法】將鮮囟地菊全草搗爛絞汁，取30毫升，加相當於一半量的醋，用棉簽蘸藥液塗抹偽膜，每天1次。若用於預防小兒白喉，取鮮囟地菊汁30毫升，加相當於藥液1/4量的醋，噴咽或漱口，每天1～2次。

【功能】清熱解毒，散瘀消癰。治療小兒白喉。

【附注】 據福建省寧德地區第二人民醫院黃卿稱：該用此方治療443例，痊癒439例，治癒率為99.1%。 囟地菊，為福建民間草藥。本品性味甘、平、無毒。有「清熱解毒」之功。可治白喉、急性扁桃腺炎、支氣管炎、肺炎、百日咳，以及乳腺炎、疔瘡腫毒等症。

（2）治白喉方

【來源】出自《民間驗方》。

【處方】新鮮萬年青根莖40克，醋100毫升。

【用法】將新鮮萬年青根莖加入醋內，浸泡2～10天，去渣過濾，再加冷開水至200毫升，配成20%的浸液。每日用量：1歲以下1毫升，1～2歲2毫升，3～4歲3毫升，5～6歲4毫升，7～9歲5毫升，13～15歲7.5毫升，16歲以上10～15毫升，分6次服，首次量加倍。

【功能】清熱解毒，利水消腫。治療白喉。

【附注】 據《中藥大辭典》臨床報導：用本方治療40例，治癒36例，死亡4例。服藥後體溫平均3天恢復正常，咽痛4天內消失，細菌培養5天轉陰。 又據552例的觀察（其中433例用青黴素），治癒率為93.2%，對極重型療效較差而死亡率高。絕大部分治癒病例於用藥後5～6天內一般症狀消失，3～6天內偽膜完全消退，細菌培養陰轉時間平均約為3天。治療中曾以隨機抽樣方法抽取一定病例與血清治療組對照比較，結果證明兩者大致相仿。有認為用萬年青浸

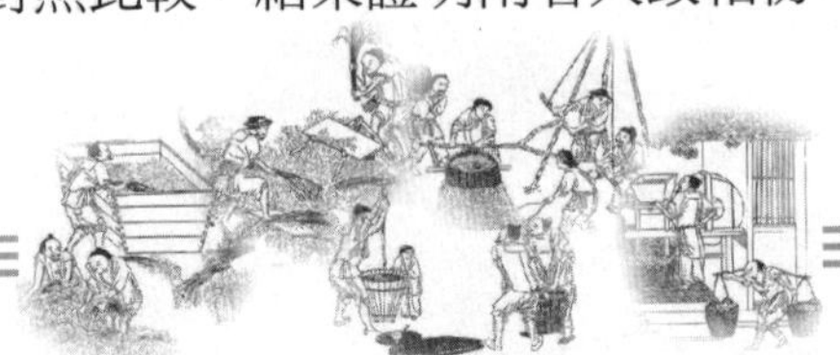

液口服或滴鼻對白喉有一定預防作用；萬年青對白喉併發的心肌炎、喉梗阻也有療效。 萬年青根莖有毒，服用時，應嚴格按規定劑量，最好在專職醫師指導下使用，切忌過量，體質虛弱者慎用，非醫者不可妄投。

(3) 萬年青白草霜醋方

【來源】出自《民間驗方》。

【處方】萬年青根 10 克，百草霜 2 克，冰片少許，醋 15 毫升。

【用法】將醋置粗瓷碗中，用鮮萬年青根在醋碗中磨碎，磨至藥汁黏稠。將百草霜和冰片研細末，裝瓶備用。用時先以壓舌板曝露咽喉，用筷子縛上消毒紗布，蘸磨好的藥汁將咽喉假膜拭擦至全部脫去並吐出，再用小竹筒將藥末吹至咽喉，閉口 2 分鐘，每日 30 ～ 60 分鐘用藥 1 次，第 2 日起改為每 3 ～ 5 小時用藥 1 次，直至痊癒。

【功能】清熱解毒，瀉心降火。適用於白喉，配合其他治療。

【附注】湖南甘棠地區醫院胡輔慶用本方臨床驗證 60 餘例，一般用藥 3 次後，諸症均有不同程度的好轉；用藥 5 次後，能吞嚥食物；用藥 1 日後諸症基本消失；用藥 3 日，病可告癒。本方中萬年青根有毒，使用時宜慎，切勿下嚥，非醫者不可妄投。

五、麻疹

麻疹，是小兒最常見的一種發疹性傳染病。臨床以發熱、流涕、眼淚汪汪、兩頰黏膜出現麻疹黏膜斑，隨之遍身出現紅色疹點，稍隆起於皮膚，捫之礙手，狀如麻粒為特徵，故名。本病流行於冬春兩季，年齡以 1 ～ 5 歲小兒患病最多，預後一般良好。患病後，很少再發。

(1) 麻疹敷臍方

【來源】出自《民間驗方》。

【處方】黑醜、白醜各 60 克，白礬 15 克，麵粉、米醋各適量。

【用法】將黑、白醜和白礬分別研碎為細末，加入麵粉調拌均勻，再摻入米醋適量調成糊狀。每取藥糊適量分別敷於患兒肚臍和兩足心處，用紗布包紮固定，每日換藥 1 次，連敷 2 ～ 5 日，至疹出透徹。

【功能】透疹解毒。治療小兒麻疹，疹出不透，患兒發熱氣促。

六、小兒熱瀉

小兒熱瀉，是指小兒熱迫大腸而致的腹瀉。小兒為純陽之體，感受暑熱，邪熱入裡，下迫大腸而成腹瀉。《嬰童百問》說：「小兒熱瀉者，大便黃而赤，或有沫。」並伴有陣陣腸鳴腹痛，煩躁啼哭，肛門灼熱，小便短赤等症。

（1）玉華丹

【來源】明・莊應祺《補要袖珍小兒方論》。

【處方】礬 250 克，醋適量。

【用法】礬，用淨盆合定，用火煆過，為極細末，煮醋面和丸，如黍米大，角木瓜湯，食後服。

【功能】化瘀解毒，燥濕止瀉。主治嬰孩小兒伏暑泄瀉。

（2）神仙救苦散

【來源】明・寇平（衡美）撰《全幼心鑒》。

【處方】罌粟殼 15 克，檳榔 15 克，醋適量。

【用法】罌粟殼，醋炒為末，再以銅器炒過，另將檳榔炒赤，研末，各收。每用等分，赤痢蜜湯服，白痢砂糖下，忌口味。

【功能】破積行水，澀腸止瀉。主治小兒下痢，症見赤白痢下，日夜百行不止。

【附注】本方明・李時珍《本草綱目・穀部第二十三卷》亦有收載。

（3）清血丸

【來源】明・萬全（密齋）《萬氏家傳幼科指南心法・卷上》。

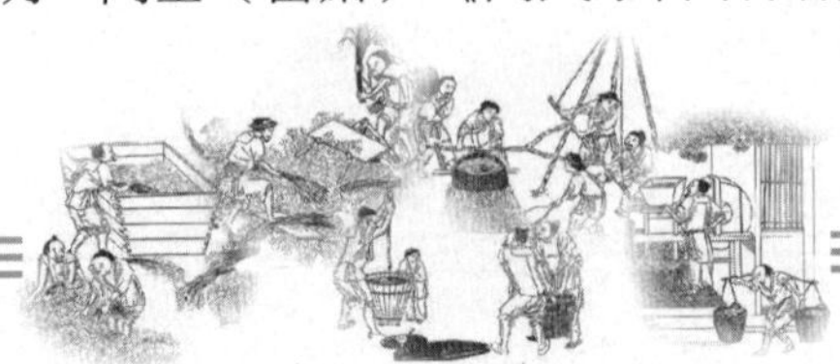

【處方】槐花（炒）、荊芥穗（炒）、側柏葉（炒）各1.5克，黃連、枳殼、醋適量。

【用法】上藥研細末，醋糊為丸，陳米湯下。

【功能】清熱燥濕，涼血止血。主治小兒痢下鮮血。

【附注】方中黃連、枳殼，原書中無用量。

第三節 小兒雜病

一、新生兒夜啼

新生兒白天如常，入夜則間歇性啼哭，甚則持續不停，通宵達旦者，稱夜啼。中醫認為：小兒夜啼大致可分脾寒、心熱、傷食、驚嚇四因。應分別予以溫脾散寒、清心導赤、消乳和中和鎮驚安神等治則。此外，若因口瘡、發熱等疾病所引起的夜啼，應積極治療其主要病症。

（1）陳茶葉醋敷方

【來源】出自《彝族方》。

【處方】茶葉（越陳越好）6克，醋適量。

【用法】將茶葉搗爛，加醋調成餅，敷小兒臍眼，紗布膠布固定。

【功能】清心瀉火，散瘀消積。治療小兒夜啼。

【附注】貴州省大方縣醫院丁詩國曾用此方治療小兒夜啼多例，一般用藥3～5分鐘後即可停止哭啼。

（2）代赭石醋敷方

【來源】出自《民間驗方》。

【處方】代赭石10克，醋適量。

【用法】將代赭石研為極細末，加醋調成糊狀，敷於小兒雙足心，用紗布包裹固定。

【功能】重鎮降逆，引熱下行。治療小兒夜啼。

【附注】筆者曾用本法治療一例夜啼患兒，一次即效。

（3）牽牛子陳醋方

【來源】出自《白族方》。

【處方】牽牛子、老陳醋各適量。

【用法】將牽牛子研碎，用老陳醋調成糊狀，臨睡前敷臍眼，外加一塊消毒紗布，膠布固定。

【功能】清心瀉火，散瘀消積。治療小兒夜啼。

【附注】雲南省大理市康復醫院楊中梁曾用本方治療小兒夜啼100餘例，藥後無不顯神效，且無任何副作用。

二、小兒遺尿

小兒遺尿，又稱小兒遺溺、尿床，是指三周歲以上小兒，在睡眠中小便自遺，醒後方覺得一種常見多發病。若長年累月不癒，可影響小兒的精神和生活。本病主要是由於小兒腎氣不足，下元虛冷，膀胱失約，或病後體弱，脾肺氣虛不攝，或因肝經鬱熱，膀胱不藏，或由不良習慣所致。

（1）赤石脂薑附醋敷方

【來源】出自《民間驗方》。

【處方】赤石脂、炮乾薑、製附子各等份，米醋適量。

【用法】將前3味共研細末，過篩。用米醋調成糊狀，敷肚臍，用膠布固定。每日1次，連用3～5日。

【功能】溫腎固澀，引火歸源。治療小兒下元虛冷型遺尿。

（2）五倍子首烏醋敷方

【來源】出自《民間驗方》。

【處方】五倍子3克，何首烏3克，陳醋適量。

【用法】將前兩味共研細末，與陳醋調合成膏，備用。取藥膏搓

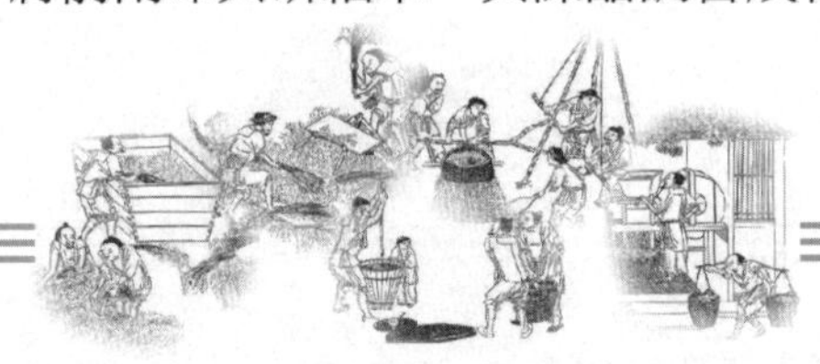

餅敷於臍中，紗布覆蓋，膠布固定。每晚換藥 1 次，5 次為 1 療程，連用 3 ～ 5 次必效。

【功能】補腎固本，收澀止遺。主治小兒遺尿。

【附注】 雲南省開遠市人民醫院納猛介紹：此方對小兒遺尿有較好的療效，經臨床驗證數例，一般連用 3 ～ 5 天多獲顯效或痊癒。湖北省蘄春縣李時珍醫院李遠佳用本方經臨床驗證 60 例，治療 1 療程，痊癒 44 例，好轉 14 例，無效 2 例，總有效率為 96.7%。無效及好轉患兒再經 2 ～ 3 個療程治療，均獲痊癒。

（3）溫腎縮泉膏

【來源】出自《民間驗方》。

【處方】紫石英、硫黃各 15 克，石菖蒲、五倍子各 6 克，生薑汁、食醋各適量。

【用法】將前 4 味共研細末，每取本藥末適量，用食醋調成膏狀，敷於臍中，紗布覆蓋，膠布固定，每晚臨睡前敷貼，早晨起床時取下，每晚 1 次，連用 7 天為 1 療程。

【功能】溫腎助陽，縮泉止遺。主治小兒遺尿症。

【附注】寧營口市中醫院史穎用本方經臨床驗證 34 例，顯效（經治療後，停止尿床 1 週，隨訪 1 個月內無復發）19 例，有效（尿床次數顯著減少，但未終止）13 例，無效（尿床次數有減少或無變化）2 例，總有效率為 94.1%。

三、赤游丹（小兒丹毒）

赤遊丹，又名丹毒。以其皮膚紅赤如丹，形如雲片，遊走不定，故名。不論成人或小兒均可發生，但較多見於嬰幼兒，尤其是初生兒罹患者更易趨嚴重。本病多由外風邪毒所侵，以致感染成病。此外，亦有因孕婦熱毒壅結於內，遺患胎兒，以致生後熱毒發於外而為病。

（1）治小兒火丹方

【來源】唐・孫思邈原撰，宋・郭思編纂《千金寶要》。

【處方】豉不拘多少，米醋適量。

【用法】將豉和米醋研，敷之，取瘉。

【功能】清熱除煩，散瘀解毒。治小兒火丹，赤如朱走皮中。

【附注】火丹，病名。亦名丹毒、丹熛、天火。因患部皮膚紅如塗丹，熱如火灼，故名。

（2）栝樓仁釅醋方

【來源】唐・楊歸厚（一作楊師厚）撰《楊氏產乳集驗方》。

【處方】栝樓子仁 100 克、釅醋適量。

【用法】將栝樓子仁研細末，與釅醋調成糊狀，塗敷患處，每日 3～5 次。

【功能】清熱潤肺，化瘀散結。治療小兒風熱客於經絡，隨氣行移，流走肌膚而致赤腫疼痛，熱遊丹赤腫。

【附注】本方明・李時珍《本草綱目・草部第十八卷》、北宋・趙佶敕撰《聖濟總錄》、何時希編校《珍本女科醫書輯佚八種》及《中藥大辭典》中，均有收載。

（3）拔毒散

【來源】明・王肯堂《證治準繩・幼科集三》。

【處方】朴硝 30 克，梔子仁 15 克，醋適量。

【用法】前兩味，為末，用醋調為糊狀，塗患處。

【功能】清熱燥濕，化瘀解毒。治小兒丹毒，發於兩脇及腋下腿上者。

四、小兒解顱（囟門不合）

解顱是小兒顱囟異常的疾病。「解」，即解開之意，「顱」是指

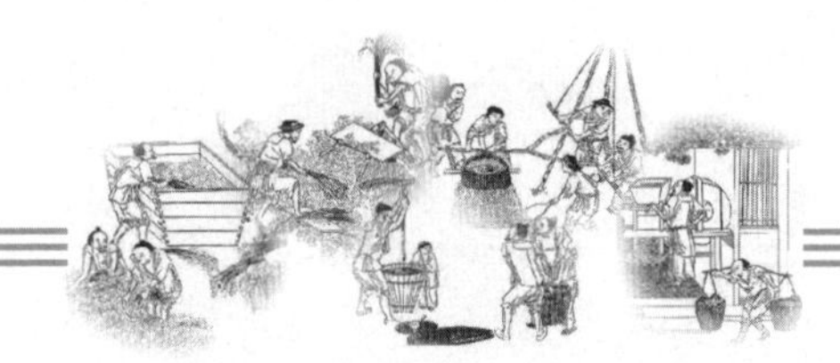

頭骨，解顱即小兒頭骨解開不合而命名。正常小兒後顱在2～4個月時即閉合，前囟在12～18個月時閉合，如不能應期閉合，囟門寬大，頭縫開裂的，稱為解顱。本病大多為腎氣虧虛，腦髓不充所致。

（1）南星醋熨方

【來源】明・李時珍（東璧）《本草綱目・草部第十七卷》。

【處方】天南星、醋適量。

【用法】天南星，炮過，去皮，研為末，加淡醋調勻攤布上，貼囟門，再把手烘熱，頻頻在囟門處摩熨。

【功能】主治小兒解顱，鼻塞不通。

【附注】本方中天南星辛溫有大毒，使用時宜慎，僅供外用，切忌入口，皮膚潰破處禁用。

（2）補骨丸

【來源】明・皇子朱橚、滕碩、劉醇等編《普濟方》。

【處方】川萆薢、骨碎補、補骨脂各15克，懷牛膝、草烏頭各3克，醋適量。

【用法】上研為末，醋糊為丸，如小豆大。每服30丸，用鹽湯送下。

【功能】祛風勝濕，補腎壯骨。主治小兒骨弱，囟門不合。

【附注】中醫認為：腎主骨、主生長發育。凡骨骼的異常變化，無不與「腎」息息相關。本方中骨碎補等藥均屬補腎壯骨之品，對小兒骨弱，囟門不合，無疑有事半功倍之效，然方中草烏頭有大毒，內服宜慎，切忌過量，非醫者切勿妄投。

（3）半夏熨方

【來源】唐・孫思邈《備急千金要方・卷五方》。

【處方】半夏、生薑、川芎各1升，細辛3兩，桂心1尺，烏頭10枚。

【用法】上6件，咀，以淳苦酒五升，浸泡一宿，煮三沸，絞去渣。以綿一片浸藥中，適寒溫以熨囟上，冷更溫之。復熨如前，朝暮（早晚）各三、四熨乃止，二十日癒。

【功能】祛風散瘀，溫陽壯骨。主治小兒腦長，解顱不合，羸瘦色黃，至四五歲不能行。

【附注】本方中烏頭、半夏有大毒，使用時宜慎之，皮膚潰破處慎用，更忌入口。非醫者切勿妄投。

五、雞胸五遲五軟（小兒佝僂病）

雞胸，又名龜胸，即胸廓向前突出如雞胸的一種骨骼畸形的疾病；五遲，是指立遲、行遲、發遲、齒遲、語遲等發育遲緩的疾患；五軟，是指頭項、口、手、足、肌肉痿軟無力等發育遲緩，成長不足的疾患。三者均屬先天稟賦不足，後天調養失宜，脾腎虧損所致。類似於西醫缺鈣所引起的多種疾病。

（1）豬骨醋湯

【來源】出自《民間驗方》。

【處方】豬骨頭適量，醋少許。

【用法】先將豬骨頭洗淨砸碎，加醋少許，加水適量，以浸沒骨頭為準，再加少許蔥、薑、鹽熬煮3小時，至湯濃即成。每次飲湯1小碗，日服2～3次。

【功能】補腎壯骨。治療小兒龜胸（因缺鈣而引起的佝僂病）及下痢赤白。

（2）治小兒項軟方

【來源】明·李時珍（東璧）《本草綱目·石部第十卷》。

【處方】蛇含石一塊，鬱金、醋各適量，麝香少許。

【用法】蛇含石，煅七次，醋淬七次，研，和鬱金各等分，共為

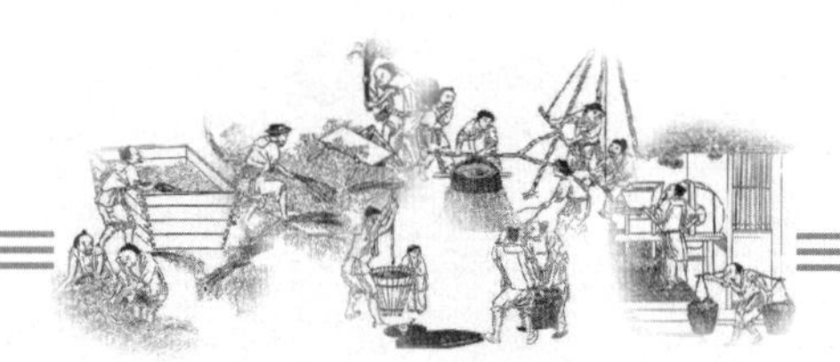

細末，入麝香少許，白米飯丸龍眼大。每服 1 丸，薄荷湯化服，一日一次。

【功能】安神鎮驚，行氣化瘀。主治小兒項軟，因風虛者。

（3）治腦長頭大方

【來源】北宋·王懷隱等奉敕編撰《太平聖惠方·卷八十二方》。

【處方】南星、白蘞各等份，醋適量。

【用法】將南星、白蘞研為極細末，醋調，攤布上，烘熱貼敷囟門，以紗布包紮。除外用藥外，同時應內服地黃丸，給予滋陰補腎。

【功能】補腎健腦。主治小兒腦長頭大。

【附注】腦長頭大，病症名。指大頭畸形。《太平聖惠方·卷八十二》曰：「小兒腦長頭大，囟開不合，臂脛小，不能勝頭，常伴有智力發育不全，視力和聽力障礙，約有半數病兒發生驚厥。」另：方中南星有毒，使用時宜慎，僅供外用，不可內服。

六、偏墜（睾丸鞘膜積液等）

先天性水疝，也稱偏墜。本病系睾丸或精索鞘膜積液引起陰囊或精索部囊形腫物的一種疾病。發病其特點是陰囊無痛無熱、皮色正常、內有囊性感的卵圓形腫物。先天性水疝多發於嬰幼兒，臥時縮小或消失，但站立時又見。相當於西醫的睾丸鞘膜積液或精索鞘膜積液。

（1）黑胡椒醋方

【來源】出自《民間驗方》。

【處方】黑胡椒 7 粒，麵粉、醋各適量。

【用法】將黑胡椒搗爛，加醋和麵粉調成糊狀，置於無菌紗布上，貼於會陰穴，膠布固定，隔日換藥 1 次，連用 2 ～ 3 次。

【功能】溫腎通陽，化氣行水。治療小兒水疝。

【附注】會陰穴，經穴名。位於外生殖器後方與肛門前方之正中間部位，主治溺水窒息、昏迷、疝氣等症。

（2）威靈仙醋糊方

【來源】出自《民間驗方》。

【處方】威靈仙15克，肉桂15克，蒼朮20克，小茴香10克，大黃10克，陳醋適量。

【用法】將前5味共研細末，每取藥末適量，用食醋調成糊狀，外敷於患側睪丸表面，外用塑膠薄膜覆蓋，繃帶加以固定，24小時後取下。每日1次，以癒為準。

【功能】溫陽散寒，健脾燥濕。治療小兒陰囊水腫，鞘膜腔積液。

【附注】安徽淮南市中醫院姚昌武用本方臨床驗證3例，均獲痊癒。如一例5歲男孩，1991年7月就診。診見患兒雙側陰囊腫大，左側較甚，直徑約4公釐大小，局部皮膚發熱，觸之有波動感，但質軟、光滑，壓痛不明顯。透光試驗陽性。診為小兒鞘膜腔積液，因患兒父母不願意手術，故用本方180克，分3次用陳醋調敷，3日後複診，見睪丸基本恢復正常，繼敷2次以鞏固療效，隨訪2年無復發。

（3）全蠍丸

【來源】宋・魏峴《魏氏家藏方・卷二方》。

【處方】全蠍（去毒，用生薑49片，於新瓦上先鋪薑片，次鋪全蠍，用小火炙，翻轉再炙燥）49個，胡椒49粒，木香（不見火）6克，狼毒、當歸（去蘆）各15克，茴香（淘去沙，炒）9克，檳榔1個，米醋適量。

【處方】上藥共研細末，米醋糊為丸，每服7粒，溫酒下，不拘時候。

【功能】溫腎通陽，行氣止痛。主治小兒水疝。

【附注】本方在《中華名醫方劑大全》中，亦有收載。另：方中狼毒、全蠍有毒，使用時宜慎，切忌過量。

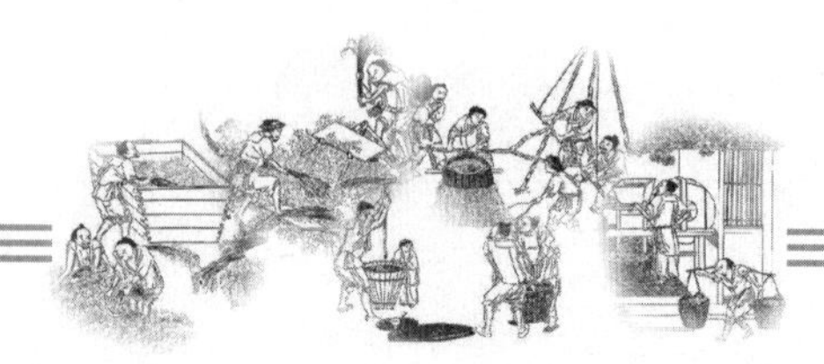

七、小兒多涎

小兒多涎，是指小兒口角流涎，難以控制為特徵的一種病症。中醫認為「涎為脾之液，口為脾之竅」。本病多為脾熱上蒸或脾胃虛寒，升降失常，運化無力所致。脾熱上蒸的涎，多黏稠而臭；脾胃虛寒的涎多清稀。前者宜清脾瀉熱，後者宜溫中健脾。

（1）吳茱萸醋方

【來源】出自《民間驗方》。

【處方】吳茱萸 30 克，食醋 10 毫升。

【用法】將吳茱萸研為細末，加醋調成糊狀，在小兒臨睡前，將藥餅貼在兩足心處，用紗布固定，次晨取下，連敷 3 ～ 5 日。

【功能】益氣健脾，溫中燥濕。主治小兒多涎。

【附注】本法經臨床驗證，輕症患兒貼敷 3 ～ 4 次即癒，重症需 5 ～ 6 次則可徹底治癒。

（2）天南星肉桂醋敷方

【來源】出自《民間驗方》。

【處方】天南星 9 克，肉桂 9 克，吳茱萸 9 克，醋適量。

【用法】前 5 味，研細末，用醋調敷雙側湧泉穴，膠布固定，夜置晨去。

【功能】溫陽攝水，引火歸源。治療嬰幼兒多涎症。

【附注】本方有溫陽攝水之功，善治脾腎陽虛，水津失攝之小兒，為山西省晉城市樹脂廠職工醫院宋天保個人經驗方。據稱，其曾用此方治療嬰幼兒流涎症 130 例，最短 3 天，最長 10 天，均取得滿意療效，且方法簡便，便於患兒接受。

（3）五倍子益智仁醋敷方

【來源】出自《民間驗方》。

【處方】五倍子12克，吳茱萸10克，益智仁10克，製南星10克，薏苡仁10克，醋適量。

【用法】將前5味，共研細末，入醋調成糊狀，外敷雙側湧泉穴，繃帶膠布固定，夜貼晨取，3次為1療程。

【功能】溫中益腎，化濕攝涎。治療嬰幼兒流涎症。

【附注】本方為山西省定襄縣中醫院張廣儒經驗方，其根據「病在臟者取之井」、「病在上者取之下」、「寒者熱之」的治療原則，選用少陰腎經的井穴，透過經絡循行，達到溫發脾陽，化濕攝涎的治療目的。尤其採用外敷，更適用於嬰幼兒。

八、小兒重舌

小兒重舌，又名子舌、重舌風、蓮花舌。症見舌下血脈腫脹，狀似舌下又生小舌，或紅或紫，或連貫而生，狀如蓮花，飲食難下，口流清涎，日久潰腐。多由心脾濕熱，複感風邪，邪氣相搏，循經上結於舌而致。

（1）紅豆醋方

【來源】唐・孫思邈《備急千金要方・卷第五》。

【處方】紅豆，醋各適量。

【用法】紅豆研末，醋和塗舌上。

【功能】清熱解毒，散瘀消腫。治療小兒重舌。

（2）黃土苦酒方

【來源】明・李時珍（東璧）《本草綱目・土部第七卷》。

【處方】灶台下黃土，苦酒各適量。

【用法】取灶台下黃土二錢（6克），研末，苦酒和，塗舌上。

【功能】和中解毒，散瘀消腫。治療小兒重舌。

【附注】本方源自《備急千金要方・卷第五》，唐・孫思邈撰。

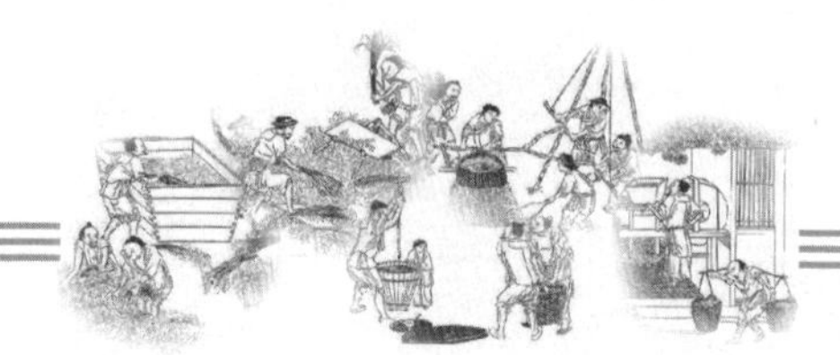

（3）吳萸蒲黃醋敷方

【來源】出自《民間驗方》。

【處方】吳茱萸 10 克，生蒲黃 10 克，醋適量。

【用法】吳茱萸研極細末，醋調敷雙側湧泉穴，每日更換 1 次；生蒲黃以涼開水浸之，徐徐含漱。

【功能】涼血活血，引熱下行。治療小兒重舌，舌下根部紅腫。

【附注】本方係吉林省名老中醫董治中經驗方。據山西省晉城市樹脂廠職工醫院宋天保稱，他曾用董氏驗方治療小兒重舌 14 例，1 週內均獲痊癒。小兒若不含漱，可用藥棉蘸生蒲黃反覆塗擦局部。

九、小兒濕疹

小兒濕疹，為風濕熱三種邪氣侵襲皮膚所致。嬰兒濕疹多對稱地發生於面部，呈彌漫性發紅，糜爛，滲液並結痂，而且反覆發作，也可泛發於全身，一般 2 ～ 3 歲可以自癒。

（1）桃皮敷

【來源】唐・孫思邈《備急千金要方・卷五方》。

【處方】桃樹青皮不拘多少，醋適量。

【用法】桃樹青皮，搗為末，和醋敷之，每日 2 次。

【功能】清熱、解毒、燥濕。治療小兒濕癬。

【附注】本方唐•許仁則撰《子母祕錄》，明•李時珍撰《本草綱目•果部第二十九卷》及《中藥大辭典》中，均有收載。

（2）黃柏枯礬醋敷方

【來源】出自《回族民間驗方》。

【處方】黃柏 50 克，枯礬 50 克，艾葉炭 50 克，醋適量。

【用法】將前 3 味藥共研細末，醋調塗敷患處，每日 2 次，6 日為 1 療程。

【功能】清熱燥濕，收澀止癢。治療嬰兒濕疹。

【附注】嬰兒濕疹屬中醫「胎斂瘡」範疇，又名「奶癬」。多由體質過敏，風濕所襲，搏於氣血而發。常發於嬰兒的顏面部，分乾、濕二型均有效。曾用本方治療患兒14例，外塗2～3次均獲痊癒。

（3）鼓皮醋塗方

【來源】宋·王懷隱等奉敕編撰《太平聖惠方·卷六十五方》。

【處方】鼓皮手許大，釅醋3000毫升。

【用法】將鼓皮放入釅醋中，浸漬一宿。取汁塗之；或燒為灰，細研，以面脂和敷之。

【功能】清熱燥濕，散瘀解毒。主治月蝕瘡。

【附注】月蝕瘡，病名。常見於小兒，多由胎毒未盡，肝膽不清，脾經濕熱所致。症見耳上生瘡，時發時止，或隨月盈則劇，月虧則輕。鼓皮醋塗方之方名，首見於《聖濟總錄》卷一三三。本方源自唐·王燾撰《外台祕要》，明·李時珍《本草綱目·獸部第五十卷》亦有收載。

十、小兒風疾癮疹（蕁麻疹）

小兒風疾隱疹，症見皮膚出現大小不等的風疹塊，小如麻粒、大如豆瓣，甚則成塊成片，劇烈瘙癢，時隱時現。《小兒衛生總微論方》曰：「小兒風疾癮疹者，因小兒肌膚嫩，血氣微弱，或因暖衣而腠理疏開，或天喧而汗津潤出，忽為風邪所干，搏於血氣，藏流於皮膚之間，不能消散」而致。本病類似於現代醫學的蕁麻疹。

（1）治遊風癮疹

【來源】明·李時珍（東璧）《本草綱目·菜部第二十七卷》。

【處方】鹽泥二兩，百合半兩，黃丹二錢，醋一分，唾液四分。

【用法】前5味，以楮葉摻動，搗和貼之。

【功能】清熱解毒，透疹祛風。治療遊風癮疹。

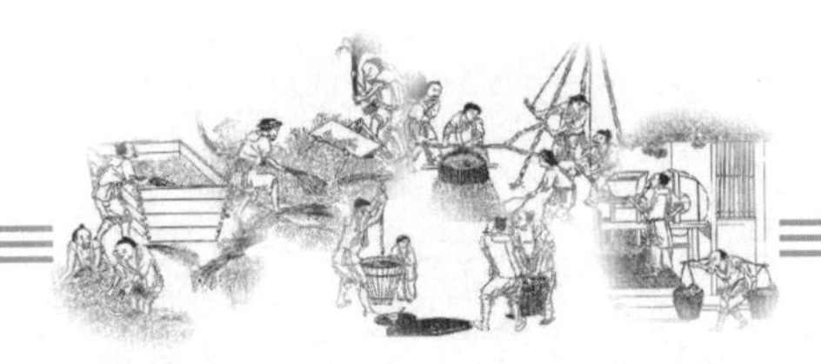

【附注】本方源自《瀕湖集簡方》，明・李時珍晚號乃稱「瀕湖老人」。

十一、小兒瘰鬁

小兒瘰鬁，即淋巴結腫大。腫大者為瘰，腫小者為鬁，合稱瘰鬁，又名九漏。《諸病源候論》曰：「小兒身生熱瘡，必生瘰鬁。其狀如結核，在皮肉間三兩個相連累也。是風熱搏於氣血。焮結所生也。」若病程遷延，此癒彼起，陰毒流竄，皮下穿空，則發為鼠瘺。即頸腋部淋巴結結核。

（1）大黃煎

【來源】唐・崔知悌撰《崔氏骨蒸方》。

【處方】錦紋大黃九兩，好米醋三升。

【用法】取錦紋大黃（錦紋大黃新實者，若微朽即不中用），削去皮，搗篩為散。以好米醋三升，置瓦碗中，於大鐺內浮湯上，炭火慢煮，候至成膏，可丸，如梧子大，乃貯器中。三歲兒每次 7 丸，次日再服，以下出青赤膿為準。若不下，或少下，稍稍加丸。若下多，又須減之。病重者七八劑方盡根。大人亦可用之。此藥惟下宿膿，不令兒利也。須禁食毒物，乳母亦禁之。一方加木香一兩半（45 克）。

【功能】化瘀除積，瀉熱解毒。治療小兒瘰鬁，或頭乾黃聳，或乍痢乍瘥，諸狀多者。

【附注】本方明・李時珍《本草綱目・草部第十七卷》亦有收載。

（2）林檎醋塗方

【來源】明・李時珍（東璧）《本草綱目・果部第三十卷》。

【處方】林檎脯、醋各適量。

【功能】將林檎脯焙乾，研為末，和醋調為糊，塗患處。

【功能】澀精益血。治療小兒閃癖，頭髮豎黃，瘰鬁瘦弱者。

【附注】林檎《千金‧食治》，又名花紅果《滇南本草》、蜜果《群芳譜》。味酸甘，性平，無毒。有「止渴、化滯、澀精」之功，治消渴，瀉痢，泄精。本方在《中藥大辭典》中，亦有收載。

十二、小兒盜汗

小兒盜汗，是指在夜睡中汗自出者，名曰盜汗。《幼科類萃》曰：「盜汗者，謂睡而汗出也。」《證治準繩‧幼科》又說：「有夜睡中而汗自出者，名曰盜汗，此因陰虛所致，久不已者，令人羸瘠枯瘦，心氣不足，津液亡出故也。」

(1) 治小兒盜汗方

【來源】出自《民間驗方》。

【處方】五倍子 60 克，霜桑葉 120 克。

【用法】五倍子研細末，每次用 5 克，醋調做餅，外貼神厥穴（肚臍處），再用紗布包紮固定，每晚換藥 1 次；霜桑葉為末，每服 5 克，米湯水送服，早、晚各一次。

【功能】清熱涼血，攝精斂汗。治療各種原因所引起的小兒盜汗。

【附注】據山西省古縣城關鎮辛莊村衛生所李嶽星介紹，本方原是民間治療汗症的兩個單方，為了加強療效，筆者採取內服兼外用的方法，效果良好。如：孫○○，男，6 歲，1 年來每到夜間，入寢後頭身汗出，經各種方法治療，效不甚顯。用上方內服外貼，當日汗出減少。用藥 10 天，盜汗全止。

十三、小兒夜盲

與中醫之雀盲類似，又名肝虛雀目、雞盲。《諸病源候論》云：「人有晝而睛明，至瞑黃昏便不見物，謂之雀目。」小兒雀目多「因疳得之」，本病以肝虛為主要病機，故又有「肝虛雀目內障」之稱。

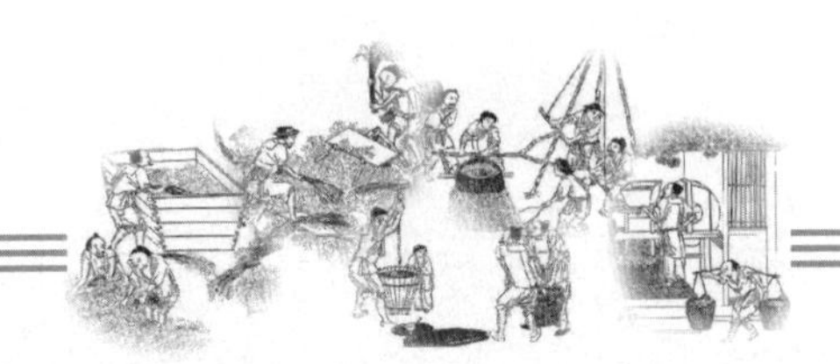

（1）治夜盲症方

【來源】出自《民間驗方》。

【處方】羊肝250克，植物油、醬油、糖、生薑、蔥、濕澱粉、黃酒、食醋各適量。

【用法】先將羊肝洗淨，切成薄片，裹上芡粉汁；植物油下鍋加熱，放入羊肝爆炒，烹以醬油、糖、生薑、蔥、黃酒、食醋等調料，嫩熟，中晚佐餐食用。

【功能】補肝明目，養血。主治小兒夜盲症、近視。

（2）疳症瀉痢眼障神效方

【來源】傅山（青主、青竹）《傅青主男科・卷下》。

【處方】石決明30克，蘆薈、川芎、白蒺藜、胡黃連、五靈脂、穀精草各15克，菊花12克，甘草9克，醋適量。

【用法】先將石決明用醋煅，餘藥共研細末，豬苓去筋，搗爛為丸如桐子大，每服25丸，不拘時，米湯下。

【功能】平肝潛陽，清熱明目。主治小兒疳症瀉痢所致的眼障。

十四、小兒腳瘃（凍瘡）

小兒腳瘃（ㄓㄨˊ，音同逐），病症名，瘃即凍瘡，《太平聖惠方》：「夫小兒腳瘃者，是小兒肉嫩，外風冷中於足掌中湧泉穴也。是兒腳上皮肉間，氣血與風邪相感，使肉硬氣血不通，陽氣不達，致使然也。」

（1）治小兒凍腳方

【來源】北宋・趙佶敕撰《聖濟總錄》。

【處方】小麥250克，穰草3握（剉碎），醋250毫升。

【用法】前兩味，入水煎數沸，次入醋，再微沸，去渣放溫洗腳。

【功能】益氣通脈，溫經散寒。治療小兒凍腳。

十五、小兒嗆奶

(1) 治小兒嗆奶方

【來源】出自《民間驗方》。

【處方】吳茱萸、食醋各適量。

【用法】將吳茱萸研成極細末，加醋調成糊狀，每日 3 克，每腳心貼 1.5 克，用紗布包好，24 小時更換 1 次，連用 3 日。

【功能】止咳平喘，溫中降逆。治療小兒嗆奶。

【附注】《中藥藥理與應用》一書臨床報導：用本方共治療嬰兒肺炎嗆奶 85 例，嗆咳嗆奶消失 64 例，明顯好轉 10 例，總有效率 87.6%。又有人報導：用本法每晚雙側湧泉穴敷貼，6 次為 1 療程，69 例喉喘鳴（嗆奶）嬰兒，1 療程治癒 49 例，2 ～ 3 療程治癒 20 例，全部有效。

十六、小兒臍中出水

(1) 治小兒臍中出水方

【來源】出自《民間驗方》。

【處方】煅龍骨 100 克，食醋 150 毫升。

【用法】將煅龍骨浸泡於食醋中一晝夜，焙乾研末，貯存備用。每取適量，敷臍部，膠布固定。

【功能】鎮驚安神，斂汗固精。主治小兒臍中出水。

十七、小兒鼻塞不通

(1) 小兒鼻塞不通方

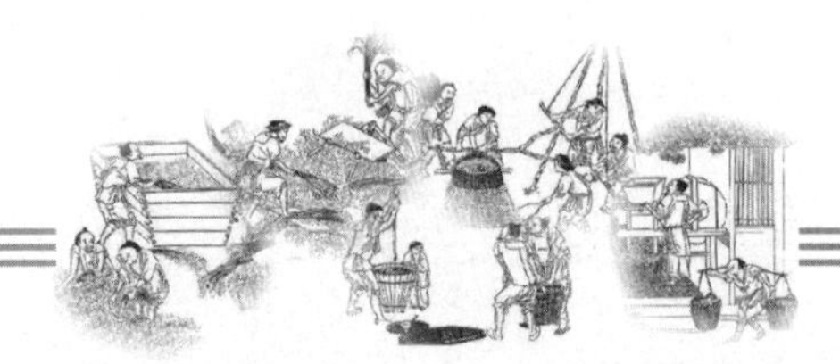

【來源】唐・孫思邈《備急千金要方・卷第五方》。

【處方】杏仁半兩，蜀椒、附子、細辛各六銖。

【用法】上4味，咀，以醋五合，漬藥一夜，明旦以豬脂五合煎，令附子色黃，膏成，去渣，待冷以塗絮導鼻孔中，日再，兼摩頂上。

【功能】祛痰下氣，宣肺通竅。治療小兒鼻塞不通。濁涕出。

【附注】咀，咬嚼之意。古代把藥物咬成粗粒入煎劑，後世雖改用刀切碎，仍統稱咀。

（2）治鼻中窒塞方

【來源】唐・孫思邈《千金翼方・卷第十一方》。

【處方】白芷、芎 各半兩，通草一分，當歸、細辛、熏草各三分，辛荑仁五分。

【用法】上七味，切，以苦酒漬一夜，以不中水豬肪一升，煎三上三下，以白芷色黃膏成，去渣，錦囊取棗核大，納鼻中，日三。一方加桂心十八銖。

【功能】活血化瘀，芳香通竅。主治小兒鼻中窒塞不通。

十八、小兒缺鋅

（1）治小兒缺鋅方

【來源】出自《民間驗方》。

【處方】爐甘石、食醋、食糖各適量。

【用法】將爐甘石粉碎，加食醋攪拌、加熱、沉澱、過濾、濃縮、烘乾。取醋製爐甘石600毫克，加糖20克，再加水至100毫升。每次口服10毫升，日服3次。

【功能】主治小兒缺鋅症。

【附注】爐甘石主要成分為碳酸鋅，經醋製後易於吸收利用。經臨床驗證，兒童服醋製爐甘石糖漿後，缺鋅症狀明顯改善。

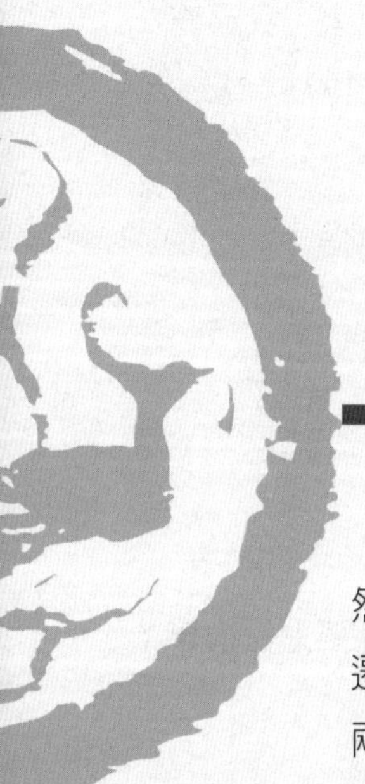

附錄 古今中藥劑量換算

我國歷代醫藥書籍中，關於用藥計量單位的名稱，雖然大體相同，但實際的輕重、多少，往往隨著各個朝代的變遷和制度的改革頗有出入，其稱取藥物的方法有：重量（銖、兩、分、錢、斤等）；度量（尺、寸等）；容量（斗、升、合等）多種計量方法。自明清以來，我國普遍採取16進位制的「市制」計量方法，即1市斤=16兩=160錢。

我國歷代醫藥書籍中，關於用藥計量單位的名稱，雖然大體相同，但實際的輕重、多少，往往隨著各個朝代的變遷和制度的改革頗有出入，其稱取藥物的方法有：重量（銖、兩、分、錢、斤等）；度量（尺、寸等）；容量（斗、升、合等）多種計量方法。自明清以來，我國普遍採取 16 進位制的「市制」計量方法，即 1 市斤 =16 兩 =160 錢。

即：1 公斤 =2 市斤 =1000 克
1 市斤（16 兩）=0.5 千克 =500 克
1 市兩 =31.25 克
1 市錢 =3.125 克
1 市分 =0.3125 克
1 市厘 =0.03125 克

為了便於處方和配伍的計算，特別是對古方的配用需要進行換算時的方便，又規定按照以下的近似值換算：

即：1 兩 (十六進位)=30 克
1 錢 =3 克
1 分 =0.3 克
1 厘 =0.03 克

古今「特殊」中藥劑量換算

一、重量計算單位

1. 一方寸匕：約等於 2.5CC，或金石類藥末約 2 克；草木類藥末約 1 克。(方寸匕者，作匕正方一寸，抄散取不落者為準)。

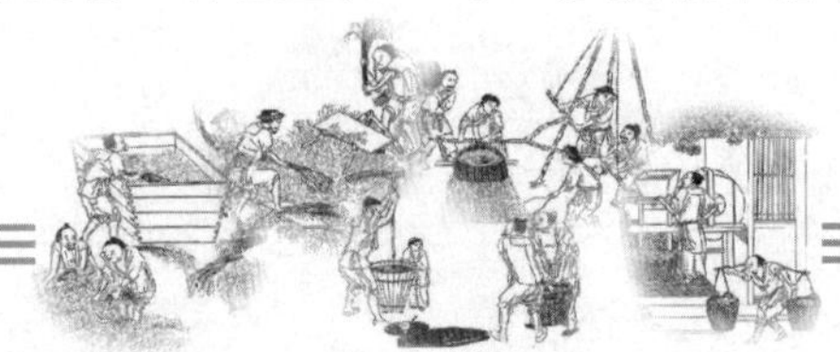

2. 一錢匕：約等於5分6厘，約合今之2.4克。（漢代的五銖錢幣，盛取藥末至不散落者為準）。

3. 一刀圭：約等於一方寸匕的十分之一。

4. 一撮：約等於四刀圭。

5. 一字：唐「開元通寶」錢幣，將藥末填滿錢面四字中一字量，約合今之0.4克。

6. 一銖：一兩等於二十四銖，十六兩為一斤。

二、容量計算單位

1. 一石：約等於二斛或十斗。即100000CC。

2. 一斛：約等於五斗。即50000CC。

3. 一斗：約等於十升。即10000CC。

4. 一升：約等於十合。即1000CC。

5. 一合：約等於十勺。即100CC。

6. 一飯碗：約等於240CC。

7. 一茶杯：約等於120CC。

8. 一湯匙：約等於15CC。

9. 一茶匙：約等於4CC。

三、模糊計量單位

1. 一片：亦為一種約略計量單位。如生薑一片，約計一錢（3克）為准。

2. 一束：部分蔓莖類藥物的一種約略計量單位。以手儘量握之，切去其超出部分，稱為一束。

3. 一枚：果實記數的計算單位。隨品種不同，亦各有其標準，如紅棗十二枚，則可選較大者為一枚之標準。

4. 握、把：部分草本類藥物的一種約略計量單位。

5. 等分：指各藥量的數量多少全相等，大多用於丸藥、散劑中，在湯劑、酒劑中很少使用。

6. 一雞蛋黃大（一雞子黃大）：約等於 40 顆梧桐子大，約合今之 9 克。

7. 梧桐子大小：指製作丸劑一粒藥的量，梧桐子比小米略大些，梧桐子大小如胡椒粒，一般一粒相當於 0.225 克。

8. 撚、撮、指撮：是古代方書中或在民間用藥時，一些模糊的計量名稱，約為幾克的分量，指用量很少。

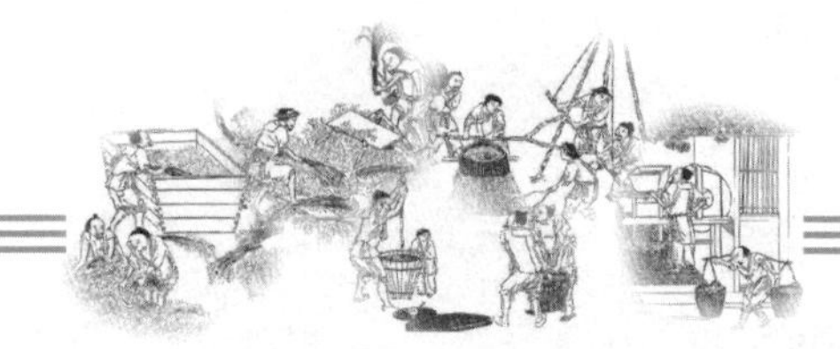

健康養生小百科系列推薦（18K完整版）

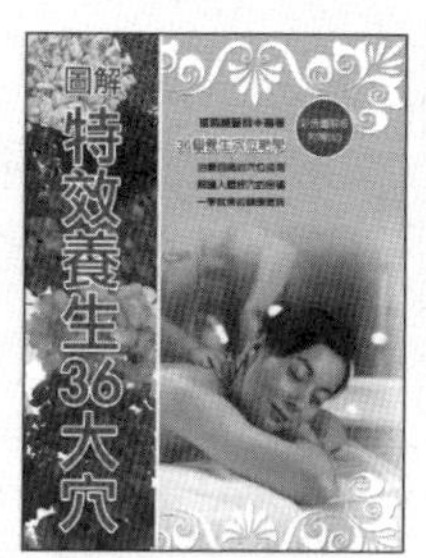

圖解特效養生36大穴
（彩色DVD）300元

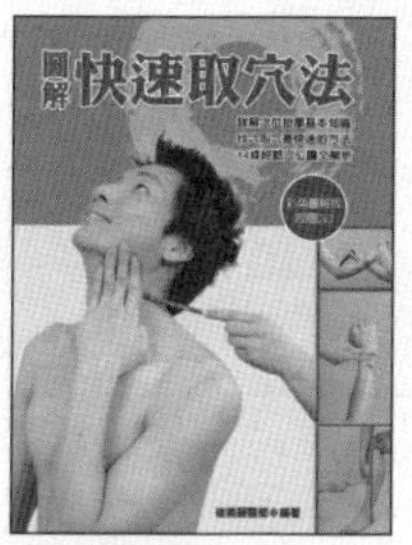

圖解快速取穴法
NT：300（附DVD）

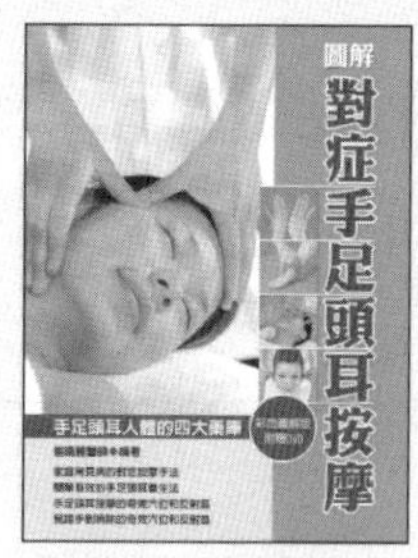

圖解對症手足頭耳按摩
NT：300（附DVD）

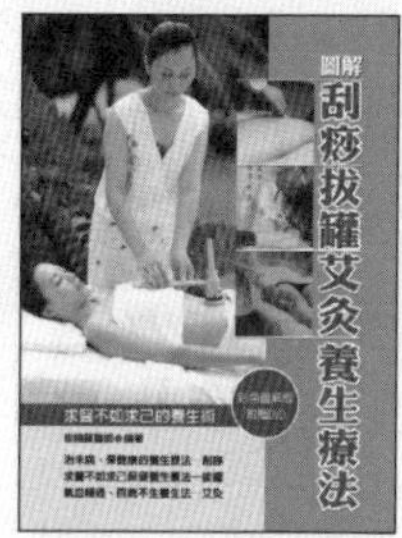

圖解刮痧拔罐艾灸養生療法
NT：300（附DVD）

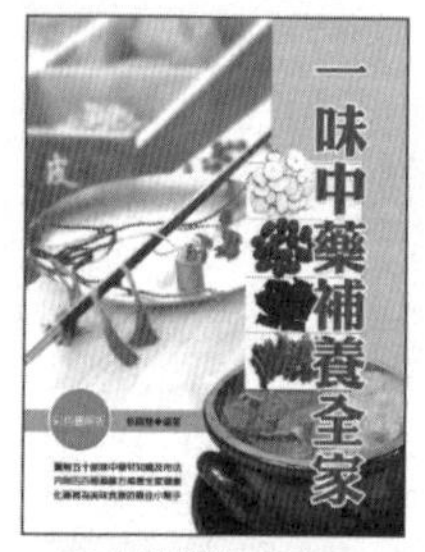

一味中藥補養全家
NT：280

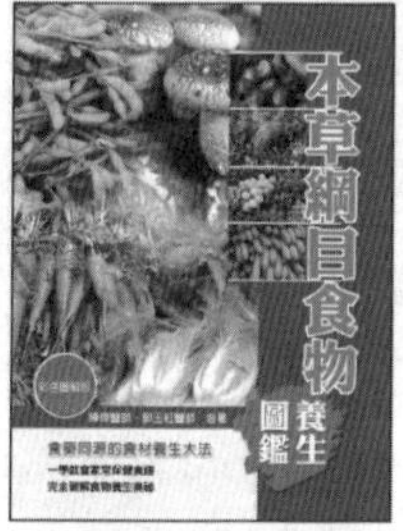

本草綱目食物養生圖鑑
NT：300

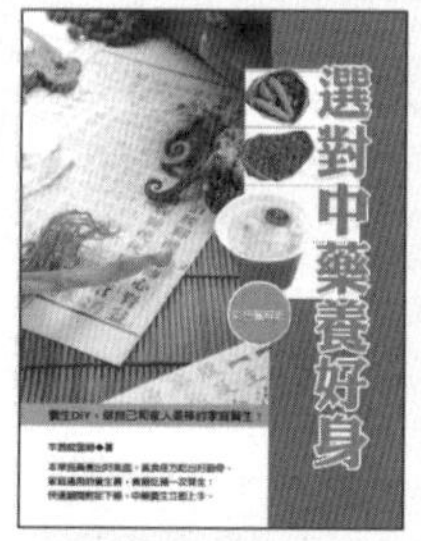

選對中藥養好身
NT：300

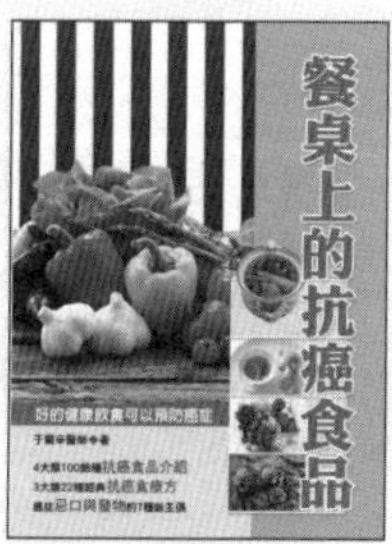

餐桌上的抗癌食品
NT：280

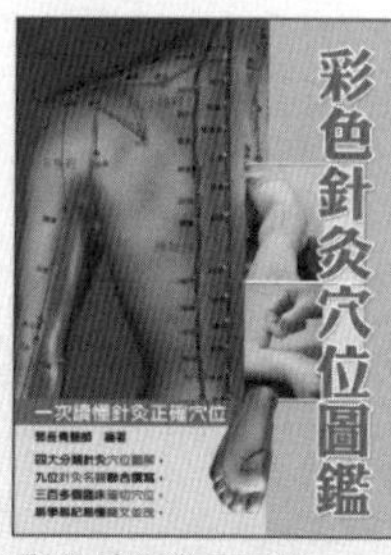

彩色針灸穴位圖鑑
NT：280

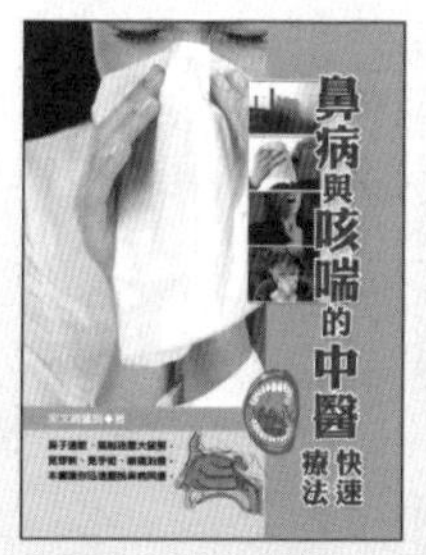

鼻病與咳喘的中醫
快速療法 NT：300

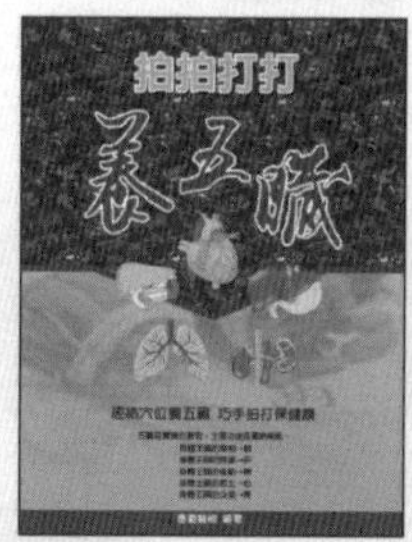

拍拍打打養五臟
NT：300

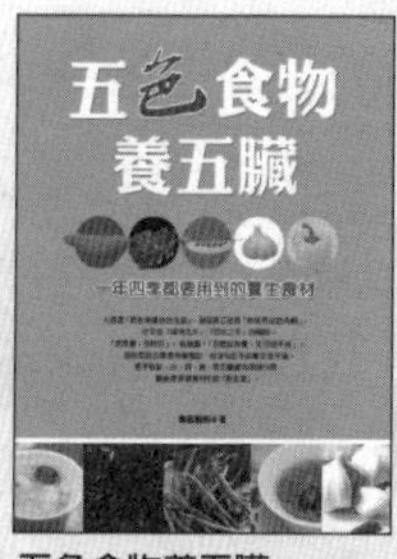

五色食物養五臟
NT：280

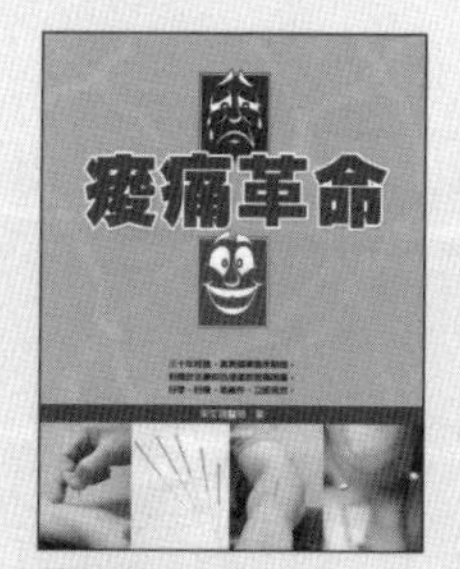

痠痛革命
NT：300

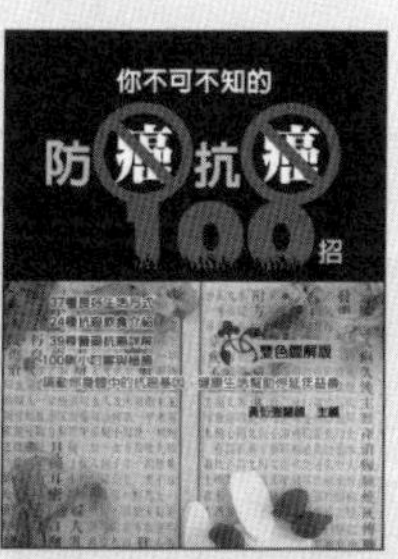

你不可不知的防癌抗癌
100招 NT：300

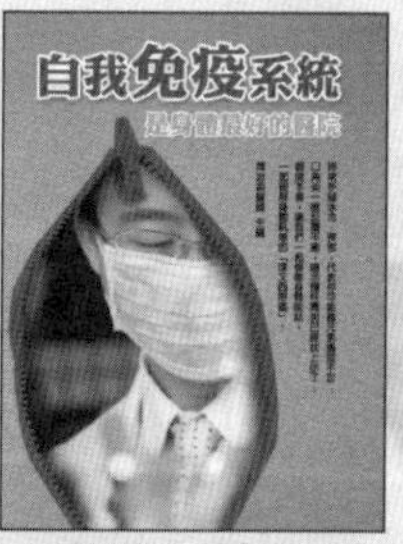

自我免疫系統是身體
最好的醫院 NT：270

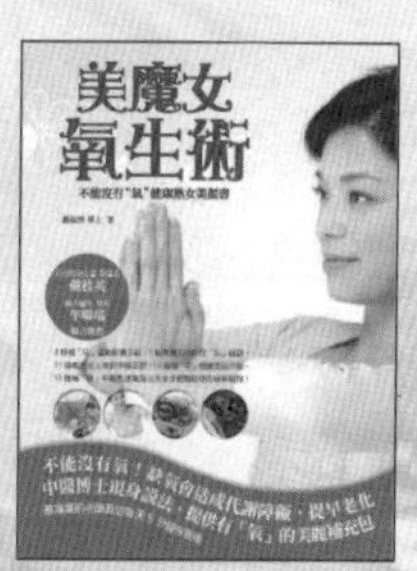

美魔女氧生術
NT：280

中醫醋療寶典：用醋也能快速治百病／康永政編. -- 初版. -- 新北市：華志文化, 2015.12
面； 公分. --（健康養生小百科；39）

ISBN 978-986-5636-40-1(平裝)

1.食療 2.醋

418.915　　104022642

華志文化事業有限公司
系列／健康養生小百科A039
書名／中醫醋療寶典：用醋也能快速治百病

編者　康永政 康旭東醫師
執行編輯　林雅婷
美術編輯　簡郁庭
封面設計　黃雲華
文字校對　陳麗鳳
企劃執行　康敏才
總編輯　黃志中
社長　楊凱翔
出版者　華志文化事業有限公司
電子信箱　huachihbook@yahoo.com.tw
地址　116台北市文山區興隆路四段九十六巷三弄六號四樓
電話　02-22341779
印製排版　辰皓國際出版製作有限公司

總經銷商　旭昇圖書有限公司
地址　235新北市中和區中山路二段三五二號二樓
電話　02-22451480
傳真　02-22451479
郵政劃撥　戶名：旭昇圖書有限公司（帳號：12935041）

出版日期　西元二〇一五年十二月初版第一刷
售價　二四〇元

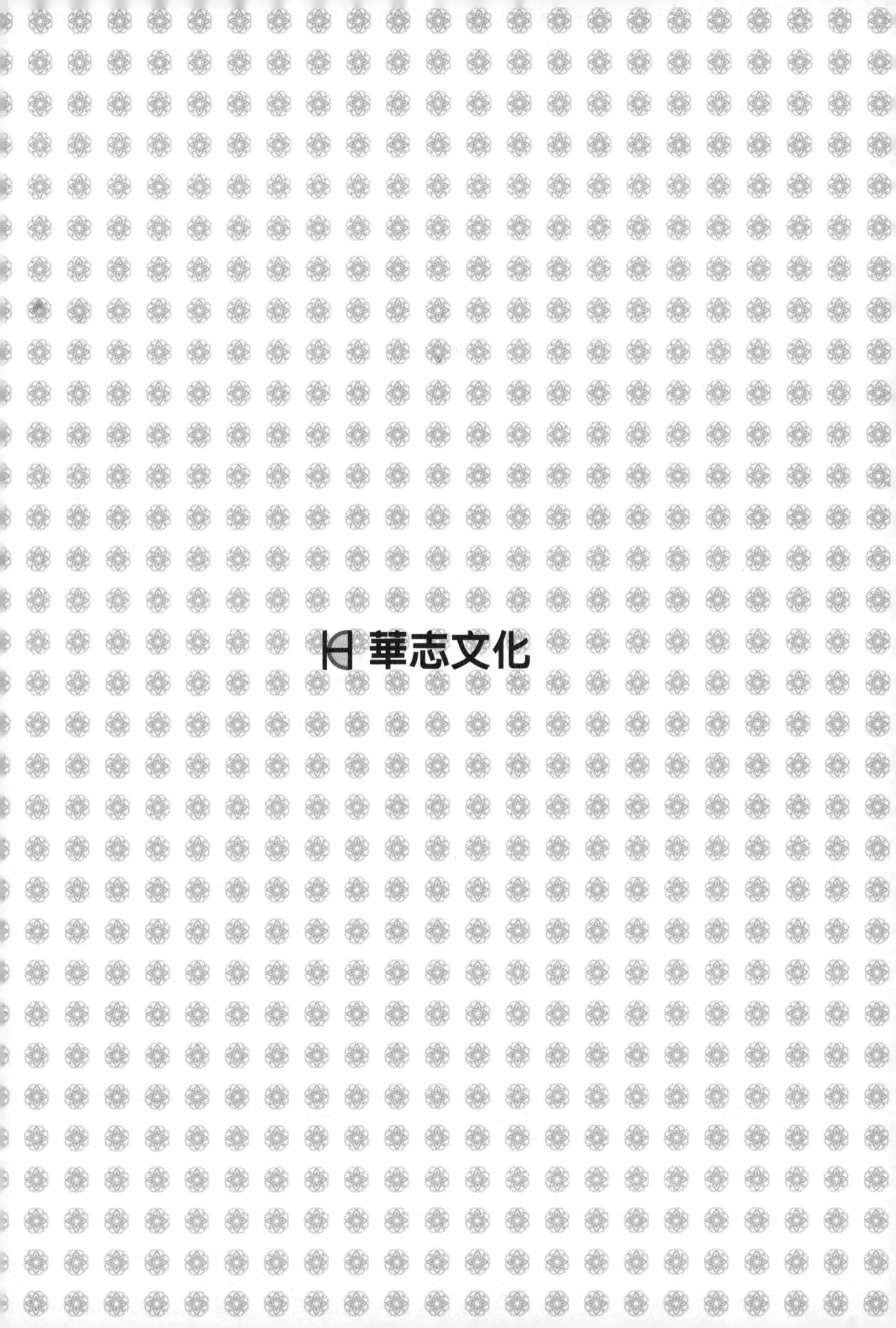
華志文化

華志文化